互联网中医院医护人员培训系列教材

药食同源本草

（第二版）

主　编　胡宗仁　余　娜

总主编　何清湖

全国百佳图书出版单位

中国中医药出版社

·北　京·

图书在版编目（CIP）数据

药食同源本草 / 何清湖总主编；胡宗仁，余娜主编 .
2 版 .-- 北京：中国中医药出版社，2024. 12. --（互
联网中医院医护人员培训系列教材）.
ISBN 978-7-5132-9005-0

Ⅰ . R282；R247.1

中国国家版本馆 CIP 数据核字第 2024UM7431 号

中国中医药出版社出版

北京经济技术开发区科创十三街 31 号院二区 8 号楼
邮政编码　100176
传真　010-64405721
河北省武强县画业有限责任公司印刷
各地新华书店经销

开本 787×1092　1/16　印张 18.75　字数 388 千字
2024 年 12 月第 2 版　2024 年 12 月第 1 次印刷
书号　ISBN 978 – 7 – 5132 – 9005 – 0

定价　76.00 元
网址　www.cptcm.com

服 务 热 线　010-64405510
购 书 热 线　010-89535836
维 权 打 假　010-64405753

微信服务号　**zgzyycbs**
微商城网址　**https://kdt.im/LIdUGr**
官 方 微 博　**http://e.weibo.com/cptcm**
天猫旗舰店网址　**https://zgzyycbs.tmall.com**

如有印装质量问题请与本社出版部联系（010-64405510）
版权专有　侵权必究

《药食同源本草》编委会名单

主　　审　何清湖　刘新民

主　　编　胡宗仁　余　娜

副 主 编　刘建新　唐　皓　阳吉长

编　　委　（按姓氏笔画排序）

王　芬　王　能　王丽萍　邓文祥

刘露梅　汤延富　阳晋翰　李匀皓

李新娥　肖颖馥　旷世达　余黄合

张予慧　张媛婷　陈巧巧　邵　莉

周　群　周旭东　封　敏　俞　月

袁志鹰　聂　莼　顾　羽　谌海军

彭贞贞　傅馨莹

党的二十大报告中指出："推进健康中国建设……把保障人民健康放在优先发展的战略位置……建立生育支持政策体系……实施积极应对人口老龄化国家战略……促进中医药传承创新发展……健全公共卫生体系……加强重大疫情防控救治体系和应急能力建设，有效遏制重大传染性疾病传播。"总体而言，我国优质医疗资源不足，分布不均，在一定程度上造成了"看病难、看病贵"的社会问题。特别是中医医疗资源更加紧缺，无法使有限的中医药医疗资源为更多的国人健康服务。在此背景下，2017年，《国家中医药管理局关于推进中医药健康服务与互联网融合发展的指导意见》（国中医药规财发〔2017〕30号）中明确提出，要深化中医医疗与互联网融合，优化中医医疗服务流程，创新中医医疗服务模式，推进中医远程医疗服务。2018年，《国务院办公厅关于促进"互联网＋医疗健康"发展的意见》（国办发〔2018〕26号）中进一步明确提出，要健全"互联网＋医疗健康"服务体系。

中医药是我国优秀传统文化的瑰宝，是具有中华民族原创特色的医疗资源。近些年来，国家出台了一系列相关政策和法律法规，中医药事业的发展迈上了新的台阶。特别是《中华人民共和国中医药法》的颁布，正式确立了中医药的法律地位，为中医药事业的快速发展奠定了坚实的基础。

在中医药资源有限的背景下，利用成熟的互联网平台，构建完善的"互联网＋中医药"的服务内容、流程、模式、管理、监控体系，以及与之配套的人才培训、科普宣传等工作都亟待探索。本套"互联网中医院医护人员培训系列教材"在湖南中医药大学、湖南医药学院、湖南中医药大学第一附属医院、银川谷医堂互联网医院的专家团队共同努力下，结合互联网中医院目前实践中的经验和遇到的问题编撰而成。本套教材的主要特点是在互联网背景下，系统构建互联网中医院医护人员在全新医疗服务环境中具备的专业知识和综合能力体系，突出中医药特色与优势，兼顾西医学相关内容，使其能够适应互联网中医药服务的新要求。本套教材的编写注重突出中医药的基本理论、基本知识、基本技能，兼顾科学性、实用性、先进性、系统性、启发性与科普性。读者对象主要为互联网中医院的医护人员、医学助理；从事互联网医疗的相关管理人员；大专院校学生及相关人员；对中医药医疗保健感兴趣的人员。

本套教材的编撰，得到中医药领域诸多专家的大力支持，以及互联网（中西协同）健康服务湖南省工程研究中心、湖南医药学院中西协同 5G 健康管理研究所、银川谷医堂互联网医院等相关单位的热情参与。由于"互联网＋中医"领域仍然是一片尚待探索和完善的全新领域，加上编者的水平与学识所限，时间匆促，若有不足之处，真诚希望各位专家、读者多提宝贵意见，以便我们在后续修订时不断进步；对本套教材未涵盖的较为成熟的内容我们会在后续不断增补，以期为"互联网＋中医"的实践提供有价值的参考依据。

湖南中医药大学教授、博士生导师

湖南医药学院院长　　　何清湖

2023 年 4 月

中医古籍中虽然没有"药食同源"这一表述，但其思想和理论在众多古籍中早已有相关论述。许多中药既是食物，也是药物，它们既能充饥饱腹，又能防治疾病。如《黄帝内经太素》载："空腹食之为食物，患者食之为药物。"因为药食同源，部分药物可以食用，部分食物也可以作药用，这奠定了食养食疗的基础。

"药食同源"和"食药物质"在定义上基本没有区别，然而在不同语境中含义有一定的不同。在中医学理论体系中，多用"药食同源"，"药"在"食"前面，研究的主体为具有食用性的中药；在食品学或营养学理论体系中，多称"食药物质"，"食"在"药"前面，研究的主体为具有药用性的食物。除此以外，在行政管理以及政策法规等文件中，一般多用"食药物质"，因为食物的范围较药物更为广泛，而且逻辑上也是先有食物后有药物，而"药食同源"物质为食物和药物的交集。

食药物质名单在不断完善。2002 年 3 月 4 日，《卫生部关于进一步规范保健食品原料管理的通知》发布，公布了 87 种既是食品又是药品的物品名单：丁香、八角茴香、刀豆、小茴香、小蓟、山药、山楂、马齿苋、乌梢蛇、乌梅、木瓜、火麻仁、代代花、玉竹、甘草、白芷、白果、白扁豆、白扁豆花、龙眼肉（桂圆）、决明子、百合、肉豆蔻、肉桂、余甘子、佛手、杏仁（甜、苦）、沙棘、牡蛎、芡实、花椒、赤小豆、阿胶、鸡内金、麦芽、昆布、枣（大枣、酸枣、黑枣）、罗汉果、郁李仁、金银花、青果、鱼腥草、姜（生姜、干姜）、枳椇子、枸杞子、栀子、砂仁、胖大海、茯苓、香橼、香薷、桃仁、桑叶、桑椹、橘红、桔梗、益智仁、荷叶、莱菔子、莲子、高良姜、淡竹叶、淡豆豉、菊花、菊苣、黄芥子、黄精、紫苏、紫苏籽、葛根、黑芝麻、黑胡椒、槐花、槐米、蒲公英、蜂蜜、榧子、酸枣仁、鲜白茅根、鲜芦根、蝮蛇、橘皮、薄荷、薏苡仁、薤白、覆盆子、藿香。

2014 年 11 月 6 日，《国家卫生计生委办公厅关于征求〈按照传统既是食品又是中药材物质目录管理办法〉（征求意见稿）意见的函》，公布的按照传统既是食品又是中药材物质目录包括 2002 年发布的 87 种中药，区别在于新的目录把槐花、槐米归为一种；除此以外，还新增了 14 种中药，即人参、山银花、芫荽、玫瑰花、松花粉（马尾松、油松）、粉葛、布渣叶、夏枯草、当归、山奈、西红花、草果、姜黄、荜茇，故 2014 年公布的"药食同源"中药有 101 种。

2023 年 11 月 9 日，国家卫生健康委员会、国家市场监督管理总局联合发布《关于党参等 9 种新增按照传统既是食品又是中药材的物质公告》，将党参、肉苁蓉（荒漠）、铁皮石斛、西洋参、黄芪、灵芝、山茱萸、天麻、杜仲叶 9 种物质纳入"按照传统既是食品又是中药材的物质"目录。

2024 年 8 月 12 日，国家卫生健康委员会、国家市场监督管理总局联合发布《关于地黄等 4 种按照传统既是食品又是中药材的物质的公告》，将地黄、麦冬、天冬、化橘红 4 种物质纳入"按照传统既是食品又是中药材的物质"目录。

因此，截至目前正式公布的药食同源物质有 114 种。为了促进中医药膳学、中医食疗学的发展，助力食药物质的开发和应用，赋能中药产业和食品加工业，我们组织湖南医药学院、湖南中医药大学等院校的学者编写了《药食同源本草》一书，比较全面地梳理和总结 114 种药食同源中药的食疗应用以及产品开发的现状。

本书的服务对象定位在食药物质应用领域，有以下三个方面的特点。

1. 全面性

作为一本专门论述药食同源中药的书籍，我们把 114 种食药物质均列入其中，包括每味中药的来源、性味归经、功效主治、食疗应用、现代研究、产品开发等多个方面的内容。不仅注重全面性，而且内容上也有轻重之分，本书重点阐述的内容是药食同源中药的食疗应用和产品开发。

2. 科学性

药食同源中药和一般中药相比，药物的偏性相对较弱，治疗上是稳中求效，因此不能过分夸大此类中药的食疗和保健效果。本书在编写过程中重视内容的科学性，既可以作为学术参考书，又能够为相关基础研究提供依据。

3. 实用性

本书的重要任务之一是服务中药精深加工产业，面向从事健康产业与保健品、功能食品开发的工作人员。此外，本书还有较好的科普作用，语言通俗易懂，详细介绍了药食同源中药的食疗方法，适合中医养生以及美食爱好者阅读。总之，本书较全面地梳理了药食同源中药在食疗保健方面的应用。

本书在编写过程中得到了中国－巴基斯坦中医药中心、互联网（中西协同）健康服务湖南省工程研究中心、湖南医药学院中西协同 5G 健康管理研究所以及谷医堂（湖南）健康科技有限公司的大力支持。

湖南医药学院院长、教育部高等学校中西医结合类专业教学指导委员会副主任委员、中华中医药学会治未病分会主任委员、世界中医药学会联合会慢病管理专业委员会会长何清湖教授，以及世界卫生组织传统医学顾问、中国医学科学院药用植物研究所刘新民教授指导了本书的编撰工作，并且认真审定了书稿。本书的编写方案由胡宗仁、余娜制定，各章的编写人员如下：第一章由胡宗仁、阳吉长、张媛婷、旷世达、顾羽、邓文祥负责，第二章由余黄合、张予慧负责，第三章由周旭东、陈巧巧负责，第四章由王能、李新娥负责，第五章由刘建新、阳晋翰负责，第六章由王丽萍负责，第七章由封敏负责，第八章由周群负责，第九章由谌海军负责，第十章由彭贞贞负责，第十一、十二章由肖颖馥负责，第十三章由傅馨莹负责，第十四章由聂苑、李勾皓负责，第十五、十六章由俞月负责，第十七章由余娜、唐皓、王芬、袁志鹰、汤延富、邵莉负责，第十八章由刘露梅负责。

由于时间比较仓促，加之编者水平有限，本书还存在诸多不足之处，恳请广大读者提出宝贵的意见和建议，以便再版时更正。

《药食同源本草》编委会
2024 年 9 月

第十章　消食药

第十一章　驱虫药

第十二章　止血药

第十三章　活血化瘀药

第十四章　化痰止咳平喘药

第十五章　安神药

第十六章　平肝息风药

第十七章　补虚药

第十八章　收涩药

第一章 总 论

第一节 药食同源以及食养食疗理论

中医古籍中并没有"药食同源"这一表述，但其思想和理论在众多古籍中早已有相关论述。早在20世纪30年代，我国已有"医食同源"的说法，20世纪80年代国内论文中首次出现了"药食同源"的相关论述。根据《中华中医药学会标准（T/CACM 007-2016）：药食同源药膳标准通则》，药食同源是指按照传统既是食品又是中药材的物质，具有传统食用习惯，且列入国家中药材标准（包括《中华人民共和国药典》及相关中药材标准）中的动物和植物可使用部分（包括食品原料、香辛料和调味品）。2021年11月，国家卫生健康委员会发布《按照传统既是食品又是中药材的物质目录管理规定》，该规定对食药物质的定义进行了阐述，即食药物质是指传统作为食品，且列入《中华人民共和国药典》（以下简称《药典》）的物质。由此可见，"药食同源"和"食药物质"在定义上基本没有区别，然而在不同语境中含义有一定的不同。因为药食同源，部分药物可以食用，部分食物也可以作药用，这才奠定了食养食疗的可能性。因此，药食同源和食养食疗理论是同步发展的，其发展源流大致可分为六个阶段。

一、秦汉以前——萌芽阶段

中医学理论体系的形成经历了一个漫长的历史过程，一般认为形成于战国至两汉时期。而药食同源和食养食疗思想的萌芽则可能更早，诞生于人类长期以来寻找食物及抵抗伤病的农耕文化中。饮食是人类的本能活动，人类在寻找食物的漫长历程中，发现一些草木不适合食用，但有治疗作用，中药最早就是这么被发现的；也发现一些草木果蔬既可以食用，又有一定的治疗作用，这便是最早的药食同源之物。

药物和食物的渊源，可以反映在"神农尝百草，一日而遇七十毒"的典故上。人类在发现食物的同时，也发现了药物。事实上，食物和药物早期的界限是不明确的。远古时期是茹毛饮血的狩猎时代，后来才转为农耕时代。神农被称为中华民族农耕文化的始祖，"神农尝百草"最初是为了寻找食物，在这个过程中发现一些草木可以充饥而且不会引起身体不适，即为食物；而有些草木可以引起身体的一些反应，如腹泻、止咳等，这些药物即具有一定的"偏性"，以药物的偏性纠正人体的偏性，"以偏纠偏"就是中药治病的原理。"偏性"亦被称为广义的"毒性"，在西汉之前，"毒药"是一切药物的总称。《周礼·天官》载："医师掌医之政令，聚毒药以供医事。"明代张景岳《类经》更是道出了药食的渊源与区别："药以治病，因毒为能，所谓毒者，因气味之偏也。盖气味之正者，谷食之属是也，所以养人之正气，气味之偏者，药饵之属是也……"

《周礼·天官》中将"医"分为食医、疾医、疡医、兽医，其中食医列为首位。"食医"负责调配周天子的"六食""六饮""大膳""百馐""百酱"。可见，"食医"的主要职责是为天子准备健康膳食，这也是食疗思想的最早体现。

二、秦汉时期——奠基阶段

到两汉时期，《黄帝内经》《难经》《伤寒杂病论》《神农本草经》等医学巨著相继问世，标志着中医学理论体系的形成。在这些医著中已经有了药食同源和食养食疗的相关理论。如中医基础理论的奠基之作《黄帝内经》即有"谷肉果菜，食养尽之""谨和五味，骨正筋柔""药以祛之，食以随之"等诸多记载，这些都是食养食疗思想的体现。并且提出"五味各走其所喜"及"五味所禁"，认识到五味有偏嗜，五味入五脏，不同疾病饮食五味有所不同，这也是饮食禁忌思想的体现。现存最早的中药学专著《神农本草经》对上品之药有"多服、久服不伤人"的记载。《神农本草经》所载上品之药很多即药食同源之品，如大枣、枸杞子、薏苡仁、生姜、杏仁、乌梅、核桃、莲子、蜂蜜、百合等。《伤寒杂病论》提出："凡饮食滋味，以养于生，食之有妨，反能为害。"书中粳米的使用及粥养粥疗比比皆是，食疗的思想和理论在多处得以体现，并且还记载了多个食疗的经典方剂，如猪肤汤、苦酒汤、当归生姜羊肉汤、甘麦大枣汤等。

三、魏晋隋唐时期——形成阶段

魏晋隋唐时期是中国医学发展史上承前启后的重要时期，也是食疗理论的形成时期，食疗相关专篇及专著相继问世。比如梁代陶弘景所著《本草经集注》第一次按药物的自然属性进行分类，专列了"果菜米食"，其中收载果部23味、菜部30味、米食部29味。可见，这一时期已经把"果菜米食"从本草中独立出来。唐代孙思邈所著的《备急千金要方》中就有"食治"专篇，包含了"序论""果实""菜蔬""谷米""鸟兽"5个篇章，并首次提出"夫为医者，当须先洞晓病源，知其所犯，以食治之，食疗不愈，然后命药"的食疗理论。孙思邈弟子孟诜所著的《食疗本草》是我国第一部食养食疗专著，标志着系统的药食同源和食养食疗理论已经初步形成。

四、宋金元时期——发展阶段

宋金元时期是中国医学发展迅速、流派纷呈、建树较多的时期，对后世医学的发展影响很大，这一时期食疗理论也有较多发展。如宋代的《太平圣惠方》专设"食治门"，记载药膳方剂 160 首。元代忽思慧所著的《饮膳正要》是我国第一部饮食卫生和营养学专著，记载了多种食物的性味与滋补作用。可见，这一时期对食物的追求不是充饥果腹，也不是简单追求美味，而是开始重视食物的营养健康价值，这是药食同源及食养食疗理论的重大跨越。另外，诸如宋代陈直所撰的《养老奉亲书》等养生、养老专著的问世，更加促进了食养食疗理论的发展。

五、明清时期——完善阶段

明清时期是中医学理论的综合汇通和深化发展阶段。得益于造纸和印刷技术的飞速发展，这一时期大量的医学全书、丛书及类书问世，丰富和发展了中医学理论体系。食养食疗理论在这一时期也逐渐完善，并产生了大量食物类本草及膳食类专著，如《食物本草》《救荒本草》《食鉴本草》《饮食须知》《粥谱》《随息居饮食谱》等。明代李时珍编撰的《本草纲目》记载不少饮食营养方面的内容，书中特别推崇粥食，还专门列有饮食禁忌。明代朱橚所编撰的《救荒本草》中记载了较多的药食同源之品。而且，这一时期食疗更加专业化，如明代黄云鹄所著的《粥谱》是我国第一部药粥专著。清代王孟英著有《随息居饮食谱》，记载了大量食养食疗的食谱。

六、近现代——创新阶段

近现代以来，随着西医学的引入和发展，特别是在吸收了营养学等知识后，中医食养食疗理论也在不断丰富和发展，中医药膳学以及中医食疗学等已发展成为中医药学领域的一门独立学科。如由何清湖、潘远根主编的第一版《中医药膳学》于 1997 年 12 月在中国中医药出版社出版，标志着系统构建中医药膳学学科的开始。随着现代科学技术的不断发展，特别是食品工艺的发展，对于药膳和食疗也有很大的促进作用。如应用高新技术萃取药食同源之品的营养成分，对补充人体营养需要以及改善生理功能有很大的帮助；再如中药微生物发酵技术在药食同源之品上的应用，更加增强了部分药物的保健效果。

总之，药食同源与食养食疗理论在古代与中医药学同时萌芽，各个时期皆有发展，并臻完善。据统计，历代文献中的食疗论著约 300 余部。随着社会的发展以及人们对美好生活的向往，有关功能食品、保健品的研究方兴未艾，市场也蕴藏着无限商机，这将进一步丰富和完善药食同源和食养食疗的理论体系，推动人类健康事业的发展。

第二节 食药物质及其应用的政策法规

"药食同源"理论是中医药学的重要成果之一。随着人民群众对健康生存质量的追求不断提高，当前社会逐渐崇尚食疗保健养生、防病治病和回归自然的生活理念。第17届国际营养学大会也提出了"食物是最好的药物"的结论，将既是食品又是药品的物质研发规模推向了空前的高度。中国有着丰富的物种资源，在开发和应用食药物质方面得天独厚。

一、食药物质的概念

20世纪80年代，随着我国食品安全意识的提高，在食物中添加药物的行为开始受到监管部门的重视。首次提及食药物质管理问题的是1982年颁布的《中华人民共和国食品卫生法（试行）》，其规定："食品不得加入药物。按照传统既是食品又是药品的以及作为调料或食品强化剂加入的除外。"

1987年，卫生部颁发了《禁止食品加药卫生管理办法》，将"食药物质"称为"按照传统既是食品又是药品物品"。到1995年，《中华人民共和国食品卫生法》规定："食品不得加入药物，但是按照传统既是食品又是药品的作为原料、调料或者营养强化剂加入的除外。"2014年，国家卫生和计划生育委员会公布了《按照传统既是食品又是中药材物质目录管理办法》（征求意见稿），将"按照传统既是食品又是药品的物品"更改为"按照传统既是食品又是中药材的物质"。2021年，国家卫生健康委员会发布关于印发《按照传统既是食品又是中药材的物质目录管理规定》的通知。该规定对食药物质的定义范围进行了界定：食药物质是指传统作为食品，且列入《药典》的物质。食药物质除了安全性评价证明其安全，还要符合全国人民代表大会常务委员会《关于全面禁止非法野生动物交易、革除滥食野生动物陋习、切实保障人民群众生命健康安全的决定》的精神，符合中药材资源保护、野生动植物保护、生态保护等相关法律法规规定。

二、食药物质名单的发展

我国食药物质名单一直处于发展中。1987年，共收载33种。1988年，增加至61种。1991年，达到77种。2002年，公布了87种既是食品又是药品的物品名单。2014年，达到101种。2023年11月9日，国家卫生健康委员会、国家市场监督管理总局联合发布《关于党参等9种新增按照传统既是食品又是中药材的物质公告》，将党参、肉苁蓉（荒漠）、铁皮石斛、西洋参、黄芪、灵芝、山茱萸、天麻、杜仲叶9种物质纳入"按照传统既是食品又是中药材的物质"目录。食药物质达到 110 种。2024 年 8 月 12 日，国家卫生健康委员会、国家市场监督管理总局联合发布《关于地黄等 4 种按照传统既是食品又是中药材的物质的公告》，将地黄、麦冬、天冬、化橘红 4 种物质纳入"按照传统既是食品又是中药材的物质"目录。因此，现有食药物质共 114 种。

三、食药物质应用的政策法规

根据中药资源开发的最终形式，以中药材为原料在食疗应用的方向可分为普通食品应用和保健食品应用。中药材的食疗应用不仅可以提供人体的营养需求，还具有调节和改善新陈代谢、预防或减少疾病的功能。因此，利用中药材在食疗方面的应用既要符合中医药理论，又要符合国家对食品的管理规范。

（一）普通食品的应用

含有中药材的普通食品属于食品范畴。因此，此类应用应符合国家对于普通食品的要求。按照规定，普通食品不限食用人群，可提供营养，但不可宣传其保健功能，对用量不做规定。2015 年修订的《中华人民共和国食品安全法》将兼具食品特性的药物概念加入，进一步扩展并明确了食品的定义：食品指各种供人食用或饮用的成品和原料，以及按照传统既是食品又是药品的物品，但是不包括以治疗为目的的物品。

1. 原料

2002 年，卫生部发布的《卫生部关于进一步规范保健食品原料管理的通知》中对普通食品的原料进行了严格界定，列出既是食品又是药品的物品名单共 87 种，主要是中国传统上有食用习惯，民间广泛食用，但又在中药临床中使用的物品。2002 年，卫生部公布的《可用于保健食品的物品名单》中，列出仅限用于保健食品的中药共 114 种。这些品种经国家食品药品监督管理部门批准可以在保健食品中使用，一般不得作为普通食品原料生产经营，但已纳入既是食品又是药品的物品名单的品种除外。根据 2007 年卫生部发布的《新资源食品管理办法》，对新资源食品进行了明确的界定，明确规定凡属于新资源食品，如需开发用于普通食品的生产经营，应按照《新资源食品管理办法》的规定申报批准。2013 年由国家卫生和计划生育委员会颁布的《新食品原料安全性审查管理办法》将新资源食品进一步规范为新食品原料。

以上管理规定明确界定了哪些中药可以作为普通食品开发的原料，哪些中药可以作为保健食品开发的原料。在既是食品又是药品的物品名单中所涉及的中药可以作为普通食品开发，而民间存在的药食两用，但不在名单之内的中药需要按照新食品原料申报流程，待通过食品安全性试验后，才能作为新资源食品进行含中药普通食品的开发。

2. 质量控制

（1）原料的质量控制 控制含中药普通食品添加的中药原料以中药材和中药提取

物为主。因此，所用的提取原料应符合有关要求，提取工艺应科学合理，加工助剂应符合国家食品安全相关标准。在进行含中药食品研发时，要制定严格的监控程序，把好质量关。对于含中药食品所涉及的每批和每一品种原料都要做好抽样检验和验收记录，保证所有原料都符合食品质量的要求。普通食品中添加的中药或药食两用食品必须是国家卫生健康委员会既是食品又是药品物品名单中的中药，其他中药在未经安全性评价的前提下不得作为生产普通食品的原料添加。

（2）加工过程的质量控制　针对含中药普通食品的制备工艺，除极少数产品采用原药材直接打粉加入产品中外，绝大多数产品采用中药提取物作为原料。中药提取物是介于中药原料和制剂之间的一种形式，是对中药材的深加工，不同的提取工艺所制造出的产品功效可能不尽相同。因此，为了控制中药提取物质量的稳定性，除要考虑终产品的质量稳定性、新技术适用性、工艺路线和参数可行性外，还应根据中药提取物中具有保健价值的物质群选择加工过程的质控方法。指标选择在体现产品特点的同时，还应考虑以下3个方面：能否符合国家现行标准；实验方法的适用性；指标性成分的选择是否合理。此外，在含中药普通食品原料领用、配料、投料、搅拌、加工等过程中可能会有外来异物进入，所以在这些工序操作过程中应避免出现潜在的生物性、化学性、物理性伤害。在包装的过程中，一定要注意生产包装的设备和环境卫生，在该操作车间，操作人员要二次更衣，每2小时对操作台进行清理、清洁，休息期间打开紫外线灯进行空间灭菌消毒，每天对环境微生物进行检测，确保操作环境清洁，避免微生物污染产品。

（3）流通分配过程的质量控制　食品在流通分配过程中的保藏主要有常温保藏和冷藏保藏，所以运输工具或运输箱的类型必须符合食品本身的性质和规定运输方式的要求。为了不造成交叉污染，运输食品的运输工具和集装箱应保持良好的清洁工作状态。当使用同一运输工具和集装箱运输不同种类的食品或非食品时，必须将不同的食品或将食品与非食品分开，在整货前应对运输工具和运输箱进行清洁，必要时还应进行消毒。在某些情况下，尤其是大批量运输时，运输箱和运输工具应指定和标明"仅限食品使用"，而且只能按指定的用途来使用。

3. 含中药资源普通食品的申报与审批

含中药资源普通食品属食品范畴，因此含中药资源普通食品的申报与审批应符合国家对于食品的要求。对于原料组成符合既是食品又是药品物品名单的可以直接申请普通食品备案进行生产。对于配方中含名单外中药的中药资源食品，需按照《新食品原料申报与受理规定》和《新食品原料安全性审查规程》进行申报和审批。

（1）普通食品的生产许可申请流程　食品生产企业可直接向当地的食品监督管理部门申请食品生产许可证，申请食品生产许可证需要提交的材料如下。

1）食品生产许可申请书。

2）营业执照原件及复印件、法定代表人身份证原件及复印件。

3）食品生产加工场所及其周围环境平面图、各功能区间布局平面图、工艺设备布局图和食品生产工艺流程图（不同工艺应分别提交，图中应包含原辅材料、关键控制点及参数指标，加盖企业公章）。

4）进货查验记录、生产过程控制、出厂检验记录、食品安全自查、从业人员健康管理、不安全食品召回、食品安全事故处置等保证食品安全的规章制度。

5）申请延续或变更的，还需提供原食品生产许可证正本、副本和副页的原件及复印件，申请人陈述，治理结构图及申请人生产条件未发生变化的声明（申请免于现场核查时提交，加盖企业公章）。

6）产品执行的食品安全标准：没有国家标准的，需提供企业自行备案标准的原件及复印件。

7）申请人委托他人办理食品生产许可申请的，代理人应当提交授权委托书及代理人的身份证明文件。

8）企业生产场所照片。

9）复配食品添加剂产品配方表（仅复配食品添加剂企业提供，并附食品添加剂原料的使用依据和不同配方的产品标签及说明书式样，加盖企业公章）。

10）复配食品添加剂有害物质和致病性微生物信息表（仅复配食品添加剂企业提供，并附复配食品添加剂有害物质限量计算方法，加盖企业公章）。

11）企业关于参与复配的各组分在生产过程中不发生化学反应的声明（仅复配食品添加剂企业提供，并附生产过程中各组分不发生化学反应的分析说明，加盖企业公章）。

12）与所生产食品相适应的生产质量管理体系文件及相应的产品注册和备案文件（仅婴幼儿配方食品企业提供，加盖企业公章）。

13）其他证明材料。

需要说明的是，食品生产企业应对提交材料的真实性负责。

（2）"食品生产许可证"的受理和审查

1）省级质量技术监督部门按照国家市场监督管理总局的统一部署，组织实施受理"食品生产许可证"的申请、审查取证申请企业的生产必备条件、审核审查结论等工作。

2）省级、市级市场监督部门负责组织审查组，对审查组的工作进行监督管理。

3）省级、市（地）级市场监督部门接到企业申请材料后，组织审查组完成书面材料的审核工作并通知企业。

4）对于书面材料审查合格的企业，省市场监督部门组织审查组和检验机构对企业的生产必备条件、检验能力进行现场审查，对现场审查合格的企业，由审查组现场抽封样品。

5）经审查符合发证条件的，由省级市场监督部门统一汇总，并上报国家市场监督管理总局。

6）经审查不符合发证条件且企业没有提出异议的，由市场监督部门书面通知企业，企业自接到《食品生产许可证审查不合格通知书》之日起，应当认真整改，两个月后方可再次提出取证申请。

7）以集团公司和经济联合体统一申请"食品生产许可证"的，其所有生产厂点都应当进行审查，并且每个生产厂点全部达到要求后，方可给予审查合格的结论。

8）对于已获得出入境检验检疫机构颁发的"出口食品厂卫生注册证"的企业，或者已经通过 HACCP 体系评审的企业，审查组在进行现场审查时可以简化或者免于生产必备条件审查。

9）企业营业执照注册地和生产地非同一省份的，由企业营业执照注册地的省级市场监督部门负责受理企业申请，并致函企业生产场所所在地的省级市场监督部门；生产场所所在地的省级市场监督部门负责在规定的时间内组织申证企业必备条件审查和发证检验，并将审查结论反馈给企业营业执照注册地的省级市场监督部门。

（3）"食品生产许可证"的颁发

1）国家市场监督管理总局收到省级市场监督部门上报的符合发证条件的企业名单后，在 10 个工作日内核准批复。

2）省级市场监督部门根据国家市场监督管理总局的批复，将"食品生产许可证"发放给符合发证条件的生产企业。企业营业执照注册地和生产场所非同一省份的，由营业执照注册地的省级市场监督部门将"食品生产许可证"发给符合发证条件的生产企业。

3）"食品生产许可证"有效期一般为 3～5 年。不同食品生产许可证的有效期限在相应的"实施细则"中有规定。

（二）新食品原料的申报与审批

20 世纪 80～90 年代是国外食品引进中国的高峰期，基于食品使用的安全考虑，自 2013 年 10 月 15 日起，我国制定并颁布了《新食品原料申报与受理规定》和《新食品原料安全性审查规程》。原卫生部强调，除已公布可用于普通食品的中药外，《可用于保健食品的物品名单》中的中药不得作为普通食品的原料生产经营。如需开发《可用于保健食品的物品名单》中的其他中药用于普通食品生产，应按照《新食品原料申报与受理规定》和《新食品原料安全性审查规程》中的程序申请批准。

（三）保健食品的政策法规

保健食品系指具有特定保健功能的食品，即适宜特定人群食用，可调节机体功能，不以治疗疾病为目的的食品。2005年《保健食品注册管理办法（试行）》正式实施后，保健品行业开始步入正轨，并得到快速发展。国家市场监督管理总局食品审评中心既负责全国保健食品的注册管理工作，也负责保健食品的审批。根据2016年7月1日执行的《保健食品注册与备案管理办法》，保健食品实行注册与备案相结合，含中药的保健食品实行注册制，其现场考核由国家市场监督管理总局下属的食品审评中心组织。

1. 中药保健食品的原料

《中华人民共和国食品安全法》规定，保健食品原料目录和允许保健食品声称的保健功能目录，由国务院食品药品监督管理部门会同国务院卫生行政部门、国务院中医药主管部门制定、调整并公布。

2002年卫生部公布的《可用于保健食品的物品名单》中，列出仅限用于保健食品的中药共114种，同时规定一个产品中使用的动植物物品不得超过14个。其中，既是食品又是药品的物品名单外的动植物物品不超过4个，2个名单（87+114）外的动植物物品不得超过1个。部分具有潜在毒性或安全风险的中药材明确为保健食品禁用物品，共59个。

根据《中华人民共和国野生动物保护法》《中华人民共和国野生植物保护条例》等国家有关野生动植物保护的法律法规，由国务院及其农业（渔业）、林业行政主管部门发布的国家保护的野生动物、植物名录中收入的野生动物、植物品种禁止用于保健食品开发。国家卫生健康委员会还规定，禁止使用人工驯养繁殖或人工栽培的国家一级保护野生动植物及其产品作为原料生产保健食品。使用人工驯养繁殖或人工栽培的国家二级保护野生动植物及其产品作为原料生产保健食品的，应提供省级以上农业（渔业）、林业行政主管部门的批准文件。

2. 保健食品功效或标志性成分的质量控制

由中国疾病预防控制中心营养与食品健康所起草的《保健食品功能学评价程序和检验方法》中规定了声称有保健功效的保健食品的27种功能，包括增强免疫力功能、辅助降血脂功能、辅助降血糖功能、抗氧化功能、辅助改善记忆功能、缓解视疲劳功能、促进排铅功能、清咽功能、辅助降血压功能、改善睡眠功能、促进泌乳功能、缓解体力疲劳功能、提高缺氧耐受力功能、对辐射危害有辅助保护功能、减肥功能、改善生长发育功能、增加骨密度功能、改善营养性贫血功能、对化学肝损伤有辅助保护功能、祛痤疮功能、祛黄褐斑功能、改善皮肤水分功能、改善皮肤油分功能、调节肠道菌群功能、促进消化功能、通便功能、对胃黏膜损伤有辅助保护功能。

保健食品的质量控制一般包括两部分，即常规检测指标和功效成分（标志性成分）

检测指标。常规检测指标主要包括感官、毒理、营养、理化、微生物等指标；功效成分是保健食品中原材料的生物活性物质，根据《保健食品管理办法》的要求，企业在申报保健食品时应该提供功效成分（标志性成分）的检测方法，包括定性、定量测定方法，并说明功效成分在保健食品中所处的地位。

保健食品中的功效成分主要有类异戊二烯（萜类、胡萝卜素类、维生素 E、三萜酸）、皂苷类和酚类成分（类黄酮、多酚类、苯丙基类）、以蛋白质或氨基酸为基础的衍生物、碳水化合物及其衍生物、多不饱和脂肪酸等。

部分通用性功效成分的测定方法可以直接从中华人民共和国国家标准《保健食品中盐酸硫胺素、盐酸吡哆醇、烟酸、烟酰胺和咖啡因的测定》（GB/T5009.197-2003）中检索，在进行保健食品开发时，可以直接采用国家标准进行检测。国家标准中已有的功效成分检测方法主要检测维生素 A、维生素 E、维生素 B、维生素 C、烟酸、还原型维生素 C、维生素 D、维生素 F、胡萝卜素、叶酸、微量元素、脱氢表雄甾酮、免疫球蛋白、吡啶甲酸铬、肌醇、氨基酸、胆固醇、牛磺酸、褪黑素、不溶性膳食纤维、超氧化物歧化酶等。

功能或指标性成分常用的测定方法有重量法、分光光度法、薄层层析扫描（TLCS）法和高效液相色谱（HPLC）法等。为了更好地控制产品的内在质量，除以定量指标作为质量标准控制稳定产品质量外，根据需要还可以用其他重要成分作为内控指标来制定质量标准，以更好地保证产品质量的稳定性。

在中药保健食品开发时，多会涉及中药所特有的功效成分，这些功效成分在国家标准中未涉及的，需要根据实际情况建立功效成分的定性与定量检测方法，对功效成分进行评价。在对新建功效成分和标志性成分进行研究时，要坚持以下原则。

（1）所有以保健食品名义申报的产品，除作为一般食品的要求外，一律都要经过功能性或标志性成分功效检测。

（2）检测方法与结果须经得起现代科学的检验，证明是合理和可信的。

（3）保健功效的检测一定要通过整体试验（动物或人体），而不得以体外试验充数。

（4）人体试验观察要符合科学、道德和法制的要求，符合卫生部门的有关规定。

（5）用动物实验进行保健功效检测时，必须证明所用的动物符合我国各级科研部门关于实验动物质量与分级的规定；论证实验结果外延于人的可能性；论证剂量分组、动物数量、实验期间、实验条件、对照物与参照物等实验设计的合理性。

由于产品繁多、作用各异、技术复杂，目前功效成分的构效关系、量效关系及作用机制难以阐述清楚。此外，功效成分往往含量较低，在大量干扰物质存在的情况下会增加功效成分检测的复杂性。

3. 保健食品安全性毒理学评价

（1）保健食品安全性毒理学评价规程　安全是保健食品的核心评价指标之一，安全性毒理学评价是对保健食品进行功能学评价的前提。2003年卫生部颁布的《食品安全性毒理学评价程序》（以下简称《程序》）规定了保健食品安全性毒理学评价的统一规程。

该《程序》适用于评价食品生产、加工、保藏、运输和销售过程中使用的化学和生物物质，以及在这些过程中产生和污染的有害物质；适用于食物新资源及其成分和新资源食品的安全性评价，也适用于食品中其他有害物质的安全性评价。本《程序》对实验动物的种属、性别、数量、剂量分组、受试物处理、动物与人的等效剂量、实验方法、实验期、观察检测指标、结果判定等都有明确的方法规范。承担此项实验的机构必须是国家卫生健康委员会指定的技术权威单位，严格执行《程序》的规定，否则检测结果无效。

（2）保健食品安全性毒理学评价的程序与方法　保健食品毒理学质量控制主要是对该保健食品进行食品卫生质量控制和进行现代食品毒理学试验。检测要求和项目指标要依照中华人民共和国国家标准《食品安全性毒理学评价程序和方法》的规定进行。

毒理学评价分4个阶段：第一阶段急性毒性试验，第二阶段遗传毒性试验、30天喂养试验、传统致畸试验，第三阶段亚急性毒性试验，第四阶段慢性毒性试验（包括致癌试验）。

当以国内外均无食用历史的原料或成分作为保健食品的原料时，应对该原料或成分进行4个阶段的毒性试验。仅在国外少数国家或国内局部地区有食用历史的原料或成分，原则上应对该原料或成分进行第一、二、三阶段的毒性试验，必要时进行第四阶段的毒性试验。若根据有关文献资料及成分分析，未发现有毒或毒性甚微不至于构成对健康损害的物质，以及较大数量人群有长期食用历史而未发现有害作用的动植物及微生物等，可以先对该物质进行第一、二阶段的毒性试验，经初步评价后决定是否需要进行下一阶段的毒性试验。凡以已知的化学物质为原料，国际组织已对其进行过系统的毒理学安全性评价，同时申请单位又有资料证明我国产品的质量规格与国外产品一致，则可对该化学物质先进行第一、二阶段的毒性试验。若试验结果与国外产品的结果一致，一般不要求进行进一步的毒性试验，否则应进行第三阶段的毒性试验。在国外多个国家广泛食用的原料，在提供安全性评价资料的基础上，进行第一、二阶段的毒性试验，根据试验结果决定是否进行下一阶段的毒性试验。以国家卫生健康委员会规定允许用于保健食品的动植物、动植物提取物或微生物（普通食品和国家卫生健康委员会规定的药食同源物质除外）为原料生产的保健食品，应进行急性毒性试验、三项致突变试验和30天喂养试验，必要时进行传统致畸试验和第三阶段的毒性试验。

（3）保健食品毒理学试验内容　以普通食品和国家卫生健康委员会规定的药食同

源物质为原料生产的保健食品，分以下情况确定试验内容。

1）以传统工艺生产且食用方式与传统食用方式相同的保健食品，一般不要求进行毒性试验。

2）用水提物配制生产的保健食品，如服用量为原料的常规用量，且有关资料未提示其具有不安全性，一般不要求进行毒性试验；如服用量大于常规用量时，需进行急性毒性试验、三项致突变试验和30天喂养试验，必要时进行传统致畸试验。

3）用水提以外的其他常用工艺生产的保健食品，如服用量为原料的常规用量时，应进行急性毒性试验、三项致突变试验；如服用量大于原料的常规用量时，需增加30天喂养试验，必要时进行传统致畸试验和第三阶段的毒性试验。

4）用已列入营养强化剂或营养素补充剂名单的营养素化合物为原料生产的保健食品，如其原料来源、生产工艺和产品质量均符合国家有关要求，一般不要求进行毒性试验。

针对不同食用人群和（或）不同功能的保健食品，必要时应有针对性地增加敏感指标及敏感试验。

4. 保健食品的功能学评价

2003年，卫生部提出保健食品的功能学评价。《保健食品功能学评价程序和检验方法》不仅规定了声称有保健功效的保健食品的27种功能学评价指标的检测方法，还规定了评价食品保健作用的人体试食试验规程，是保健食品功能学研究的指南性文件。

在进行含中药保健食品开发时，应按照《保健食品功能学评价程序和检验方法》的要求进行相应的功能学评价。

（1）含中药保健食品功能学评价的样品要求　受试样品应该是定型后的产品，符合确定的生产配方、生产工艺和质量标准；应该是已经经过安全性毒理学评价，确认安全的食品。功能学评价的样品与毒理学评价、卫生学检验的样品须为同一批次，样品上应标示功效成分（标志性成分）的名称与含量，同时应该提交违禁药物检测报告。

（2）含中药保健食品功能学评价的动物要求　功能学评价的实验动物一般采用近交系大鼠或小鼠，性别、年龄根据实验需要选择，一般大鼠每8～12只为1组、小鼠每10～15只为1组，实验动物为清洁级以上。

（3）含中药保健食品功能学评价的剂量与给药时间要求　在进行保健食品功能学评价时，动物实验至少为3个剂量组，另设空白对照组、阳性对照组。在3个剂量中，其中1个剂量应相当于人体推荐摄入量（折算为每千克体重的剂量）的5倍（大鼠）或10倍（小鼠），且最高剂量原则上不得超过人体推荐摄入量的30倍，受试样品的实验剂量必须在毒理学评价确定的安全剂量范围之内。在进行功能学评价时，动物的给药方式为灌胃，当无法灌胃时，可将受试样品加入饮水或饲料中给药。

受试样品的给药时间一般为7～30天，当受试样品的给药时间不足30天而实验结果为阴性时，应该延长至 30 天重新实验；给药时间超过 30 天而实验结果仍为阴性时，可终止实验。

（4）含中药保健食品功能学评价的样品处理方法 当受试样品的推荐剂量较大，超过动物的最大灌胃量时，可适当减少样品中非功效（标志性）成分的含量。含乙醇的样品可适当浓缩，将乙醇含量降至 20% 以下再进行功能学评价试验。对于冲泡式饮品，可采用其水提取物进行功能学评价试验。

（5）含中药保健食品功能学评价的对照组要求 在进行功能学评价试验时，当受试样品中的载体本身也可能具有相同功能时，应以载体为对照组。对于补充营养素或促进消化、吸收、利用以达到改善生长发育或增加骨密度等功效的保健食品进行功能学评价时，可以以我国人群营养素摄入水平及消化吸收的资料为参考，将动物饲料中的营养素做调整后设定对照组。

5. 保健食品的人体试食试验

含中药保健食品在上市前，需要进行人体试食试验。该试验需符合《保健食品功能学评价程序和检验方法》的要求，选择有资质的单位进行。

人体试食试验对保健食品的要求：受试样品需对来源、组成、加工工艺和卫生条件有详细的说明，提供试食试验同批次的卫生学检测报告；受试样品应已完成动物实验验证，确定其具有特定的保健功效。

人体试食试验前要拟定计划方案，组织专家论证，并经伦理委员会批准。根据试验设计要求、受试样品的性质、期限的差异，选择合适数量的受试者，每组受试者的有效例数不少于 50 人，试验中的脱离率不得超过 20%。设计试验时，要充分考虑到受试者可能出现的反应，做好应对方案。

人体试食试验的要求：受试者必须为自愿参加，并充分了解试食试验的目的、内容、安排及有关事项；受试者有可靠的病史，并排除可能干扰的因素；受试者同意试验后，应该填写知情同意书，受试者和医学监护人在知情同意书上签字，并经试食试验负责单位的批准。试食试验原则上不少于 30 天，必要时可以延长。

在进行人体试食试验时，实施者须以人道主义对待受试者，首先要保障受试者的健康；进行试食试验的单位应该是国家卫生健康委员会认定的保健食品功能学检验机构，如需进行与医院共同实施的人体试食试验，必须是三级甲等医院；医学监护人指导受试者的日常活动，监督检查受试者遵守试验；从受试者身上采集的生物样品应详细记录采集的种类、数量、次数、方法和日期。

试食试验的观察指标要根据受试样品的性质和作用确定，一般应该包括以下几部分内容：受试者试验前和试验后的常规体检指标；受试期间的主观感受、进食情况、生理指标（血压、心率等）、常规血液指标（血红蛋白、红细胞计数、白细胞计数等）、生化指标（氨基转移酶、血清蛋白质、白蛋白／球蛋白比例、尿素、肌酐、血脂、血糖等）、功效性指标（与保健食品功效相关的指标，如减肥、辅助降血糖等）。在受试者因心理、生理等疾病原因不能继续试验时，经医学监护人和试食试验负责人批准，可准予退出试验。

6. 保健食品生产规范及企业质量标准

（1）我国保健食品生产企业必备的条件

1）与一般食品企业一样，要持有工商管理部门发给的生产许可证和卫生行政部门发给的卫生许可证。

2）企业的厂区、设备、工艺流程和从业人员的卫生条件要符合国家标准GB14881-2013《食品生产通用卫生规范》的要求。

3）保健食品生产企业应制定并推行良好生产规范（good manufacture practice，GMP）及危害分析与关键控制点（hazard analysis crutical control point，HACCP）制度。

（2）保健食品企业产品生产中的质量控制过程

1）原材料的采购：按照GMP要求，在订购前对供应商进行严格的审核及筛选，保证供应商的资质符合要求。在物料采购时进行含量、理化、微生物等检测，保证进厂的物料均合格。

2）生产过程：由专业的质量管理人员对生产的各个工序进行24小时监控，保证严格按照工艺要求和标准操作规程（SOP）规范进行。注意关键控制点和完整的生产记录，绝不让不合格的产品流入下个工序。

3）成品检测：每批产品在出库前必须进行检测，检测指标包括有效成分与标示量、理化指标、重金属、微生物等。

4）稳定性研究考察：每批产品均做留样考察，采用市售包装形式，按加速试验和长期试验的条件考察产品质量变化，为制定产品的有效期和改进产品工艺提供依据。

5）生产环境：定期对车间环境进行检测，包括沉降菌及尘埃粒子检测，保证车间环境符合GMP的要求。

6）品质保证（QA）：有专业的QA队伍，以产品质量为对象，对与形成产品质量有关的生产制造过程进行监控，确保向客户提供符合规定的产品和满意的服务。

7）质量控制（QC）：有专业的QC队伍，能进行各种常规检测及特殊检测。

（3）产品企业质量标准　我国生产企业在进行保健食品申报、生产时，必须有自己的企业质量标准，生产的保健食品必须严格按照企业标准进行生产、检验，其内容概要如下。

1）产品质量标准（企业标准）编写格式符合GB/T1.1—2020《标准化工作导则》有关标准的结构和编写规则的规定。进口保健食品的质量标准中文文本应按GB/1.1—2020《标准化工作导则》的要求编制。

2）产品质量标准内容包括资料性概述要素（封面、目次、前言）、规范性一般要素（产品名称、范围、规范性引用文件）、规范性技术要素（技术要求、试验方法、检验规则、标志、包装、运输、储存、规范性附录），以及质量标准编写说明。

7. 保健食品的申报与审批

我国保健食品的申报和审批依据其产品类型采取注册和备案分类管理。国家保健食品监督管理部门负责保健食品的注册管理，以及首次进口的属于补充维生素、矿物质等营养物质的保健食品备案管理，并指导监督省、自治区、直辖市保健食品监督管理部门承担的保健食品注册与备案相关工作。省、自治区、直辖市保健食品监督管理部门负责本行政区域内的保健食品备案管理，并配合国家保健食品监督管理部门开展保健食品注册现场核查等工作。市、县级保健食品监督管理部门负责本行政区域内注册和备案保健食品的监督管理，承担上级监督管理部门委托的其他工作。

（1）保健食品的注册　生产和进口下列产品应当申请保健食品注册。

1）使用保健食品原料目录以外的原料（以下简称目录外原料）的保健食品。

2）首次进口的保健食品（属于补充维生素、矿物质等营养物质的保健食品除外）。

（2）含中药资源保健食品注册需要提交的资料

1）保健食品注册申请表，以及申请人对申请材料的真实性负责的法律责任承诺书。

2）注册申请人主体登记证明文件复印件。

3）产品研发报告，包括研发人、研发时间、研制过程、中试规模以上的验证数据，目录外原料及产品的安全性、保健功能、质量可控性的论证报告和相关科学依据，以及根据研发结果综合确定的产品技术要求等。

4）产品配方材料，包括原料和辅料的名称及用量、生产工艺、质量标准，必要时还应当按照规定提供原料使用依据、使用部位的说明，以及检验合格证明、品种鉴定报告等。

5）产品生产工艺材料，包括生产工艺流程简图及说明、关键工艺控制点及说明。

6）安全性和保健功能评价材料，包括目录外原料及产品的安全性、保健功能试验评价材料、人群食用评价材料，功效成分或者标志性成分、卫生学、稳定性、菌种鉴定、菌种毒力等试验报告，以及涉及兴奋剂、违禁药物成分等检测报告。

7）直接接触保健食品的包装材料种类、名称、相关标准等。

8）产品标签、说明书样稿、产品名称中的通用名与注册的药品名称不重名的检索材料。

9）3个最小销售包装样品。

10）其他与产品注册审评相关的材料。

（3）保健食品的备案　生产和进口下列保健食品应当依法备案。

1）使用的原料已经列入保健食品原料目录的保健食品。

2）首次进口的属于补充维生素、矿物质等营养物质的保健食品。

备案的产品配方、原辅料名称及用量、功效、生产工艺等应当符合法律、法规、规章、强制性标准及保健食品原料目录技术要求的规定。

申请保健食品备案，除应当提交保健食品注册要求之第4）、5）、6）、7）和8）项规定的材料外，还应当提交下列材料：①保健食品备案登记表，以及备案人对提交材料的真实性负责的法律责任承诺书；②备案人主体登记证明文件复印件；③产品技术要求材料；④具有合法资质的检验机构出具的符合产品技术要求的全项目检验报告；⑤其他表明产品安全性和保健功能的材料。

第三节　药膳及食疗产业发展现状

中国食品行业已进入以"营养与健康"为导向的深度转型期，急需依靠科技创新突破关键技术瓶颈，实现食品产业的健康转型升级。作为食品行业的新兴领域，食疗行业如何通过推动政产学研（政府、产业、学术和研究）的协同创新，将传统中医学理论与现代营养学相结合，将传统食疗配方与现代食品技术相结合，充分利用"药食同源"资源宝库，以普通食品的形式生产能够有效降低慢性病风险或调节亚健康状态的治疗性食品，已成为我国食品行业健康转型的重要发展方向。政产学研协同创新是推进食疗产业快速发展的重要途径。

2019年，《中共中央　国务院关于促进中医药传承创新发展的意见》中指出："中医药学是中华民族的伟大创造，是中国古代科学的瑰宝，为中华民族繁衍生息作出了巨大贡献。"发展中药产业，以"药食同源"理论为基础的食疗产业是一个很好的切入点。近年来，通过政产学研协同创新，我国药膳食疗产业取得了长足发展。

一、药膳产业 SWOT 分析

（一）优势

随着中国老龄化加速、经济水平提升及公众健康意识的不断提高，人们的观念从"吃得好"向"吃得健康"转变。近年来，药膳行业总体保持较高的增速。2018年，中国药膳行业市场规模约为1699亿元，同比增长10.97%。据不完全统计，2018年涉及药膳的企业约有7.86万家，主要分布在药膳餐饮、凉茶、药酒、固体药膏、中药冲剂、中成药保健品等行业。药膳、食疗越来越受到人们的关注，各种药膳培训机构、药膳餐厅纷纷成立，较多医院和康复中心相继成立了药膳食疗科，国际交流合作也日益增多。但总体来说，药膳在我国还没有形成产业化，只有一线城市存在以药膳冠名的餐厅，药膳配送领域目前基本是空白。药膳的主要原料是中药和食物，它必须寓药于食，寓性于味，融中药功效与食物美味于一体。药膳不仅要解决饱腹的需求，还要滋补身体，相比于日常进食之外辅以保健品药剂应能更节省费用。

（二）劣势

首先，食品与药品界限不明朗。在消费者看来，这些中药保健食品带有中药的印记，仍会主观认为这是带有中药属性的保健食品。虽然官方认定中药保健食品为食品，但是民众却会认为这些保健食品是"健康食品"，甚至误认为是"药品"。其次，市场准入高，监管困难。因无法将药品与食品区分开，故而政府监管极其困难，这也是制约药膳发展的一大因素。从经营者角度看，《中国药膳制作及从业资质基本要求》的颁布明确了药膳从业人员和经营药膳餐厅的门槛，正是如此，普通商家由于没有经营药膳的资质，只能选择在菜名上涉及"滋""补"。

（三）机会

国家战略是促进国内大循环，促进中医药产业发展。药膳产业链不完善，市场需求量很大，中小型企业餐厅不需要变革就可以参与药膳产业中。2016 年颁布的《药食同源药膳标准通则》规范了食用原则，提出了 87 种配方，为中小企业进入药膳市场提供了依据。

（四）威胁

药膳作为食疗的重要组成部分，对调理人的身体功能有重要作用，药膳强调"治未病"和温补，讲究潜移默化地滋补身体、改善身体状况，发挥作用时间较缓慢。可是当今社会生活节奏快，人们越来越追求效率，这点与药膳的"缓慢发生作用"相悖。中医药膳产业缺少行业标准和相关法规，存在虚假宣传、从业人员资质认定混乱、产品质量参差不齐、养生之药与味美之膳未充分融合等问题。

二、新兴食疗产业发展面临的诸多问题和挑战

（一）食疗相关法律法规不健全

从我国"食药同源"传统文化来看，食疗是利用食物的"偏性"来养生保健、调理健康、防治疾病，强调其具有一定的功效。但按照《中华人民共和国食品安全法》，食疗食品归属为普通食品管理，不能标示和宣传任何功能，也未明确适宜人群。因此，尽管食疗食品的需求侧急速增长，供给侧也跃跃欲试，但现行食品法律法规不利于食疗食品的推广，已成为制约食疗产业发展的瓶颈。

（二）食疗食品基础研究薄弱

我国有丰富的"食药同源"资源宝库，目前没能够充分发掘，无法形成独具特色的竞争力；"食药同源"新型营养功能因子的高效制备、稳态化保持及靶向递送技术有待突破，其营养和安全性评价体系有待完善，这些都是食疗产业发展亟须解决的技术难题。近年来，药膳相关的论文数量减少，特别是高水平论文较少；药膳研究的内容过于集中，涉及的疾病谱及食物、药物不丰富；纯理论研究较多，实验研究及临床研究非常少，只回答"吃什么"，而没有解决"吃多少""怎么吃"的问题，没有与现代营养学理论联系，部分人群难以接受；学科知识较分散，系统性理论欠成熟，循证证据不足。

（三）政产学研协同创新不足

我国食疗产业科研投入较低，在产学研结合和技术成果推广方面尚缺乏施之有效的平台和措施，导致技术成果与企业生产不能实现有效对接；如何建立有效的技术交流平台，实现科技成果在企业的无缝转化对接是亟待解决的问题。

三、助推新兴食疗产业健康发展的对策和建议

（一）完善食疗食品相关的法律法规

完善的法律法规体系有利于促进我国食疗产业更好更快地发展，可借鉴国外在健康食品管理方面成功的经验，构建一个全新、规范的食疗食品管理体系，并制定食疗食品功能目录。对于单方食疗食品可根据《药典》明确其功效，允许功效声称；复方食疗食品可按普通食品备案，再进行上市后的健康功效评价；在慢病调理过程中，已被循证医学临床试验证明确实具有疗效且可长期食用的食疗产品，可考虑将其纳入医保范畴，既可减轻患者的经济负担，又可提高患者的生活质量和健康水平。规范药膳市场，严格资质认证，保障药膳质量安全。

（二）加强食疗食品基础研究

利用我国中医药理论优势，加大食疗新产品科研投入，提高产品技术含量，加快食疗食品研发创新，以普通食品为载体，开发特色鲜明、丰富多样的食疗食品。建立健全食疗食品生产、流通、产品质量和功能评价等方面独特的标准体系。中医药膳学需与现代营养学结合，深入挖掘古代药膳经验，采用现代科研思路探究药膳理论与组方应用，加强基础理论与知识推广，建设高水平人才队伍。

（三）强化食疗产业的政产学研协同创新

食疗产业的健康发展离不开政府支持、科技支撑及龙头企业的带动和示范。政府应营造良好的产业发展环境，加大对食疗产业的支持力度，尤其应重点支持优秀龙头企业和高校、科研院所开展"食药同源"理论基础研究、关键技术及产品开发与人群功效试验，提高食疗产业的科技创新能力；企业应坚持以市场为导向，提高科技成果转化率，持续开发满足消费者需求的营养健康食疗食品，服务于国家供给侧改革的战略需求，助推我国新兴食疗产业健康发展。

第二章　解表药

白　芷

【来源】白芷，为伞形科植物白芷 *Angelica dahurica*（Fisch. ex Hoffm.）Benth. et Hook. f. 或杭白芷 *Angelica dahurica*（Fisch. ex Hoffm.）Benth. et Hook. f. var. *formosana*（Boiss.）Shan et Yuan 的干燥根。

【性味归经】辛，温。归肺、胃、大肠经。

【功效】解表散寒，祛风止痛，宣通鼻窍，燥湿止带，消肿排脓。

【主治】

1. 表寒证。本品辛散温通，以止痛、通鼻窍见长。外感风寒，头身疼痛，鼻塞流涕等，常与防风、羌活、川芎等配伍，如九味羌活汤。

2. 阳明经痛证。阳明头痛，眉棱骨痛，可单用，即都梁丸，或与防风、细辛、川芎等祛风止痛药同用，如川芎茶调散。治风冷牙痛，配伍细辛、全蝎、川芎，如一捻金散；风热牙痛，可配伍蔓荆子、荆芥穗等。若风寒湿痹，可与苍术、草乌、川芎等药同用。

3. 鼻科疾病。本品可宣利肺气，升阳明清气，通鼻窍而止疼痛。鼻鼽、鼻渊等见鼻塞、流涕、头痛等，配伍苍耳子、辛夷等药，如苍耳子散。

4. 带下证。寒湿下注，白带过多者，可与白术、山药等同用；若湿热下注，带下黄赤者，宜与车前子、黄柏等药同用。

5. 疮疡肿痛。疮疡初起，红肿热痛，可与金银花、当归等药配伍，如仙方活命饮；若脓成难溃，配伍人参、黄芪、当归等药，如托里透脓散。

【使用注意】本品辛香温燥，阴虚血热者忌服。

【食疗应用】

1. 白芷当归鲤鱼汤。白芷 15g，黄芪 12g，当归 8g，枸杞子 8g，红枣 4 个，鲤鱼 1 条，生姜 3 片。鲤鱼洗净，置油锅慢火煎至微黄，纳入诸药，加入清水 2000mL，武火煮沸后，改为文火煲约 1.5 小时，调入适量食盐便可。本品能益气补血、活血通经，适合气血亏虚型月经不调的女性非经期服用。

2. 白芷菊花茶。白芷、菊花各 9g，开水冲泡，代茶饮。本品能祛风止痛，用于头痛、三叉神经痛。

【现代研究】 现代研究表明，白芷主要化学成分包括香豆素类成分（欧前胡素、异欧前胡素、别欧前胡素、别异欧前胡素、氧化前胡素、水合氧化前胡素）及挥发油等，具有抗菌、解热、抗炎、镇痛、解痉、抗癌等药理作用。

【产品开发】 白芷不仅是一味具有多种功效的中药，还是一种很好的香料和调味辅料。经过不断地研究与开发，白芷在食品、保健品甚至是化妆美容品方面都有着广泛的应用。

1. 佛手桃芷膏。组成：佛手、香橼、橘皮、白芷、桃仁、山楂、葛根。具有行气活血、祛风除湿、通痹止痛的功效。主治瘀阻于肢体者，症见肢体局部肿痛或青紫，舌质紫或有瘀斑、瘀点，脉涩。

2. 桃仁香芷膏。组成：佛手、香橼、橘皮、白芷、桃仁、山楂、葛根、肉桂、干姜。具有活血化瘀、和络止痛之功效。主治瘀阻于胞宫者，症见少腹疼痛，月经不调，痛经，经色紫黑有块，舌质紫暗或有瘀斑、瘀点，脉弦涩。

3. 保健烟。白芷与刺五加、人参、野菊花等制成的保健烟具有活血化瘀、通经活络、解毒、滋阴健脑、延年益寿功效。

4. 调味剂。白芷茎、叶、果实的挥发油类成分具有天然香味和抗菌活性，由白芷、干姜、大蒜等制成的植物抑菌香料可用作榨菜、大头菜等腌菜的调味剂及保鲜剂，在不含化学防腐剂的情况下能保存约 8 个月。

生 姜

【来源】 生姜，为姜科植物姜 *Zingiber officinale* Rosc. 的新鲜根茎。

【性味归经】 辛，微温。归肺、脾、胃经。

【功效】 解表散寒，温中止呕，化痰止咳，解鱼蟹毒。

【主治】

1. 风寒表证。本品辛散温通，但解表作用较弱。风寒感冒轻症，可单煎或配红糖、葱白煎服；多为辅助用药，以增强桂枝、羌活等药的解表散寒之效。

2. 脾胃寒证。用于寒犯中焦或脾胃虚寒之胃脘冷痛、食少、呕吐等症，可配伍高良姜、白术等药。

3. 胃寒呕吐。生姜有"呕家圣药"之美称，其止呕作用极佳，对于各种原因引起的呕吐均有效。因其温热之性，最宜胃寒呕吐，可配伍高良姜、白豆蔻等；痰饮呕吐，常配伍半夏，即小半夏汤；若治疗胃热呕吐者，可配黄连、竹茹、枇杷叶等清胃止呕之品。

4.寒痰咳嗽。对于肺寒咳嗽，不论外感内伤、有痰无痰，皆可选用。治疗风寒咳嗽，恶寒头痛者，可与麻黄、杏仁同用，如三拗汤；咳嗽痰多色白者，配伍陈皮、半夏等药，如二陈汤。

5.鱼蟹中毒。生姜对于鱼蟹等食物中毒，以及生半夏、生南星等药物之毒，均有一定的解毒作用。

【使用注意】本品助火伤阴，故热盛及阴虚内热者忌服。

【食疗应用】

1.艾叶生姜煨鸡蛋。艾叶15g，生姜25g，鸡蛋2个。加水适量同煮，鸡蛋煮熟后去壳，再次放入原汤中煨片刻。鸡蛋为血肉有情之品，能补虚益精；生姜温里散寒；艾叶散寒止痛，温经安胎。本品可用于虚寒型月经不调、痛经、胎动不安等。

2.姜糖苏叶茶。生姜15g，苏叶、红糖各10g。生姜切丝，苏叶研碎，开水冲泡，盖上盖浸泡10分钟，调入红糖即可饮用。本品能散寒、止咳，适用于风寒感冒者，或受寒后预防感冒。

3.生姜胡椒红糖水。生姜10g，胡椒10粒，红糖适量。生姜切片，胡椒捣碎，加入红糖煎服。本品能温中散寒止痛，适用于脾胃受寒之胃痛、腹痛、痛经等。

4.生姜芥菜汤。鲜芥菜500g，生姜10g。芥菜洗净切段，生姜切片，同时加清水4碗，煎至2碗，加入少许食盐调味。本品能宣肺祛痰，解表散寒，适用于风寒感冒、头疼咳嗽、筋骨疼痛等患者。

5.生姜陈皮汤。生姜片、陈皮各9g，红糖适量，水煎服。生姜温中止呕，陈皮理气和中，适用于胃寒气滞或气逆之呕吐者。

6.生姜粥。生姜10g，炙枇杷叶6g，粳米100g。生姜去皮切丝，炙枇杷叶打成粉末，先煮生姜、枇杷叶，滤汁，再入粳米煮粥。粥熟加入少量盐、酱油调味，空腹食用。本粥可理气和胃，降逆止呕，适用于呕吐呃逆、不思饮食者。

7.生姜煨红枣。生姜、红枣各适量，生姜切开，挖孔，嵌入红枣一枚，放炭火上烤，等到姜皮被烤黑，取红枣细细嚼食。本品味美且能温中健脾、和胃止呕，适用于脾胃虚寒、脘腹冷痛的患者。

8.姜乳蒸饼。生姜500g，面粉适量。生姜捣碎取汁，放入碗中，滤去上层黄色清液，取下层白而浓者，阴干，刮取其粉，称为姜乳。将适量姜乳粉与面粉拌合做成蒸饼食用，有美颜之效，适用于脾虚肾亏、未老先衰的患者。

【现代研究】现代研究表明，生姜主要化学成分包括挥发油类、姜辣素类、氨基酸、二苯基庚烷类化合物、黄酮类化合物，以及生姜多糖和少量有机酚类，具有抗溃疡、保肝、利胆、抗炎、解热、抗菌、镇痛、镇吐等药理作用。

【产品开发】

1.生姜饮品。生姜饮品主要可分为生姜固体饮料、生姜汁饮料、生姜乳饮料和生姜酒等。生姜固体饮料以姜粉和姜茶居多，如姜糖粉。生姜汁饮料多以鲜姜汁为原材料，辅以其他配料经过捣碎、匀浆后杀菌等工艺加工而成。生姜的加入可改善乳制品和酒的口感，强化其营养价值，如姜汁苹果汁混合饮料、姜汁酸奶、姜汁红糖牛奶、生姜乳饮料和生姜酒保健饮品等。

2.生姜提取物。生姜提取物主要有生姜精油、姜辣素和生姜蛋白酶，主要用途有抗氧化、抑菌保鲜、嫩化肉质等。如生姜精油可抗氧化、抑菌，用于动物食品保鲜；姜辣素的去腥抗氧化和提质保鲜作用可延长产品保质期，提高肉制品嫩度，还可用于保持酒的色调稳定，显著提高其澄清度。

3.其他加工产品。将姜汁添加进果冻中，可制成姜汁保健果冻；软姜糖兼具生姜和木糖醇的保健功能，且咀嚼性和弹性良好，口感独特；姜汁加入面粉中，同时辅以食盐、谷朊粉配料，可以开发成一种具有保健功能的挂面；在豆乳中添加姜汁可制成姜汁保健内酯豆腐。另外，生姜还可制成糖渍冰姜，其味香甜辣俱全，食之能生津开胃，祛寒解毒，清痰正气，是健身强体之佳品。新鲜的生姜和酒糟制成的糟姜，能促进唾液、胃液的分泌，增进食欲，还具有排汗、提神、抑制细菌的功效。糯饭放凉以后，把糯饭均匀铺开在洁净的木制器皿或竹制器皿中密封发酵，过 5～7 天，长出一层生物酶菌，制成酱，把姜袋放置酱中得到酱姜，酱姜表面有一层丰厚的白霜，无姜丝，味甜辣，香醇浓郁，具有调理脾胃、镇吐祛痰、益气提神的功效。

香　薷

【来源】香薷，为唇形科植物石香薷 *Mosla chinensis* Maxim. 或江香薷 *Mosla chinensis* Jiangxiangru 的干燥地上部分。

【性味归经】辛，微温。归肺、脾、胃经。

【功效】发汗解表，化湿和中，利水消肿。

【主治】

1.风寒表证。本品辛温发散，入肺经能发汗解表而散寒；其气芳香，入于脾胃又能化湿和中。暑天感受风寒而兼湿困脾胃，症见恶寒发热，头痛身重，无汗，脘满纳差，腹痛吐泻，苔腻者，配伍厚朴、扁豆，如香薷散。前人称其为"夏月解表之药"。

2.水肿证。本品能发汗以散肌表之水湿，又能通畅水道，利尿退肿。水肿、小便不利及脚气浮肿者，可单用或与健脾利水的白术、茯苓等药同用。水肿而有表证者本品尤宜。

【使用注意】本品辛温发汗之力较强，表虚有汗及暑热证当忌用。

【食疗应用】

1. 香薷茶。香薷 10g, 厚朴、白扁豆各 5g。将各药洗净, 厚朴剪碎, 白扁豆炒黄捣碎, 沸水浸泡 1 小时, 代茶饮。本品解表散寒, 适用于风寒感冒者。

2. 加减香薷茶。香薷 6g, 金银花、滑石各 10g, 薏苡仁 15g, 扁豆花、丝瓜花各 6g。先煎香薷、滑石、薏苡仁, 后下金银花、扁豆花、丝瓜花, 取汁, 去渣, 代茶饮。本品能清解暑湿, 适用于夏日感受暑湿之头痛, 全身酸痛, 无汗, 恶寒发热, 心烦口渴, 小便短赤者。

3. 香薷粥。香薷 10g, 大米 100g, 白糖适量。将香薷择净, 放入锅中, 加清水适量, 水煎取汁, 加大米煮粥, 待熟时调入白糖, 再煮一二沸即成, 每日 1 ~ 2 剂, 连服 3 ~ 5 天。本品功能发汗解表, 祛暑化湿, 利水消肿, 适用于夏季外感于寒, 内伤暑湿所致的暑湿表证、水肿、小便不利等。

【现代研究】现代研究表明, 香薷的主要化学成分包括挥发油类、黄酮类成分等, 具有发汗解热、刺激消化腺分泌及胃肠蠕动、抑菌、抗病毒、利尿等作用。

【产品开发】

1. 保健产品。航天员饮用的宇航口服液, 由酿酒酵母、香薷、麦芽汁、黄芪、柠檬酸等组成, 可增强免疫力, 调节肠道微生物群。素丽美茶, 由决明子、山楂、紫苏子、青钱柳、香薷、菊花组成, 具有消脂减肥作用。

2. 调料。将香薷的茎叶阴干后磨成细面即香薷粉; 将新鲜香薷的茎叶绞碎成酱, 或压出液汁可制成香薷酱、汁; 以香薷粉或酱汁制成颗粒、结晶可作为香薷味精。以上几种香薷调料品可用于鱼虾、禽、畜、蛋、香肠、火腿、糕点等食品的调味, 夏令饮料、雪糕的调味, 以及白酒的调味调色。

紫苏叶

【来源】紫苏叶, 为唇形科植物紫苏 *Perilla frutescens* (L.) Britt. 的干燥叶 (或带嫩枝)。

【性味归经】辛, 温。归肺、脾经。

【功效】解表散寒, 行气和胃, 解鱼蟹毒。

【主治】

1. 风寒表证。本品能解表散寒, 又能行气和胃, 略兼化痰止咳之功, 治疗风寒表证而兼气滞者尤宜, 常配伍香附、陈皮等药, 如香苏散; 治疗咳嗽痰多者, 可与杏仁、桔梗等同用, 如杏苏散。

2. 脾胃气滞, 妊娠呕吐。紫苏行气除胀, 和胃止呕, 理气安胎。可用于中焦气滞之胸脘胀满，恶心呕吐者。如偏寒者，配伍砂仁、丁香；偏热者，配伍黄连、芦根等；妊娠胸闷呕吐，胎动不安者，常与砂仁、陈皮等理气安胎药同用。紫苏行气略兼化痰之功，七情郁结，痰凝气滞之梅核气证，常与半夏、厚朴、茯苓等同用，如半夏厚朴汤。

3. 鱼蟹中毒。鱼蟹中毒导致的腹痛吐泻，可单品煎服，或配伍生姜、陈皮、藿香等。

【食疗应用】

1. 紫陈酒。紫苏叶 10g，陈皮 10g，白酒适量。苏叶、陈皮洗净，加入一半水、一半酒煎汤，去渣留汁，分 2～3 次温服。本品解表散寒，行气和胃，适用于风寒感冒，胃寒呕吐的患者。

2. 紫苏叶茶。紫苏叶 16g，红糖适量。晒干，混合研磨成粗粉末，沸水冲泡，代茶饮。本品解表散寒，适用于感冒风寒初期的患者。

3. 紫苏生姜汤。紫苏叶 30g，生姜 9g。加水适量，煎汤服用。本品能解表散寒，适用于风寒外感的轻症患者，加红糖作用更佳。紫苏、生姜各 30g，煎汤服用，可解鱼蟹毒，用于食鱼蟹后腹痛、吐泻者。

4. 紫苏粥。紫苏叶 10～15g，粳米 100g。洗净紫苏叶、粳米，粳米加水煮粥，粥熟以后加入紫苏叶，稍煮，温服。本品能行气散寒，适用于风寒感冒兼有胸闷、咳嗽的患者。

5. 紫苏姜橘茶。苏梗 9g，生姜 6g，大枣 10 枚，陈皮 6g，红糖 15g。共煎取汁，代茶饮。本品能行气和中安胎，适用于孕妇呕吐、食少等症。

6. 紫苏陈皮葱饮。紫苏叶 9g，陈皮 15g，葱 15g。水煎服。本品能发散风寒，行气和胃，适用于外感风寒兼胃气不和，脘腹痞满，恶心呕吐的患者。

【现代研究】 紫苏叶富含蛋白质、氨基酸、脂肪酸、矿物质、维生素等营养成分，主要化学成分包括挥发油、黄酮类、酚酸类、萜类、苯丙素类化合物等。紫苏叶具有抗炎、抗氧化、抗菌、抗肿瘤、抗抑郁等作用，还有促进消化液分泌、增进胃肠蠕动、缓解支气管痉挛等作用。

【产品开发】

1. 饮料。紫苏沙果饮料由紫苏、沙果组成。紫苏茎叶清香扑鼻，含有多种生物活性成分，沙果富含丰富的黄酮和多糖。紫苏沙果饮料风味清香、回味悠长，外观口感俱佳，具有行气和中、生津止渴、明目之功，有一定抗自由基、抗氧化的作用。此外，还有砂仁紫苏固体饮料、金银花紫苏固体饮料等。

2. 紫苏叶茶。紫苏叶茶具有特殊的清香味，泡出的茶水为淡黄绿色，具有解表散寒、行气宽中之效，还可缓解食海鲜引起的过敏症状。紫苏叶茶以紫苏叶作为主要原料，也可与红茶、绿茶等其他传统茶叶配比加工。

3. 面制品。紫苏叶汁可用于制作面包。紫苏叶汁可改变面包的物理性能，弹性和黏合性随紫苏叶汁用量的增加而降低，脆性、咀嚼性和硬度随紫苏叶汁用量的增加而增强。据资料显示，紫苏叶汁添加量为 1.5% 的面包最受欢迎。

4. 肉制品。紫苏叶有助于提高肉制品的抗氧化能力，并有一定的抑菌作用。如将紫苏叶加入鸡肉中制成卤味鸡肉，可提高鸡肉的口感、香味和颜色，并可减少食用时的油腻感。

5. 保健品。紫苏叶提取物广泛应用于保健品中。如珍美软胶囊，由天然维生素 E 珍珠粉、红花、紫苏叶油、食用植物油等组成，可祛黄褐斑。紫苏蜂胶软胶囊，由蜂胶、紫苏油、明胶等组成，可增强免疫力、降血脂。

6. 调味品。紫苏叶香味独特，可制备成多种调味品。如将紫苏叶加工成紫苏酱油，紫苏叶中谷氨酸含量较高，赋予了紫苏酱油较佳的口感，并具有浓郁独特的香味。

7. 其他。另有研究发现紫苏叶与维生素 C、小麦和大豆蛋白混合时，可使血液中的尼古丁和一氧化碳（CO）浓度降低，因此可利用紫苏叶制作戒烟糖。另还有报道，可利用紫苏叶制成治疗酒精中毒的制剂。

胡　荽

【来源】胡荽，又名芫荽，俗称香菜，为伞形科植物芫荽 *Coriandrum sativum* L. 的全草。

【性味归经】辛，温。归肺、胃经。

【功效】发表透疹，开胃消食。

【主治】

1. 麻疹不透。本品辛温香散，透疹外达。治疗风寒束表，疹发不畅，可单用煎汤局部熏洗，或与荆芥、薄荷等药同用。

2. 饮食积滞。本品气味芳香，能开胃消食，增进食欲，尤多用于饮食调味。若治疗饮食积滞，胃纳不佳者，可与健脾消食药、行气和中药同用。

【使用注意】热毒壅盛而疹出不畅者忌服。

【食疗应用】

1. 芫荽汤。芫荽汤可发表透疹，麻疹初起，透发不快，发热无汗的患者可用芫荽汤内服、外用。取鲜芫荽 30g，煎汤，代茶饮。另取白酒 100g，加水 300mL，煮沸，放入芫荽 200g 煮沸，以蒸气熏手足，药液擦洗胸腹，使之微微出汗。

2. 芫荽粥。鲜芫荽 50g，粳米 50g，红糖适量。鲜芫荽洗净切碎；粳米、红糖加水煮稀粥，放入芫荽，再煮沸一次，停火，温热服食。本品能发表透疹，开胃消食，适用于小儿麻疹初期，麻疹透发不畅，或麻疹期腹胀不思饮食者。

3. 芫荽紫苏葱白汤。芫荽 6g，紫苏、葱白各 10g，红糖少许。前 3 味加水煎汤，红糖调味饮服。本品具有辛散透疹的作用，适用于风寒外束，麻疹透发不畅者。

4. 芫荽马蹄水。芫荽 15 ～ 30g，马蹄（荸荠）250 ～ 500g，水煎，代茶饮。本品能透疹消食、清热生津，适用于发热出疹、食欲不振者。

【现代研究】胡荽的主要化学成分包括挥发油、苹果酸钾、维生素 C、正癸醛、芳樟醇等，具有促进外周血液循环、增进胃肠腺体分泌和胆汁分泌、抗真菌等作用。

【产品开发】

1. 调味品。芫荽相关的调味剂包括常见的脱水芫荽、芫荽精油、芫荽调味酱等系列工业产品。此外，还有芫荽调味油，不仅可以满足不同人群的口感需求，还能为相关菜肴与汤品增添丰富的营养成分和保健价值。

2. 精油。芫荽的茎、叶、根和果实都可用于提取精油，芫荽精油可应用于食品、化工及医药等行业。

淡豆豉

【来源】淡豆豉，为豆科植物大豆 *Glycine max*（L.）Merr. 的成熟种子的发酵加工品。

【性味归经】苦、辛，凉。归肺、胃经。

【功效】解表，发热除烦。

【主治】

1. 感冒。淡豆豉善于疏散表邪，无论风寒、风热表证，皆可使用。用治风热感冒，或温病初起，发热、微恶风寒，头痛口渴，咽痛等症，常与金银花、连翘、薄荷等药同用，如银翘散；若风寒感冒初起，恶寒发热、无汗、头痛、鼻塞等症，常配葱白，如葱豉汤。

2. 热病。淡豆豉尤适用于热病之烦躁胸闷，虚烦不眠，既能透散外邪，又能宣散邪热、除烦，常与清热泻火除烦的栀子同用，治疗外感热病，邪热内郁胸中，烦热不眠，如栀子豉汤。

【食疗应用】

1. 发汗豉粥。淡豆豉 10g，荆芥 10g，麻黄 10g，葛根 15g，栀子 10g，生石膏 30g，葱白 7 根，生姜 10g，粳米 100g。上述药物煎煮后，去渣取汁，加入米中煮稀粥，空腹服用。本粥能驱散表邪，适用于外感寒邪，内有蕴热，而见恶寒，壮热者。

2. 桑菊豆豉饮。桑叶、菊花各 10g，淡豆豉 6g，水煎取汁，代茶饮。本品辛凉解表，能宣肺清热，适用于风热感冒患者。

3. 豉汤。淡豆豉 30～60g，葱白 3 茎，生姜 10～15g。葱、姜分别洗净，与豆豉加水煎煮，去渣，分 2 次温服。本汤解表散寒，适用于妊娠外感风寒，头身疼痛，恶寒发热之轻症者。

4. 银花淡豉粥。金银花、淡豆豉各 9g，芦根 15g，桑叶 9g，粳米 60g，白糖适量。煎汤去渣，加粳米熬粥。本粥能解表散热，适用于风热表证者。

5. 豉心酒。淡豆豉心（九蒸九晒）4000g，酒 5000g，同浸 2 日。空腹随量饮。本品能清热除烦，适用于老人脚气痹弱，烦躁不安者。

6. 豉心粥。淡豆豉心 10g，桃仁（去皮尖）30 枚，柴胡 10g，粳米 100g。前三味捣碎研末，以豆豉、桃仁与米煮粥，加入柴胡末，搅匀，空腹食用。本粥适用于各种疟疾，往来寒热者。

7. 豉螺汤。田螺肉、淡豆豉、葱各适量，洗净，熬汤食用。本汤能利水醒酒，适用于醉酒不醒者。

8. 淡豆豉葱白煲豆腐。豆腐 2～4 块，淡豆豉 12g，葱白 15g，生姜 1～2 片。本品发散风寒，适用于外感风寒，伤风鼻塞，鼻流清涕，咽痒咳嗽者。

9. 葱豉黄酒汤。葱须 30g，淡豆豉 15g，黄酒 50g。淡豆豉辛，微苦，寒，解表清热；黄酒为糯米和酒曲酿制而成的淡黄色液体，能散寒通经活血，推行药势。诸药合以发表散寒。葱须、黄酒性味辛温，能辛温解表，适用于风寒感冒，表现为恶寒重，发热轻，无汗，头痛，肢节酸痛者。

【现代研究】淡豆豉的主要化学成分包括异黄酮类、维生素、氨基酸类、核苷类、皂苷类、淡豆豉多糖及微量元素等。现代研究发现，淡豆豉具有抗菌、抗肿瘤及改善阿尔茨海默症等作用。

【产品开发】

1. 保健产品。如骨泰胶囊，由淡豆豉、葛根、怀牛膝、骨碎补、当归、麦芽糊精等组成，具有增加骨密度、促骨生长、抗疲劳等作用；鑫丰胶囊，由淡豆豉、牛磺酸、维生素 C、L- 肉碱等组成，具有抗氧化作用。

2. 休闲食品。香味型淡豆豉休闲食品含有大量的异黄酮、低聚糖、大豆皂苷、豆豉纤溶酶、褐色素、γ- 氨基丁酸等多种活性成分，具有降血脂、抗氧化、抗癌、溶解血栓、降血糖、类雌激素等作用，对心血管疾病、糖尿病、骨质疏松、乳腺癌及女性更年期综合征等疾病的预防和控制有较好的作用。

3. 复合调味料。以经优化生产的传统毛霉型豆豉、秘制香辛料、木姜子油等为原料，开发一种特色豆豉烤鱼复合调味料。豆豉复合型调味品具有解表清热的功效，不仅能够在鱼肉质食品中去腥除腻，还能将豆豉的浓郁香气、清香鲜美、滋润化渣、回甜等特色融入各种食材。

薄　荷

【来源】薄荷，为唇形科植物薄荷 *Mentha haplocalyx* Briq. 的干燥地上部分。

【性味归经】辛，凉。归肺、肝经。

【功效】疏散风热，清利头目，利咽，透疹，疏肝行气。

【主治】

1. 风热表证或温病初起。辛散之力较强，为辛凉解表药中最能宣散表邪，且有一定发汗作用之药，常用于治疗风热感冒和温病卫分证。用治风热感冒或温病初起，见发热、微恶风寒、头痛等症，常与金银花、连翘、牛蒡子等配伍，如银翘散。

2. 风热上攻诸证。本品轻扬升浮、芳香通窍，善疏散上焦风热，清头目、利咽喉。风热之头痛眩晕，宜与川芎、石膏、白芷等配伍；目赤多泪，可与桑叶、菊花、蔓荆子等同用；咽喉肿痛，常配伍桔梗、生甘草、僵蚕等药。

3. 麻疹风疹。本品质轻宣散，可宣毒透疹，祛风止痒。风热束表，麻疹不透，常配伍蝉蜕、牛蒡子、柽柳等药，如竹叶柳蒡汤；风疹瘙痒，可与荆芥、防风、僵蚕等药同用。

4. 肝郁气滞证。本品兼入肝经，能疏肝行气。肝郁气滞，胸胁胀痛，月经不调，常与柴胡、白芍、当归等药配伍，如逍遥散。

【使用注意】本品芳香辛散，发汗耗气，故体虚多汗者不宜使用。

【食疗应用】

1. 薄荷萝卜橄榄饮。薄荷 10g，橄榄 50g，白萝卜 100g。薄荷、橄榄煎水取汁，白萝卜切碎，绞汁合入，代茶饮。本品有疏风清热、利咽生津之功效，主治风热咽痛。

2. 白菜薄荷芦根汤。大白菜根 4 个，芦根 10g，薄荷 3g。煎水，分 2 次服。本汤有疏风清热之功，可用于风热咽痛、化脓性中耳炎。

3. 荸荠薄荷饮。陈皮 10g，荸荠 10g，薄荷 6g。煎汤取汁，代茶饮。本品有清利头目、理气化痰之功效，可用于痰阻气滞的耳鸣、耳聋。

4. 薄荷粥。由薄荷煮的汤汁和粳米熬制而成。制作方法简单，色泽清新，入口清凉。粳米味甘、性平，具有补中益气、健脾养胃之功，与辛凉疏散的薄荷搭配食用，可疏风散热，清新怡神，增进食欲。

5. 薄荷糕。据《松江府志》《上海县志》载，明清时期就有以薄荷为原材料制作的著名苏沪传统糕团点心——薄荷糕。薄荷糕制作工序较为复杂，选择不同的食材原料搭配，可使制作出来的薄荷糕具有不同的食疗养生功效，适合不同体质人群的需求。如粳米制作的薄荷糕适合体虚、发热、久病初愈者，以及老年人、婴幼儿等人群；而糯米制作的薄荷糕则适合自汗、盗汗、血虚、头晕、脾虚泄泻之人食用。

【现代研究】薄荷主要包括挥发性成分和非挥发性成分，挥发性成分主要有薄荷油、薄荷醇等，非挥发性成分经鉴定包括甾体类、黄酮类、三萜酸类、酚酸类等。本品具有兴奋中枢神经系统、发汗解热、解痉、利胆、祛痰、止咳、抗病原微生物等作用。

【产品开发】

1. 茶。由薄荷叶制作而成的薄荷叶保健茶，可以辅助治疗紧张性头痛、慢性疲劳综合征、甲状腺功能亢进等。将薄荷叶茶与绿茶或者红茶一起冲泡，可以缓解因受暑湿之邪而导致的胃脘胀满。薄荷配伍香薷、淡竹叶、车前草，水煎后代茶饮用，可以清热除烦、利尿清心，适用于心烦尿赤、口苦、中暑等。

2. 酒。薄荷是一种重要的配酒原料。著名的沙特勒滋酒（Chartreuse）与薄荷奶酒（Cream de Menthe）都是以薄荷来调味的。诞生于 20 世纪 50 年代的莫吉托，在配制过程中使用新鲜的薄荷叶作为原料之一。薄荷油与黄酒和米酒按照一定的比例进行混合，有清热解毒、健胃清咽的功效。

3. 糖果。在现代食品制作加工过程中，提取薄荷的有效成分制成薄荷油、薄荷脑、薄荷香精等，广泛地应用于口香糖、巧克力、冰淇淋、各种糖果等各种食品、饮料之中。在食品中添加薄荷提取物质，可以赋予食品独特的口味，给人一种清新、自然的享受，并且具有清凉、提神、舒缓的功效。如薄荷浸出液制作的润喉糖，不但入口清凉、芳香，能清除口腔异味，而且具有滋润咽喉、提神醒脑的功效。用新鲜薄荷制作的薄荷糖浆，可以当作伴侣添加到咖啡、奶茶或者各式饮料中，甜蜜中带有一丝沁心香气，在享受温馨时光的同时又达到了养生的目的。

菊 花

【来源】菊花，为菊科植物菊 *Chrysanthemum morifolium* Ramat. 的干燥头状花序。

【性味归经】甘、苦，微寒。归肺、肝经。

【功效】疏散风热，平抑肝阳，清肝明目，清热解毒。

【主治】

1. 风热表证，温病初起。本品味辛疏散而微寒，体轻达表，气清上浮，功能疏散肺经风热。风热感冒或温病初起，发热、头痛、咳嗽等症，常配伍桑叶、连翘等，如桑菊饮。

2. 肝阳上亢证。本品性寒，入肝经，能清肝热、平肝阳。治疗肝阳上亢，头痛眩晕，常与石决明、珍珠母、白芍等同用；治疗肝火上攻之眩晕、头痛，或肝经热盛、热极动风者，配伍羚羊角、钩藤等，如羚角钩藤汤。

3. 目赤肿痛。本品既能疏散肝经风热，又能清泻肝热以明目，可用于各种目疾。如肝经风热，常与蝉蜕、木贼、白僵蚕等配伍；肝火上攻的目赤肿痛，配伍石决明、夏枯草等；肝肾精血不足的眼目昏花，常配伍枸杞子、熟地黄等，如杞菊地黄丸。

4. 疮痈肿毒。本品味苦，性微寒，能清热解毒。治疗疮痈肿毒，常与金银花、生甘草同用，如甘菊汤。

【食疗应用】

1. 加味菊花茶。菊花 5g，蝉蜕 3g。沸水冲泡菊花，蝉蜕另煎，去渣取少量药汁，兑入菊花茶，代茶饮。本品能疏散风热，适用于风热感冒患者。

2. 桑叶菊花饮。桑叶、菊花、薄荷、甘草各 10g。开水冲泡，代茶饮。本品辛凉解表，能平抑肝阳，适用于外感风热，见咽红肿痛、咳嗽少痰、口干微渴等症者。

3. 菊花茶。菊花 5～10g，开水冲泡，代茶饮。本品疏散风热，适用于风热感冒。或添加适量白糖，沸水冲泡冷却后代茶饮。本品适用于外感风热轻症，目赤肿痛、眼目昏花等患者。

4. 菊膏散。菊花、石膏、川芎各 9g。粉碎后混合成散剂，每服 4.5g，茶水调服。本品能疏散风热，清肝明目，适用于风热感冒，头痛目赤，肝阳上亢等患者。

5. 菊花延龄饮。鲜菊花 30g，开水冲泡，兑入少量蜂蜜，代茶饮。本品能疏风清热，清肝明目，适用于风热感冒，肝阳上亢，头痛目赤者，同样适用于高血压及便秘患者。

6. 菊花甘草汤。菊花 120g，甘草 12g。煎煮后服用。本品清热解毒，平肝明目，适用于疗疮肿毒，目赤肿痛，肝阳上亢之头晕、目眩等症者。

7. 菊花龙井茶。菊花 10g，龙井茶 3g。加入开水，加盖泡 10 分钟，代茶饮。本品能清肝明目，平抑肝阳，适用于肝火头痛者，对早期高血压、眼结膜炎等有一定的改善作用。

【现代研究】 现代研究表明，菊花主要化学成分包括挥发油、黄酮类、有机酸类、甾醇类、酚酸类成分等，具有抗菌、抗病毒、扩张冠状动脉、抗炎、护肝脏等作用。

【产品开发】

1. 槐葛三仁固体饮料。由槐米、葛根、薏苡仁、酸枣仁、火麻仁、山楂、茯苓、决明子、莱菔子、昆布、菊花、肉豆蔻、甘草组成，具有疏肝理气、活血功效，适用于"三高"（血压高、血脂高、血糖高）人群和肥胖人群。

2. 杞菊明苏固体饮料。由枸杞子、菊花、决明子、紫苏子、栀子、桃仁、蒲公英、桑椹、黑芝麻、百合、山药、大枣、甘草组成，具有滋阴明目等功效，能增视抗疲、亮睛除障，适用于视疲劳、青光眼、视力弱等人群。

3. 百杞桑椹固体饮料。由黑芝麻、桑椹、黄精、百合、白果、山药、枸杞子、金银花、菊花、槐花、桃仁、牡蛎、酸枣仁、甘草组成。本品能补肾培阴、通窍聪耳。适用于耳鸣、脑鸣、听力减退、耳聋等人群的健康养生，尤其对因机体衰老引起的顽固性耳鸣、耳聋效果尤佳。

4. 双花栀苓膏。由金银花、栀子、茯苓、赤小豆、薏苡仁、菊花、决明子组成，具有化湿除热、清肝利胆之功效。适用于肝胆湿热证，症见肝区胀痛，口苦食欲差，或身目发黄，或发热怕冷交替，脉弦数者。

5. 桑菊枸杞膏。由枸杞子、桑椹、菊花、桑叶组成，具有滋养肝阴、清肝泻火的功效。适用于肝阴虚者，症见两目干涩，头痛头晕，视物不明，舌红少津，脉弦细数者。

6. 银花山楂固体饮料。由金银花、山楂、栀子、决明子、鱼腥草、蒲公英、槐花、菊花、火麻仁组成，具有清热解毒、化斑祛痘之功效，适用于青春痘、脂溢性皮炎人群。

7. 葛根黄精膏。由葛根、黄精、决明子、煅牡蛎、山楂、桑椹、菊花组成，具有平肝潜阳之功效，适用于高血压见头晕头痛、颈部不适者。

8. 啤酒。采用70% 麦芽和30% 大米的原料配比，煮－浸法二段式糖化工艺制备麦芽汁，添加适量酒花和菊花，经发酵所酿制的成品啤酒色泽浅，口味纯正、淡爽，泡沫洁白细腻，菊花香气浓。由于菊花有效成分的溶入，使成品啤酒具有菊花的营养、保健功能。

9. 保健品。金银花、菊花、绿茶提取物胶囊，由菊花提取物、绿茶提取物和金银花提取物、微晶纤维素、糊精组成，该胶囊可以增强机体免疫力，是保健佳品。

10. 休闲食品。目前已经开发的菊花休闲食品主要有菊花粥、菊花糕、菊花果冻、菊花面包、菊花馒头等，迎合大众口味。

桑　　叶

【来源】桑叶，为桑科植物桑 *Morus alba* L. 的干燥叶。

【性味归经】甘、苦，寒。归肺、肝经。

【功效】疏散风热，清肺润燥，平抑肝阳，清肝明目。

【主治】

1. 风热感冒，温病初起。本品甘寒质轻，轻清疏散，虽作用缓和，但又能清肺热、润肺燥。风热感冒或温病初起，伴有咽痒、咳嗽时，常配伍连翘、薄荷、桔梗等，如桑菊饮。

2. 肺热燥咳。本品苦寒清泄肺热，甘寒凉润肺燥。尤宜于肺热或燥热伤肺，咳嗽痰少，色黄而质稠，或干咳少痰，咽痒等症。轻者配伍沙参、贝母等，如桑杏汤；重者配伍生石膏、麦冬、阿胶等，如清燥救肺汤。

3. 肝阳上亢。本品兼入肝经，有平肝、清肝之效。肝阳上亢，头痛眩晕，烦躁易怒等，常配伍菊花、石决明、白芍等。

4. 目赤肿痛。本品苦寒能散风热、清肝明目，甘润益阴能养肝明目。治疗风热上攻、肝火上炎所致的目赤肿痛、多泪，常配伍菊花、蝉蜕、夏枯草等；治疗肝肾精血不足，目失所养所致的眼目昏花，视物不清，常配伍滋补精血之黑芝麻，如扶桑至宝丹。

5. 其他。本品尚能凉血止血，还可用治血热妄行之咳血、吐血、衄血，宜与其他凉血止血药同用。

【食疗应用】

1. 桑叶露。桑叶 500g，洗净、切碎，加水煮沸，通过蒸馏、冷凝后收集蒸馏水。每日 2 次，每次服用 30mL。本品能疏散风热，凉血明目，适用于风热感冒，头痛目赤，肺热燥咳，干咳少痰，痰中带血的患者。

2. 桑菊酒。桑叶、菊花各 30g，薄荷 10g，连翘 30g，芦根 35g，杏仁 30g，桔梗 20g，甘草 10g，江米酒 1000g。上述药物捣碎，浸泡在酒中，密封，5 天后去渣取汁即得。每次服用 15mL。本品适用于风寒感冒初起，发热不重，咳嗽鼻塞较重，口微渴的患者。

3. 桑芽粥。桑芽（春天初生细芽含苞未展者）30g，粳米 100g。桑芽焙干，水煎去渣取汁，倒入米，煮粥，空腹食用。本品能清肝明目，适用于肝火上攻之目昏，症见头痛而胀、胁痛易怒、目昏眼花等。

4. 桑银茶。霜桑叶、金银花、车前叶各 6g。一起研成粗末，用沸水冲泡，代茶饮，每日饮用一次。适用于急性结膜炎患者。

5. 桑叶猪肝汤。桑叶 15g，猪肝 100g。猪肝切片状，与洗净的桑叶置于锅内，加清水适量煲汤。本品能疏风清热，养肝明目，适用于眼结膜炎、夜盲症的患者。

6. 桑杏饮。桑叶 10g，杏仁、沙参各 5g，象贝母 3g，梨皮 15g，冰糖 10g。水煎取汁，加入冰糖，搅匀，代茶饮。本品能滋阴润肺，适用于燥热伤肺，或热病后期，肺阴受损，干咳无痰的患者。

7. 桑叶茶。桑叶、菊花、枸杞子各 10g，决明子 6g。水煎，取汁，代茶饮。本品能平抑肝阳，适用于有头目眩晕等症状的患者。

8. 桑杏二冬老鸭汤。鲜桑叶 250g 或干品 30g，南杏仁、麦冬、天冬各 15g，马蹄 6 只，广陈皮 15g，老白鸭 1 只，煲汤。本品具有清肺平喘的功效，适宜体质壮实但肺热喘咳、痰多胸闷者。

【现代研究】桑叶主要化学成分包括黄酮类、甾体类、香豆素类、挥发油类、生物碱类、萜类等。药理学研究发现，桑叶具有抑菌、降血糖、抗氧化、抗肿瘤、抗炎、促进蛋白质合成、降血脂等作用。

【产品开发】

1. 枸杞桑荷固体饮料。由桑叶、枸杞子、荷叶、决明子、山楂组成，具有减肥作用，适用于单纯性肥胖人群。

2. 桑荷薏仁膏。由桑叶、荷叶、薏苡仁、火麻仁、决明子、甘草组成，具有减肥作用，适用于经常便秘的肥胖人群。

3. 桑菊枸杞膏。由枸杞子、桑椹、菊花、桑叶组成，具有滋养肝阴、清肝泄热之功效。主治肝阴虚证，症见两目干涩，头痛头晕，视物不明，舌红少津，脉弦细数。

4. 桑荷栀桃固体饮料。由荷叶、桃仁、桑叶、栀子、决明子、橘皮、薏苡仁、山药、橘红、西番莲粉、鳄梨粉组成，具有祛湿化痰之功效，有减少皮下脂肪的作用。

5. 控能特膳。由乳清蛋白粉、小麦胚芽粉、聚葡萄糖、乳粉、麦芽糊精、燕麦纤维粉、复配果蔬粉、黑米粉、桑叶、白芸豆、中链甘油三酯、魔芋精粉、共轭亚油酸、左旋肉碱、复配营养强化剂等组成，适宜需要控制体重的人群。

6. 参花玉叶黑茶固体饮料。由人参、桑叶、槐花、玉竹、新会陈皮、黑毛茶组成。将黑茶与中药饮片一起发酵、提取、过滤、浓缩、喷雾干燥、包装。该饮料有降血糖的作用。

7. 谷维膳固体饮料。由燕麦粉、大豆分离蛋白粉、浓缩乳清蛋白粉、青稞粉、荞麦粉、玉米粉、黑米粉、菊粉、L-阿拉伯糖、脱脂乳粉、魔芋精粉、大豆膳食纤维、低聚异麦芽糖、茶树花（粉碎）、苦荞麦粉、山药粉、薏苡仁粉、葛根粉、重瓣玫瑰花（粉碎）、枸杞子粉、桑叶粉、低聚木糖、覆盆子粉、芡实粉、茯苓粉、桑椹粉、苦瓜粉、黄精粉、沙棘粉、金银花粉、藿香粉、荷叶粉、玉竹粉、罗汉果粉组成。直接加入热水，搅拌即可服用，用于全方位营养补充。

8. 青稞荞麦固体饮料。由青稞、苦荞麦、燕麦 β-葡聚糖、桑叶提取物、白芸豆提取物、抗性糊精组成，具有降血糖、提高免疫力的作用。

9. 蓝莓枸杞固体饮料。由聚葡萄糖、低聚果糖、蓝莓粉、枸杞子提取物、菊花提取物、桑叶提取物、黑果枸杞子、魔芋粉、复配维生素组成。该产品可以补充膳食纤维，调节血糖、血脂。

10. 葛桑膏。由桑叶、葛根、荷叶、山楂、黑木耳组成。桑叶可促进体内脂肪的分解代谢，降低脂肪在体内的堆积，还可增强机体新陈代谢，从而起到减肥的作用。另外，荷叶、葛根还可扩张血管。该产品适用于高血压、高血脂和高血糖人群。

11. 桑荷茯苓膏。由桑叶、荷叶、茯苓、山楂、决明子、橘皮、黑胡椒组成，具有降脂减肥作用，也可辅助降糖、降压，适用于肥胖者。

12. 枣仁桑菊膏。由酸枣仁、桑叶、菊花、鲜芦根、蒲公英、百合、龙眼肉、荷叶、益智仁组成，具有清热解毒、养心安神、清肺润燥、清肝明目之功效。用于治疮痈肿毒，乳痈，瘰疬，目赤，咽痛；或心悸失眠，津伤口渴，内热消渴，肠燥便秘；或头痛眩晕，目赤肿痛，眼目昏花等。

13.枣仁栀子膏。由酸枣仁、栀子、决明子、百合、茯苓、甘草、菊花、桑叶组成，具有清肝火、安心神之功效。适用于肝火扰心者，症见不寐多梦，甚至彻夜不眠，急躁易怒，伴有头晕、头胀、目赤、耳鸣、口干而苦、不思饮食、便秘溲赤，舌红苔黄，脉弦而数。

14.金银罗汉膏。由金银花、罗汉果、山药、葛根、马齿苋、百合、丹凤牡丹花、青钱柳叶、茯苓、栀子、桑叶、决明子、桃仁、莲藕粉、肉桂、余甘子组成。该膏滋适用于消渴病热盛伤阴者，症见口渴，饮水多，饮水不解渴，喜凉饮，易饥多食，尿频量多，便秘，小便黄少，舌红，苔黄燥。

15.赤马银花膏。由赤小豆、金银花、马齿苋、薏苡仁、葛根、芦根、茯苓、蒲公英、桑叶、丹凤牡丹花、橘皮、栀子、桃仁、淡竹叶、甘草、当归组成，具有清热化湿、疏风通络、宣痹止痛之功效。适用于关节或肌肉局部红肿，灼热疼痛，不得屈伸，局部喜凉恶热，甚至剧痛不可近手，多兼见全身发热，头痛身痛，口渴口干，尿赤，舌红，苔黄或燥，脉滑数者。

16.桑叶茶。桑叶茶是桑叶食品中市场占有率较高的一类，将桑叶开发成茶及茶饮料是实现桑叶多用途较为便捷的途径。采用传统绿茶加工工艺制成的桑叶茶甘醇香甜，略带桑叶青涩味；乌龙茶工艺制成的桑叶茶爽口醇和，有淡淡的花香；红茶工艺制成的桑叶茶甘甜醇厚，有近似香蕉的果香味。此外，桑叶普洱茶（黑茶）可以增加汤色明亮程度和纯厚滋味。

17.面食类产品。桑叶含有丰富的氨基酸、蛋白质、碳水化合物、维生素、脂类、矿物质等。利用富硒桑叶作为主要原料之一，开发富硒桑叶面。在雪皮莲蓉月饼的饼皮和馅料中分别添加桑叶粉或桑椹粉，有利于月饼焙烤后的色泽、质地和风味。桑叶粉的添加能明显增加月饼中酚类物质含量，经高温焙烤后还能保留更多的活性成分。以小麦粉为主要原料，添加桑叶粉、葛根粉、银耳汁等辅料，使用木糖醇作为甜味剂，研制出绿色健康、营养丰富的无糖饼干，可供糖尿病患者食用。

18.食品添加剂。作为食品添加剂，将新鲜桑叶打浆或者桑叶干燥后粉碎制成粉末，保存营养物质，可根据需求加入面条、馒头、蛋糕、酸奶、饮料和冰淇淋等食品中。

19.桑叶米酒。以桑叶、大米为原料发酵生产制得的桑叶米酒色泽金黄，澄清透明，酒体协调、顺畅、醇香浓郁、绵甜爽口，伴有桑叶清香。此外，桑叶酿制成的米醋酸味柔和、颜色金黄，具有桑叶香气。

葛根（粉葛）

【来源】葛根，为豆科植物野葛 *Pueraria lobata*（Willd.）Ohwi 或甘葛藤 *Pueraria thomsonii* Benth. 的干燥根。前者习称"野葛"，后者习称"粉葛"。

【性味归经】甘、辛，凉。归脾、胃、肺经。

【功效】解肌退热，生津止渴，透疹，升阳止泻，通经活络，解酒毒。

【主治】

1. 风热表证，项背强痛。本品味甘、辛，性凉，轻扬升散，能辛散发表以退热，又长于缓解外邪郁阻、经气不利、筋脉失养所致的颈背强痛。风热感冒，可与薄荷、菊花同用；风寒感冒郁而化热，头痛无汗，目痛鼻干，口微渴等，可配伍柴胡、黄芩等，如柴葛解肌汤；风寒表实证，恶寒无汗，项背强痛者，常与麻黄、桂枝等同用，如葛根汤；风寒表虚证，汗出恶风，项背强痛者，常与桂枝、白芍等配伍，如桂枝加葛根汤。

2. 热病口渴，消渴。本品甘凉，清热之中又能鼓舞脾胃清阳之气上升，而有生津止渴之功。热病津伤口渴，常与芦根、天花粉等同用；气阴两虚之消渴，体瘦乏力者，可配伍天花粉、麦冬、黄芪等，如玉泉丸。

3. 麻疹不透。麻疹初起，表邪外束，疹出不畅，配伍升麻，如升麻葛根汤；已现麻疹，但疹出不畅，见发热咳嗽者，可配伍牛蒡子、荆芥、前胡等。

4. 热痢泄泻。本品味辛升发，能升发清阳，鼓舞脾胃清阳之气上升而奏止泻痢之效。表证未解，邪热入里，身热，下利臭秽，肛门灼热感，或湿热泻痢，常与黄芩、黄连同用，如葛根芩连汤；若脾虚泄泻，常配伍人参、白术、木香等，如七味白术散。

5. 中风偏瘫，胸痹心痛，眩晕头痛。葛根味辛能行，能通经活络。治疗中风偏瘫，胸痹心痛，眩晕头痛，可与三七、丹参、川芎等配伍。现代研究认为葛根能直接扩张血管，使外周阻力下降，而有明显降压作用，缓解高血压患者的"项紧"症状，常用治高血压病颈项强痛，如愈风宁心片即由葛根一味药组成。

6. 酒精中毒。治疗酒毒伤中，恶心呕吐，脘腹痞满，常与陈皮、白豆蔻、枳椇子等同用，理气化湿，解酒毒。

【食疗应用】

1. 葛根粥。葛根 15g，粳米 50g。葛根煎汤，去渣后放入粳米煮粥即成。葛根能解肌退热，生津止渴，适用于风热感冒者。

2. 葛粉汤圆。葛粉 300g，百果馅 200g。葛粉置盘中，百果馅作成直径 1cm 的丸子放葛粉盘中，反复多次滚动以蘸上葛粉，制成葛粉汤圆，煮熟后即可食用。本品能解肌退热，生津止渴，适用于热病口渴，消渴者；高血压、冠心病、心绞痛等患者也适宜食用。

3. 地瓜葛根煎。鲜地瓜100g，葛根50g。地瓜洗净切片，加入葛根煎煮后去渣，取汤服用。本品能发表解肌，散热生津，适用于风热感冒者。

4. 葛根茶。葛根30g，洗净，切薄片，煎水，取汁，代茶饮。适用于高血压头痛患者。

5. 粉葛煲鲮鱼。粉葛250～500g，鲮鱼1～2条。鲮鱼洗净，去鳞及内脏；粉葛去皮切片，加水煲2～4小时。饮汤食鱼，能强健筋骨、活血行气。多适用于颈项活动不便、颈项强硬疼痛者。

6. 凉粉草粉葛汤。凉粉草60g，粉葛120g。洗净，煎煮后即可饮用，亦可加白糖少许调味。本品能清凉解毒，除烦止渴，适用于感冒发热，咽干疼痛，胃火牙痛，颈、背肌肉疼痛者。

【现代研究】葛根主要化学成分包括黄酮类、香豆素类等，具有解热、扩血管、降压、改善微循环、提高局部血流量、抑制血小板凝集、降血糖、降血脂、抗氧化等药理作用。

【产品开发】

1. 茯苓香砂调味茶。由乌龙茶、茯苓、广藿香、砂仁、葛根、乌梅、马齿苋、肉豆蔻、金银花、百合、白扁豆、薏苡仁、莲子、八角茴香、干姜组成。热水冲泡后饮用。该方能益气健脾、固肠止泻，适用于慢性腹泻人群。此外，该方还能增强人体免疫力，适合免疫力低下者服用。

2. 山楂桃葛膏。由佛手、橘皮、小茴香、桃仁、山楂、葛根组成。该方具有疏肝理气、祛瘀通络之功效，适用于瘀阻于肝者，症见胁痛痞块，入夜尤甚，舌质紫暗或有瘀斑、瘀点，脉弦涩。

3. 沙棘桃葛膏。由山楂、葛根、桃仁、沙棘、砂仁、高良姜、甘草组成。该方能化瘀止血、和胃止痛，适用于瘀阻于胃者，症见胃痛，按之痛甚，食后加剧或有包块，入夜尤甚，甚者便血或呕血，舌有瘀斑、瘀点，脉弦涩。

4. 橘红桃葛固体饮料。由橘红、桃仁、葛根、决明子、荷叶、薏苡仁、沙棘、山楂、西番莲粉、鳄梨粉组成。该产品具有抑制胆固醇吸收、促进胆固醇排泄、调节血脂代谢等作用。

5. 葛根桑竹固体饮料。由葛根、桑椹、玉竹、甘草、乌梅、黄精、芦根、枸杞子、山药、麦芽糊精、三氯蔗糖组成。该产品能滋阴润燥、健脾补肾，适用于糖尿病患者，症见烦渴多饮，消谷善饥，小便频数，或饮食减少，便溏，精神不振，四肢乏力，腰膝酸软，头晕耳鸣，梦遗。

6. 葛明黑茶固体饮料。由粉葛根、决明子、新会陈皮、黑毛茶组成。热水冲服，可降低血糖，适合高血糖患者饮用。

7. 百葛精罗膏。由百合、葛根、黄精、罗汉果、鲜芦根、胖大海、桑椹、余甘子、乌梅组成。此膏能滋阴润肺、生津止渴，适用于燥邪伤肺，咽干口燥，内热消渴，干咳少痰，皮肤干燥，便秘；或虚烦惊悸，失眠多梦，精神恍惚；或肝肾阴虚，眩晕耳鸣，心悸失眠，须发早白，津伤口渴者。

8. 葛根黄精膏。由葛根、黄精、决明子、煅牡蛎、山楂、桑椹、菊花组成。该膏具有平肝潜阳之功效，适用于高血压伴有头晕、头痛、颈部不适者。

9. 葛根核桃肽复合饮料。以葛根和核桃饼为原料，选用中性蛋白酶酶解制备核桃蛋白多肽，结合乳酸菌发酵，制备葛根核桃肽复合饮料。该饮料气味与口感俱佳。

10. 面食。以葛根和面粉为原料制成葛根挂面，使葛根保健食品大众化、膳食化。葛根挂面耐煮不糊，柔软爽口，口感不黏，所含的氨基酸、钙、磷、硒、铁、锌等含量均高于普通挂面，是深受现代人欢迎的纯天然绿色食品。常食可增强人体免疫力，增强体质。本品能防治高血压、冠心病，提神醒脑，解酒排毒。西医学研究发现，粉葛中黄酮具有防癌抗癌和雌激素样作用，可促进女性丰胸、养颜，尤其对中年妇女和绝经期妇女的养颜保健作用明显。

11. 葛根醋制品。将葛根捣碎，进行液化和糖化处理，使其中的淀粉被分解成小分子葡萄糖，利于醋酸菌发酵，使原料利用率提高，得到具有高保健作用的葛根醋产品。

12. 葛根酒。葛根酒陈酿 90 天后，会产生包括醇类、酯类、醛类、酮类、酸类等在内的多种活性物质，并且具有特殊香气成分。

13. 膨化粉。葛根和茯苓经洗净、干燥、分选后，再经粉碎、水磨、澄清、干燥等工序加工成膨化粉。本品具有生津止渴、去热解烦、益脾胃、宁心安神的功效，适合失眠的中老年人群食用。

14. 葛根奶粉。葛根奶粉含有丰富的蛋白质、维生素、脂肪，以及钙、铁、锌、铜等多种微量元素和人体必需的氨基酸。现代研究发现，其还有降低血压、防治冠心病作用。葛根奶粉速溶效果好、清凉爽口，冷热饮俱佳。

15. 粉葛汁乳酸菌饮料。粉葛汁乳酸菌饮料由粉葛、脱脂奶粉、食品级 α-淀粉酶、酸奶发酵剂、耐酸 CMC-Na、黄原胶、单甘酯、果胶、琼脂制成。将葛根用水浸提得到葛根汁，鲜乳用乳酸菌进行发酵，然后以一定的比例混合，再进行均质、杀菌等工艺，研制出风味独特的保健型复合饮料。以鲜奶、葛根酶解液为发酵的主原料，发酵液中适当添加蔗糖及其他辅料，选用乳酸菌（保加利亚乳杆菌和嗜热链球菌）作为发酵菌种，生产乳酸发酵型葛根乳饮料。

16. 葛花茶。据《神农本草经》《备急千金要方》《本草纲目》记载，葛花具有特殊的"解酒醒脾"功效，还具有清热、解毒、护肝、养颜、补肾之作用。葛花茶是用葛花的干燥花泡水，适宜饮酒过度，头痛，头昏，烦渴，胸膈饱胀，呕吐酸水等伤及胃气者。

17. 糖果。葛根木瓜压片糖果由粉葛、木瓜和葡萄糖组成，可辅助疏通乳腺。本品方便携带，可随时食用。

18. 其他。牦牛壮骨颗粒（低糖型）由粉葛、藕粉、牦牛骨粉、茯苓、奶粉、维生素 D 组成，长期食用能够增加骨密度，对骨质疏松症有较好的保健作用。芪黄桑葛颗粒由黄芪、粉葛、地黄、黄精、桑叶、木糖醇、糊精等组成，能有效辅助降低血糖、增强机体免疫力。

除此以外，还可深加工生产葛根牛肉干、葛根果冻、葛根粉丝、葛根冰淇淋、葛根混合糊晶、葛根果晶、葛根软糖、葛根红肠、葛根罐头、葛根饼干等休闲系列产品，开发前景广阔。

第三章　清热药

金银花

【来源】金银花，为忍冬科植物忍冬 *Lonicera japonica* Thunb. 的干燥花蕾或带初开的花。

【性味归经】甘，寒。归肺、心、胃经。

【功效】清热解毒，疏散风热。

【主治】

1. 痈肿疔疮。本品甘寒，解毒消痈力强，为治热毒疮痈之要药。治疮痈初起，可单用煎服，并用药渣外敷患处，亦可与当归、赤芍、白芷等配伍，如仙方活命饮；治疗疮坚硬根深者，常与野菊花、蒲公英等同用，如五味消毒饮；治肠痈腹痛，常与红藤、败酱草、当归等配伍；治肺痈咳吐脓血，常与鱼腥草、芦根、薏苡仁等配伍；治咽喉肿痛，可与板蓝根、山豆根、马勃等同用；治丹毒红肿者，可与大青叶、板蓝根、紫花地丁等配伍。

2. 风热表证、温病发热。本品甘寒质轻，芳香疏透，既能清热解毒，又能疏散风热，适用于外感风热，温热病。治温病卫分初起，身热头痛，咽痛口渴，常与连翘、薄荷、牛蒡子等同用，如银翘散；治温病气分证，热盛壮热烦渴，可与石膏、知母等同用；治热入营分，身热夜甚，神烦少寐，本品有透营转气之功，可与生地黄、玄参等配伍，如清营汤；治热入血分，高热神昏，斑疹吐衄等，常与连翘、生地黄等配伍，如神犀丹。本品兼能清解暑热，煎汤代茶饮，或用金银花露，或与鲜扁豆花、鲜荷叶等同用，如清络饮。

3. 热毒血痢。本品性寒，可凉血止痢。热毒痢疾，可单用浓煎服，或与黄连、黄芩、白头翁等同用。

【使用注意】脾胃虚寒及气虚疮疡脓清者忌用。

【食疗应用】

1. 银花萝卜蜜。金银花 10g，白萝卜 10g，蜂蜜 80g。将萝卜去皮，洗净，切块，同金银花、蜂蜜拌匀置碗内，隔水蒸熟服食，每日 1 剂，分 3 次服用。本品可疏风润肺，化痰止咳，用于外感风热或痰热咳嗽，痰黄、咽痛者。

2. 金银花粥。金银花 15g，大米 100g，白糖适量。将金银花择洗干净，放入锅中；加水煎煮，取汁，加大米煮粥，待熟时调入白糖，煮沸即成。本品可清热解毒，和胃生津。

3. 银花梨藕汤。金银花 15g，生梨 250g，鲜藕 200g，白糖适量。先将梨、藕去皮，切片备用；金银花择净，水煮取汁，纳入梨、藕煮熟后，白糖调服。本品可清热解毒，润肺化痰，清胃生津，可用于肺热咳喘、胃热消渴、呕吐患者。

4. 金银花山楂饮。金银花 30g，山楂 20g，蜂蜜适量。将金银花、山楂放入锅内加水烧沸 15 分钟后，药汁滤出，再加水煎熬 15 分钟，合并两次药汁，烧沸后加入蜂蜜服用。本品可清热消食，通肠利便，用于食积化热之嗳腐吞酸、恶心欲吐、口舌生疮诸症。

5. 银花薄荷饮。金银花 30g，薄荷 10g，鲜芦根 60g，白糖适量。先将金银花、芦根加水煮 15 分钟，再下薄荷煮 3 分钟，滤出加适量白糖温服。此饮具有清热凉血、除烦解暑、生津止渴的功效，适用于风热感冒，温病初起，高热烦渴等。

【现代研究】金银花含有有机酸类成分，如绿原酸、异绿原酸等；黄酮类成分，如木犀草苷、忍冬苷、金丝桃苷等；还含有挥发油、环烯醚萜苷、三萜皂苷等。现代药理研究表明，其有抗菌、抗病毒、解热抗炎、增强免疫、抗肿瘤、抗过敏、保肝、利胆、降血脂等作用。

【产品开发】金银花植物资源丰富，且在制药、保健食品、茶、化妆品等许多领域具有诸多应用。

1. 金银花保健品。目前已开发的保健品有双花栀苓膏、金银栀蒲膏、金芦蒲香膏等。双花栀苓膏的组成为金银花、栀子、茯苓、赤小豆、薏苡仁、菊花、决明子，主治肝胆湿热证；金银栀蒲膏能够清热利湿、行气止痛，其组成为金银花、马齿苋、蒲公英、栀子、葛根、肉豆蔻、橘皮、甘草，主治大肠湿热证；金芦蒲香膏的组成为金银花、鲜芦根、蒲公英、香薷、大枣、马齿苋、荷叶、甘草，主治热病烦渴、身热不爽、疔疮肿毒等。

2. 金银花茶类饮料。将金银花与山楂、栀子、决明子、鱼腥草等同制成银花山楂固体饮料，能够清热解毒、化斑祛痘。

3. 金银花奶制品。酸奶是鲜牛乳经乳酸菌发酵而制成的具特殊风味、集营养与保健为一体的乳制品，但功能性单一。以金银花的水提取物和鲜牛乳为主要原料，经乳酸菌发酵制得金银花酸奶。产品兼有金银花和酸奶的双重营养保健作用，拓展了金银花的应用范围，具有良好的开发前景。

4. 金银花酒类产品。将金银花的活性成分融入酒中，可赋予酒更丰富的功能。金银花酒中含有丰富的绿原酸及黄酮类成分，有一定的保健功效，满足消费者对酒类健康产品的营养与保健功效的消费需求。

5.金银花化妆品类产品。金银花来源的天然成分具有抗菌、抗病毒、增强机体免疫力、抗氧化及抗自由基等生物活性，加入化妆品中可达到清热祛痘、促进细胞代谢、抗衰老、为肌肤提供营养、帮助肌肤排出毒素、令肌肤光滑润白的功效。黄酮成分的天然抗紫外线辐射作用，使得其在化妆品中的效果得到普遍公认。另外，因金银花中绿原酸、异绿原酸和黄酮类物质及其抑菌消炎作用，而经常作为防腐剂添加到化妆品中。金银花提取物具有抑制 B16 黑色素细胞增殖及其酪氨酸酶活性的功能，可阻止皮肤黑色素的生成与沉淀。金银花水提物抗敏性好，对皮肤温和，刺激性小，适合添加到化妆品中，预防皮肤过敏。因此，将金银花功能活性成分应用到化妆品中，具有广阔前景。

山银花

【来源】山银花，为忍冬科植物灰毡毛忍冬 *Lonicera macranthoides* Hand.–Mazz.、红腺忍冬 *Lonicera hypoglauca* Miq.、华南忍冬 *Lonicera confusa* DC.，或黄褐毛忍冬 *Lonicera fulvotomentosa* Hsu et S.C. Cheng. 的干燥花蕾或带初开的花。

【性味归经】甘，寒。归肺、心、胃经。

【功效】清热解毒，疏散风热。

【主治】

1.疮疡肿毒。与蒲公英、连翘等清热药同用，治疗红肿热痛的疮疡肿毒。

2.外感风热。常与牛蒡子、薄荷等同用，以疏散风热。

《药典》中所述金银花与山银花的"性味与归经""功能与主治"及"用法与用量"一致，在有些地区山银花作为金银花的代用品使用。

【食疗应用】

1.山银花粥。山银花 10g，大米适量。将大米煮粥，粥快成时加入山银花蕾。本粥可清热解毒，和胃生津。

2.山银花露。将适量山银花加水武火煮沸后，改用文火煎煮 15 分钟，滤出汤汁加冰糖即可。本品可清热解暑，宜夏季饮用。

3.金银桃花饮。桃花 15 朵，山银花 10g，水煎服，有清热凉血、止痢之功。本品可用于湿热或热毒痢疾，便下脓血，里急后重者。

4.山银花薄荷饮。山银花 30g，薄荷 10g，鲜芦根 60g。先将芦根加水 500mL，煮15 分钟，再下山银花、薄荷煮 10 分钟，滤出加适量白糖温服。此饮有清热解暑、凉血解毒、生津止渴的功效，适用于风热感冒、温病初起、暑热烦渴者饮用。

【现代研究】山银花中主要有效成分是绿原酸，与金银花相比，山银花中绿原酸成分较多，木犀草苷成分较少，且含有金银花目前未发现的皂苷类成分。山银花对多种致病菌和病毒具有较强的抑制和杀灭作用，山银花总皂苷具有保肝作用。

【产品开发】山银花资源丰富、分布广泛，且药用历史悠久。以往对山银花化学成分与药理作用的研究主要集中在绿原酸，其他活性成分及其药理作用机理、临床应用等有待进一步的研究探索。

1. 山银花保健品。目前已开发的保健产品有佛手代花膏，其组成为佛手、山药、薏苡仁、代代花、赤小豆、桑椹、山银花、黄精、白茅根、荷叶、栀子、山楂、玉竹、白扁豆、枳椇子、莲子、蒲公英、槐花、广藿香、决明子、马齿苋、砂仁，能够清热祛湿，适用于湿热人群。

2. 山银花抗菌产品。山银花总三萜富集物具有广谱的抑菌活性，对革兰阴性菌和革兰阳性菌均有较好的抑制作用，尤其是对大肠杆菌、金黄色葡萄球菌、铜绿假单胞菌、化脓性链球菌和肺炎链球菌抑制作用最强，其最小抑菌浓度和最小杀菌浓度均在 12.5mg/mL 以下。山银花总三萜具有成为广谱抗菌剂的潜在应用价值。

马齿苋

【来源】马齿苋，为马齿苋科植物马齿苋 *Portulaca oleracea* L. 的干燥地上部分。

【性味归经】酸，寒。归肝、大肠经。

【功效】清热解毒，凉血止血，止痢。

【主治】

1. 热毒血痢。本品性寒质滑，酸能收敛，入大肠经。治疗热毒血痢，单用水煎服即效；亦可与粳米煮粥，空腹服食；产后血痢，单用鲜品捣汁入蜜调服；治疗大肠湿热，腹痛泄泻，或下利脓血，里急后重者，可与黄芩、黄连等配伍。

2. 痈肿疔疮。本品具有清热解毒、凉血消肿之功。治火热毒盛，痈肿疔疮，丹毒，以及蛇虫咬伤，湿疹，《医宗金鉴》单用本品煎汤内服并外洗，再以鲜品捣烂外敷；亦可配伍重楼、拳参、蒲公英等。

3. 下焦出血证。本品味酸而寒，有清热凉血、收敛止血之效。治便血痔血，可与地榆、槐角等同用；崩漏下血，可单味鲜品捣汁服，或配伍茜草、苎麻根等。

【使用注意】脾胃虚寒，肠滑作泄者忌服。

【食疗应用】

1. 马齿苋粥。马齿苋 30g，大米 100g，白糖适量。将马齿苋择净，加水煎煮后取汁，另大米煮粥，待粥熟时将汁调入粥中，纳入白糖。本品可清热解毒、凉血止痢，适用于湿热或热毒痢疾、泄泻、疮痈肿痛、热淋涩痛等。

2. 马齿苋鸡蛋。马齿苋 30g，白扁豆花 2 朵，鸡蛋 2 个，食盐适量。将马齿苋、扁豆花洗净，切细，与鸡蛋、食盐调匀，置热油锅中煎熟服食。本品可清热利湿、凉血止血，可用于产后腹痛，恶露不净。

3. 凉拌马齿苋。鲜嫩马齿苋 500g，蒜瓣适量。将马齿苋去根，去老茎，洗净焯水后，切段放入盘中；将蒜瓣捣成蒜泥，浇在马齿苋上，倒入酱油、麻油，食时拌匀即成。本品具有清热止痢、解毒之功，可用于痢疾之便下脓血、里急后重者，亦可夏日当凉拌菜食用。

【现代研究】马齿苋主要含三萜醇类，如 β-番树脂醇、丁基醚帕醇等，黄酮类，氨基酸，有机酸及其盐，还有钙、磷、铁、硒、钾等微量元素及其无机盐，以及硫胺素、核黄素、维生素 B_1、维生素 A、β-胡萝卜素、蔗糖、葡萄糖、果糖等。本品还含有大量的 L-去甲基肾上腺素、多巴胺及少量的多巴。本品对多种病原体有抑制作用，还具有松弛骨骼肌、兴奋子宫、利尿、降低胆固醇等作用。

【产品开发】野外生长的马齿苋大多无人采收。这个漫山遍野的天然绿色食材和药材，应该受到更大的重视。马齿苋的规范化种植、药材的质量标准研究及深加工开发，对开发马齿苋资源和提高马齿苋相关产品的高附加值都有十分重要的意义。

1. 马齿苋饮料。马齿苋营养丰富，含有多种微量元素及维生素。马齿苋与乌龙茶、茯苓、广藿香、砂仁等同制成茯苓香砂调味茶，能够益气健脾、固肠止泻；马齿苋与蒲公英、鸡内金、槐米、枸杞子等制成蒲英金槐固体饮料，能够护肝，适用于各类肝病、肝损伤人群。

2. 马齿苋食品。100g 鲜马齿苋中，含脂肪 0.5g，碳水化合物 3g，蛋白质 2.3g，粗纤维 0.7g，维生素 C 23mg，尼克酸 0.7mg。这些成分综合作用于人体，具有良好的营养保健功效，将其制成果冻，可成为一款休闲功能零食。

3. 马齿苋膏方。目前开发的保健品主要有赤马银花膏，组成为赤小豆、金银花、马齿苋、薏苡仁、葛根、芦根、茯苓、蒲公英、桑叶、丹凤牡丹花、橘皮、栀子、桃仁、淡竹叶、甘草，具有清热化湿、疏风通络、宣痹止痛等功效，治疗关节或肌肉局部红肿、灼热疼痛、不得屈伸等。

决明子

【来源】决明子，为豆科植物决明 *Cassia obtusifolia* L. 或小决明 *Cassia tora* L. 的干燥成熟种子。

【性味归经】甘、苦、咸，微寒。归肝、大肠经。

【功效】清肝明目，润肠通便。

【主治】

1. 各类目疾。本品主入肝经，功善清肝明目。治肝火上炎之目赤肿痛，羞明多泪，常与黄芩、赤芍、夏枯草等同用，如决明子散；治风热上攻之头痛目赤，常与桑叶、菊花、蝉蜕等同用；若肝肾阴亏之视物昏花、目暗不明者，可与山茱萸、熟地黄、枸杞子等配伍。

2. 头痛眩晕。本品苦寒清泄，入肝经，既能清肝火，又能平肝阳。治肝火上攻或肝阳上亢之头痛眩晕，常与菊花、夏枯草、钩藤等清肝平肝药同用。

3. 肠燥便秘。本品味苦通泄，质润滑利。内热或津亏肠燥便秘，大便秘结，常与瓜蒌仁、火麻仁、郁李仁等同用。

【使用注意】气虚便溏者不宜用。

【食疗应用】

1. 决明子粥。炒决明子10g，大米60g，冰糖少量。先将决明子加水煎煮取汁，然后用其汁和大米同煮，成粥后加入冰糖即成。本品有清肝明目、润肠通便之功，且可降血脂、降血压。本品适用于肝热之目赤红肿、高血压、高血脂、肠燥便秘患者。

2. 菊楂决明饮。杭菊花10g，生山楂15g，决明子15g，冰糖适量。三药同煮，去渣取汁，加入冰糖代茶饮。该饮具有清肝明目、化浊降脂的功效，可用于风热、肝热之目赤肿痛、迎风流泪者，亦可用于肝阳上亢之高血压、高血脂患者。

3. 决明子茄子煲。决明子10g，茄子2个，食盐、酱油、食用油、味精适量。决明子加水适量，煎煮取汁备用，茄子加油炒，放入药汁及适量的佐料，炖熟，食之。本品具有清热通便作用。

4. 首乌决明蜂蜜粥。制首乌15g，炒决明子15g（捣碎），粳米50g，蜂蜜适量。制首乌、炒决明子水煎去渣取汁，然后将药汁与粳米一起熬粥，熟后调入蜂蜜即可。此粥具有补益肝肾、补血乌发、润肠通便的功效，可用于血虚津亏的肠燥便秘，精亏血少之须发早白，亦可用于高血脂、高血压人群。

【现代研究】决明子主要含大黄酚、大黄素、大黄素甲醚等蒽醌类化合物，并含决明苷、甾醇类及硬脂酸、棕榈酸、油酸、亚油酸等。本品具有降血脂、抗动脉粥样硬化、抗菌、降血压、泻下、保肝、抗血小板聚集、抗氧化等作用。

【产品开发】决明子虽然已在医药行业应用多年，但针对其开发的功能性保健品种类不够丰富，未能广为大众所熟知。而且，部分研究表明，决明子中的蒽醌成分对人体可产生亚慢性毒性，对人体的肝肾、消化系统和生殖系统产生较大负面影响，甚至发生病变，这些副作用也对其加工利用产生了一定的阻碍。目前，学者们已经对决明子的毒性进行深入研究，且在降低毒性方面有了一定的突破。此外，学者们对决明子保健食品种类的开发也逐渐增多，相信未来通过合理有效的科学研究和产品转化，决明子保健食品市场前景将十分广阔。

1. 决明子零食类产品。决明子具有降血压、降血脂、保肝、抗菌、明目等功能，含有丰富的人体必需营养素及多种功能因子将决明子加入果冻中，制成决明子果冻具有很大的发展前景。

2. 决明子枕头。属外治法之一，可用于缓解颈椎病不适，其机制主要基于三点：①决明子有明目安神、清热醒脑的功效，略带一股淡淡青草香味，用于药枕具有缓解颈肌紧张度、止痛、安神、降压等功效；②决明子颗粒圆润，有一定硬度，作枕时透气性好，颗粒受头颈挤压会发生滚动，可分散椎骨压力，使颈肌放松、颈椎复位，达到缓解肩颈疼痛和麻木的作用；③头颈部的风池、风府、天柱、大椎等均为治疗颈椎病的重要穴位，使用决明子枕头能反复刺激穴位，有振奋阳气、疏通经络、活血止痛之效。

3. 山楂明荷固体饮料。组成为决明子、山楂、荷叶、麦芽糊精、西番莲粉、鳄梨粉。中药饮片加 8 倍量饮用水煎煮 2 小时，滤过；药渣再加 6 倍量饮用水煎煮 1 小时，滤过；将药液低温浓缩成稠膏后真空干燥、粉碎、配料（加入辅料麦芽糊精及西番莲粉和鳄梨粉）、制粒、干燥、整粒、包装。用于减肥前期肠道调理，具有润肠通便、活血化瘀、降脂等功效。

余甘子

【来源】余甘子，为大戟科植物余甘子 *Phyllanthus emblica* L. 的干燥成熟果实。

【性味归经】甘、酸、涩，凉。归肺、胃经。

【功效】清热凉血，消食健胃，生津止咳。

【主治】

1. 食积腹痛。食积腹痛、呕吐泄泻者，可配伍麦芽、山楂等服用。

2. 咳嗽咽干。治疗感冒发热、咳嗽咽痛、烦渴者，可与金银花、薄荷等同用。

【食疗应用】

1. 余甘子银杏龙眼肉粥。余甘子 20g，银杏果 30g，龙眼肉 5 个，大米 150g。将大米、余甘子分别洗净，银杏果、龙眼肉均去壳。将四种材料一起放入砂锅中，加入适量清水，煮至米烂粥稠即可。本品具有清热凉血、健脾生津的功效。

2. 余甘子木瓜汤。余甘子 6 颗，木瓜 1 个，雪梨 3 个，蜜枣 5 个，瘦肉 200g，盐适量。将食材洗净，木瓜、雪梨去皮核切块，瘦肉切块，蜜枣去核。将上述食材放入沸水中，再次沸腾后改用文火煲 90 分钟，加入适量食盐即可。该汤具有润肺止咳、益胃生津、美容润肤的功效，适合夏秋季多数人群服用。

3. 余甘子煲猪肉。余甘子 10 颗，蜜枣 3 个，猪瘦肉 300g，生姜 3 片，食盐适量。蜜枣去核，猪肉切块，同余甘子、生姜一同放进瓦煲，沸腾后改文火煲 1 小时，调入适量食盐即可。该汤甘酸清润，有消食健胃、益气生津、健脾养胃之效。

4. 余甘子甘桔茶。余甘子 5g，桔梗 6g，玄参 3g，甘草 3g。水煎服作茶饮。本品清肺润肺、利咽开音、化痰止咳。本品适用于肺胃热盛之咽痛声嘶，可用于急慢性咽炎、扁桃体炎。

【现代研究】余甘子果实中含有鞣质，如葡萄糖没食子鞣苷、没食子酸等，还有亚麻酸、亚油酸、角鲨烯、甾醇、棕榈酸和植物醇等。余甘子具有抗炎、抗菌、抗肿瘤、护肝、抗动脉粥样硬化、降血糖、抗氧化、调节免疫等药理作用。

【产品开发】我国作为余甘子产业大国，有着应用历史悠久、资源丰富等先天有利条件。目前，已先后开发出了余甘子治疗性药品及系列饮料和果脯，保健食品的开发尚处于起步阶段。

1. 余甘子膏方。余甘子能够清热凉血、生津止咳，目前开发的余甘子膏方主要有山药甘麦膏、芦甘玉香膏等。山药甘麦膏能够健脾益气，其组成为甘草、山楂、麦芽、生姜、橘皮、肉豆蔻、砂仁、余甘子、山药，主要用于治疗脾胃气虚。芦甘玉香膏能够清热解暑、化湿和中，其组成为鲜芦根、甘草、玉竹、香薷、山楂、葛根、余甘子、香橼，主要用于治疗暑湿感冒、小便不利、热病烦渴等。

2. 余甘子果脯类产品。余甘子经腌渍、糖浸等工艺生产的余甘子果酱、蜜饯罐头、凉果、果脯等产品，加工工艺上不脱皮，只进行一次糖煮，较好地保存了果实的营养成分。其不仅口感好、风味独特、低糖、保存期长，而且对咳嗽、喉痛等疾病有辅助治疗作用。

3. 余甘子酒类产品。余甘子酒中的黄酮类化合物和酚类能增加人体的抗氧化能力，清除体内自由基，延缓衰老；酒中含有的果酸可以促进胃酸分泌，加快肠胃蠕动，促进消化。

4. 余甘子果粉类产品。余甘子经果胶酶处理后，经恒温浸提、真空浓缩、真空干燥、紫外辐照杀菌等工艺条件后，制出的余甘子果粉综合品质好，基本上保持鲜果的活性物质与 70% 以上的维生素 C 含量，便于运输保存。其可以配制饮料，也可添加到各类食品、茶叶、糕点中，还可进一步加工成颗粒剂、喉片等。

5. 余甘子抗氧化剂。余甘子中较丰富的多酚、多糖等具有良好的抗氧化作用，并且余甘子提取物无细胞毒性。因此，余甘子可以作为合成抗氧化剂替代品运用于食品的抗氧化，具有较大的发展前景。

青　果

【来源】青果，又称橄榄，为橄榄科植物橄榄 *Canarium album* Raeusch. 的干燥成熟果实。

【性味归经】甘、酸，平。归肺、胃经。

【功效】清热解毒，利咽，生津。

【主治】

1. 咽痛咳嗽。本品味甘酸以化阴，有清热解毒，生津利咽，略兼化痰之功。治风热或热毒之咽喉肿痛，常与硼砂、冰片、青黛等同用；治咽干口燥、烦渴音哑、咳嗽痰黏，可单用鲜品煎膏服用，亦可与金银花、桔梗、芦根等同用。

2. 鱼蟹中毒。本品味甘，能解鱼蟹毒。如《随息居饮食谱》中单用鲜品榨汁或煎浓汤饮用，用于进食河豚中毒。

3. 饮酒过度。本品有一定醒酒作用，《本草汇言》单用青果十枚，煎汤饮服，用于饮酒过度。

【食疗应用】

1. 青果酸梅汤。青果 60g，酸梅 10g。稍捣烂，煎水后去渣加白糖适量调味饮用。本品可清热生津、利咽开音、解酒毒，可用于咽痒咽痛、咳嗽痰稠、饮酒过度等。

2. 葱苏叶橄榄汤。生橄榄 60g，葱头 15g，生姜 10g，紫苏叶 10g。水煎去渣，加少许食盐调味饮用。本品具有解表散寒、健胃和中之功。本品适用于风寒感冒，发热头痛，鼻流清涕，咽痒咽痛。

3. 咸青果芦根茶。咸青果 2 枚，芦根 30g。将上药加水煎煮后去渣取汁。本品清肺胃热，利咽止咳，可用于治疗肺热咳喘、咽痛及胃热牙痛、消渴诸症。

4. 橄榄萝卜茶。橄榄 250g，萝卜 500g。先将橄榄和萝卜洗净，将萝卜切成小块，然后将橄榄与萝卜块一起加水煎煮，去渣取汁，每日 1 剂，代茶饮用。本品清肺利咽，可用于咽痛咽痒、预防感冒。

5. 青果膏。鲜青果 5kg，胖大海 120g，锦灯笼 60g，山豆根 30g，天花粉 120g，麦冬 120g，诃子肉 120g。上药切碎，水煎 3 次，分次过滤后去渣，滤液合并，用文火熬煎浓缩至膏状，以不渗纸为度，每次服 9 ~ 15g，每日 2 次。本品清肺化痰、养阴生津、利咽开音，可用于肺热或阴虚之咽痛咽干、失音、声哑诸症。

6. 青果梨羹。青果 250g，梨块 300g，白糖、水豆粉各适量。梨切片，青果洗净切片；净锅内放清水，白糖烧沸，入梨片、青果片、水豆粉，收汁成羹汤。此羹有生津止渴、润燥化痰、清热解毒之效。

7. 青果玉竹百合汤。青果 230g，干百合 15g，玉竹 9g，白糖适量。将青果洗净切片，净锅内放清水、干百合、玉竹，炖至熟烂，拣去玉竹，加入白糖、青果片，烧沸。此汤能清热解毒、生津止渴、滋阴润肺、利咽止咳。

【现代研究】青果的化学成分主要有挥发油、多酚类、三萜类、氨基酸、鞣质等。本品能兴奋唾液腺，使唾液分泌增加，并具有较好的肝保护作用。

【产品开发】青果富含多种矿物质及维生素，尤其是钙质和维生素 C。目前，青果果实主要用于榨取橄榄油。研究表明，橄榄油中的单不饱和脂肪酸含量高，脂肪酸组成比率与人乳非常相似，因此特别容易被人体吸收。此外，青果中还含有角鲨烯、橄榄多酚等多种对人体有益处的成分，具有预防心血管疾病、延缓衰老等作用。

1. 青果核仁油类产品。橄榄油含大量油酸和少量不饱和脂肪酸，可以激化胰酶的活力，增强胃蠕动，增加消化能力，增进胆、胃、脾、肝等功能，预防胆结石，减少胆囊炎的发生；且青果中胆固醇含量非常低，不易在人体血管中产生沉积。因此食用橄榄油可以防止动脉硬化，预防心血管疾病。

2. 青果饮料类产品。目前，人们对橄榄油的主要使用方式是烹饪做饭时的配料油，使用方式很局限。根据这种现状，利用乳化均质技术添加复合乳化剂、复合稳定剂让橄榄油与果汁和水混合，以改变橄榄油的物理性状，制作出具有果汁口感且不油腻的橄榄油口服液。青果中单宁含量高，初入口时具有明显的酸涩味，且加工不当会造成维生素 C 流失，以新鲜青果为原料，采用分段发酵法进行醋酸发酵，可酿制酸甜可口的青果原果醋。以青果和余甘果为原料可得到风味独特、营养丰富的新型青果余甘复合果醋。

3. 青果酒类产品。青果果渣含有果渣油、蛋白质、膳食纤维、多酚等成分，具有丰富的营养价值。将榨油后的果渣与葡萄蒸馏酒进行均匀复配，可得到橄榄汁配制酒。不仅能提高橄榄酒的色、香、味等感官质量，而且能充分保留橄榄汁的保健功能。

鱼腥草

【来源】鱼腥草，为三白草科植物蕺菜 *Houttuynia cordata* Thunb. 的新鲜全草或干燥地上部分。

【性味归经】辛，微寒。归肺经。

【功效】清热解毒，消痈排脓，利尿通淋。

【主治】

1. 肺痈吐脓、痰热喘咳。本品寒能泄降，辛以散结，主归肺经，以清解肺热见长，又具消痈排脓之效，为肺痈要药。治肺痈胸痛、咳吐脓血，常与桔梗、芦根、瓜蒌等同用；治痰热咳喘，痰黄气急，常配伍黄芩、浙贝母、知母等药。

2. 热毒疮疡。本品辛寒，能清热解毒、消痈排脓。常用于疮痈肿毒，鲜品捣敷单用，或与野菊花、蒲公英、金银花等同用。

3. 热淋、泻痢。本品善清膀胱湿热，既能利水通淋，又能清热止痢。治热淋涩痛，常与车前草、白茅根、海金沙等同用；治湿热泻痢，可与黄连、黄芩、苦参等配伍。

【使用注意】虚寒证及阴性疮疡忌服。

【食疗应用】

1. 凉拌鱼腥草。鲜鱼腥草250g，洗净切成段，用盐水泡5分钟，沥干加味精、精盐、花椒粉、辣椒油、白糖等拌匀即成。此膳清热解毒、利尿通淋，可用于咽痛咳嗽、热淋涩痛、痢疾泄泻诸症。

2. 鱼腥草母鸡汤。鲜鱼腥草200g，嫩母鸡1只。杀鸡后去毛爪及内脏，洗净，焯水，全鸡放入汤盆，加适量精盐、姜、胡椒粉和水，上笼蒸熟，再入洗净切段的鱼腥草、味精，略蒸即可。此膳清热解毒、温中益气，可作为虚劳瘦弱有热患者的辅助食疗菜肴。

3. 鱼腥草猪肺膳。鲜鱼腥草100g，猪肺250g。猪肺切块，洗净血水，鱼腥草洗净切段。锅加猪油烧热，放猪肺煸炒至干，烹入料酒、酱油煸炒几下，加葱、姜、精盐，炖至猪肺熟透，投入鱼腥草稍炖入味，点入味精即可。此膳清热解毒、滋阴润肺，尤宜于肺热咳嗽，可用于支气管炎、肺炎患者。

4. 鱼腥草雪梨汤。鲜鱼腥草200g，雪梨250g。鱼腥草洗净切小段，加水烧沸改小火煮20分钟，去渣留汤，放入去核切块的雪梨及少许冰糖，用小火煮至梨软烂即成。此膳清热解毒、宣肺散结、止咳化痰，尤宜于肺热咳嗽、咳吐脓痰、胸闷气喘等症。

5. 鱼腥草拌莴笋。鲜鱼腥草100g，莴笋500g。鱼腥草洗净，开水焯透后加盐腌渍；莴笋去皮叶，洗净切成3～4cm细丝，用少许盐略腌沥水。将两者混合，再加适量酱油、白砂糖、味精、芝麻油拌匀即可。此膳具有一定的清热解毒、利尿通淋、润肠通便作用。

【现代研究】鱼腥草的化学成分主要有挥发油、黄酮类、生物碱、酚类化合物、有机酸、蛋白质、氨基酸等。具有抗菌、抗病毒、增强免疫力、利尿、抗炎镇痛、止血、镇咳、促进组织再生和伤口愈合等作用。

【产品开发】鱼腥草作为一种药食两用植物，其营养丰富，且具有抑菌、抗病毒、提高机体免疫力等功效，被称为植物抗生素。虽然鱼腥草是一种保健食材，但是因为其有特异的腥气，喜食的人不多，只有我国西南地区的云南、贵州、四川等地居民喜欢食用，但是吃法单一，一般是凉拌或者做菜肴配料。

1. 鱼腥草膏方。鱼腥草能够清热解毒、消痈排脓。目前开发的鱼腥草产品有薏仁栀英膏、蒲英芦草膏、薏仁栀子膏等。薏仁栀英膏能够清热利湿、利尿通淋，组成为薏苡仁、栀子、蒲公英、金银花、鱼腥草、淡竹叶、赤小豆，主要用于治疗膀胱湿热；蒲英芦草膏能够清热解毒、消散疔疮，组成为金银花、蒲公英、鲜芦根、栀子、鱼腥草，主要用于治疗湿疹或疔疮；薏仁栀子膏能够清热解毒、利水渗湿，组成为薏苡仁、栀子、金银花、鲜芦根、马齿苋、蒲公英、鱼腥草、甘草，主要用于热毒内蕴之痈肿疮疖、湿热下注之带下腥臭等。

2. 鱼腥草茶饮。鱼腥草可单用泡茶。鱼腥草与金银花、山楂、栀子等同用制成银花山楂固体饮料，能够清热解毒、化斑祛痘；鱼腥草与百合、罗汉果、蒲公英等同用制成百合罗汉果固体饮料，能够清热解毒、宣肺平喘。

3. 鱼腥草其他类产品。鱼腥草除了用作蔬菜和制成饮品外，还被开发出一系列休闲食品，广受大众喜爱。其中有鱼腥草风味的牛肉干、油炸休闲食品及鱼腥草酱料等方便食品，通过冻干等工艺保持了鱼腥草风味，同时可以改善鱼腥草褐变、软化、老化等问题。

栀　　子

【来源】栀子，为茜草科植物栀子 *Gardenia jasminoides* Ellis. 的干燥成熟果实。

【性味归经】苦，寒。归心、肺、三焦经。

【功效】泻火除烦，清热利湿，凉血解毒；外用消肿止痛。

【主治】

1. 热病烦闷。本品味苦性寒清降，能清泻三焦火邪，泻心火而除烦。热病心烦不宁，常配伍淡豆豉，如栀子豉汤；三焦俱热之高热烦躁、神昏谵语者，常与黄芩、黄连、黄柏同用，如黄连解毒汤。

2. 湿热黄疸。本品苦燥，善清利下焦肝胆湿热。肝胆湿热之黄疸，常配伍茵陈、大黄，如茵陈蒿汤。

3. 热淋涩痛。本品能清下焦湿热，清热凉血，利尿通淋，治血淋及热淋涩痛，常与滑石、车前子、木通等配伍，以清下焦湿热，清热凉血，利尿通淋。

4. 血热吐衄。本品性寒，入血分，能清热凉血以止血。治血热妄行之吐血、衄血者，配伍白茅根、大黄等，如十灰散；治三焦热盛之吐血、衄血者，常与黄芩、黄连、黄柏等同用，如黄连解毒汤。

5. 目赤肿痛。本品能清肝胆火以明目，治肝胆火热上攻之目赤肿痛，常与龙胆草、夏枯草等配伍。

6. 热毒疮疡。本品能清热解毒，治热毒疮疡，可与金银花、连翘、蒲公英等同用。

7. 扭挫伤痛。本品外用消肿止痛，扭挫伤痛，可用生栀子粉与黄酒调成糊状，外敷患处。

【使用注意】本品苦寒伤胃，脾虚便溏者慎用。

【食疗应用】

1. 香附栀子粥。香附6g，栀子10g，粳米100g。先将香附、栀子加水煎煮，去渣取汁，用药汁与粳米一起煮粥，早晚分食。本品可疏肝理气，清热泻火，用于烦躁易怒、口舌生疮、乳房胀痛、月经不调者。

2. 栀子厚朴汤。栀子9g，炙厚朴12g，枳实9g。水煎去渣，分二服，温进一服。本品可除烦、消胀满，适合心烦而腹满，卧起不安者服用。

3. 栀子豉汤。栀子9g，香豉4g。以水400mL，先煮栀子，得250mL，放香豉继续煮取至150mL，去渣即可。方中栀子味苦性寒，泄热除烦；香豉体轻气寒，升散调中。二药相合，升降相宜，有清热除烦之功，适合胸胁胀满、心烦易怒者服用。

4. 栀子仁莲子粥。栀子仁5g，莲子10g，粳米50g，白糖适量。栀子仁5g碾成细末；先将莲子、粳米加水熬煮成粥，粥快成时，调入栀子末稍煮即可，加白糖调服。本品清热利湿、清心除烦、和胃生津，可用于心烦易怒、失眠、湿热带下诸症。

5. 莲心栀子甘草茶。莲子心1g，栀子3g，甘草2g，加入沸水浸泡5分钟后服用。本品可清心泻火、安神，适合口舌生疮、口干口苦、失眠心烦患者饮用。

6. 连柏栀子酒。黄柏90g，黄连15g，栀子30g，米酒800g。将上述三味药碾成粉末，置锅中加米酒煮沸，过滤，装瓶酌情服用。本品可清热解毒、凉血止血、除烦安神，可用于口舌生疮、牙龈肿痛、齿衄、心烦失眠等症。

【现代研究】栀子主要含栀子苷、羟异栀子苷、栀子素、西红花素、西红花酸、栀子花甲酸、栀子花乙酸、绿原酸；还含挥发油、多糖、胆碱及多种微量元素。栀子具有抗病毒、保肝利胆、促进胰腺分泌、保护胃黏膜、解热镇痛、抗炎、镇静催眠、降血压等作用。

【产品开发】

1. 栀子果油。栀子果油含有丰富的亚油酸，含量为42%～90%，营养价值高。其中植物甾醇的含量较其他食用油多，因此栀子果油具有很大的开发利用价值。

2. 栀子色素。栀子色素主要为西红花素类成分，是优良的天然食用色素，其着色自然新鲜，尤其对蛋白和淀粉染色性好，且无异味。栀子黄色素具有较好的水溶性，应用于面类制品时，可同时提高面制品的营养价值和功能特性。

3. 栀子固体饮料。栀子有泻火除烦、清热利湿、凉血解毒之效。栀子与枸杞子、菊花、决明子等同用制成杞菊明苏固体饮料，能够滋阴明目、增视抗疲。栀子与桃仁、芡实、蒲公英等同用制成桃实栀英固体饮料，能够健脾益肾、利尿消肿、活血化瘀。栀子与荷叶、桃仁、桑叶等同用制成桑荷栀桃固体饮料，具有减肥之效。栀子与红茶、薏苡仁、藿香等同用制成薏香栀红调味茶，能够清热祛湿、健脾和胃。栀子与金银花、山楂、鱼腥草等同用制成银花山楂固体饮料，能够清热解毒、化斑祛痘。以栀子果为原料加工成饮料，不仅赋予饮料特殊的栀子风味，同时还具有抗氧化、降压降血脂等功效。

4. 栀子膏方。基于栀子及其配伍的膏方有香橼佛手膏、双花栀苓膏、薏仁栀英膏等。香橼佛手膏能够疏肝解郁、调畅情志，组成为香橼、佛手、栀子、橘皮、决明子、茯苓、百合、甘草，主要用于肝气郁结者。双花栀苓膏能够化湿除热、清肝利胆，组成为金银花、栀子、茯苓、赤小豆、薏苡仁、菊花、决明子，主要用于肝胆湿热者。薏仁栀英膏能够清热利湿、利尿通淋，组成为薏苡仁、栀子、蒲公英、金银花、鱼腥草、淡竹叶、赤小豆，主要用于膀胱湿热者。

5. 栀子其他产品。以栀子果为原料的其他产品，如栀子果茶和栀子酒等，也广泛受到人们的关注。以植物复配方法，通过添加植物香料、茶叶和植物矫味剂改善了栀子性寒味苦的特点，具有降低餐后血糖的功效，可以作为糖尿病者的辅助食品；将甘草、栀子和茶叶按比例混合，具有安神明目、醒酒、祛痰止咳等多重功效；将栀子与枸杞子、桂圆、大枣、蜂蜜混合，再采用白酒浸泡处理，制备的保健酒酒体醇厚、口感和谐、丰满、细腻，同时还具有抗炎镇痛、抗氧化、降血压等作用。

淡竹叶

【**来源**】淡竹叶，为禾本科植物淡竹叶 *Lophatherum gracile* Brongn. 的干燥茎叶。

【**性味归经**】甘、淡，寒。归心、胃、小肠经。

【**功效**】清热泻火，除烦止渴，利尿通淋。

【**主治**】

1. 热病烦渴。本品甘寒，可清心除烦，清胃止渴。热病烦渴，常配伍石膏、知母、芦根等药。

2. 口舌生疮、热淋涩痛。本品能清心降火，利尿通淋。用治心火上炎之口舌生疮，或心火下移小肠之小便短赤涩痛，常与木通、生地黄等同用。

【**使用注意**】阴虚火旺、骨蒸潮热者不宜使用。

【**食疗应用**】

1. 竹叶石膏汤。淡竹叶 6g，石膏 5g，半夏 9g，麦冬 20g，人参 6g，炙甘草 6g，粳米 10g。诸上药材水煎煮，去渣留汁，加入粳米煮熟，汤成去米。本品可清热生津、除烦安神、益气和胃，用于外感病、暑病之后，余热未清，气津两伤之身热多汗，心胸烦闷，气逆欲呕，口干喜饮，虚烦不寐诸症。

2. 淡竹叶粥。淡竹叶 30g，粳米 50g，适量冰糖。将淡竹叶洗净加清水煎煮，取出药汁纳入粳米煎煮，粥欲成时加入冰糖调味。本粥能清热除烦、清心利尿、益胃生津，用于心烦口舌生疮、小便淋漓涩痛诸症。

3.淡竹叶酒。淡竹叶 30g，白酒 500g。将淡竹叶洗净切碎布包，泡入白酒中密封保存，三日后取出饮用。本品可利湿、通利关节，适合风湿痹证患者饮用。

4.淡竹叶豆腐汤。淡竹叶 15g，豆腐 150g，白糖或食盐适量。豆腐切块，与淡竹叶一起加水煎煮，大火烧开后转小火煮半小时，加入糖或盐调味即可。本品有利尿通淋、清心除烦之功。

【现代研究】淡竹叶主要含三萜类化合物，如芦竹素、白茅素等，以及 β-谷甾醇、豆甾醇、菜油甾醇、蒲公英甾醇等甾类物质。本品具有利尿、解热、抗菌、升血糖、抗肿瘤等作用。

【产品开发】淡竹叶的药用价值，早在《本草纲目》已有记载。淡竹叶具有镇静、解热、止咳和止血的功效。《中国医学大辞典》《金匮要略》《本草求真》《备急千金要方》《中国药膳》等中医学典籍中介绍竹子全身各部位皆可入药，如竹叶、竹茹、竹笋等。其功能凉心缓脾、清痰止咳、散郁祛风、止呕降烦、调精益气等，以其所处之药方不下百种。

1.淡竹叶膏方。基于淡竹叶及其配伍组方的膏方有昆玉芷酸膏、赤马银花膏、枣仁龙归膏等。昆玉芷酸膏能够治疗痛风发作，其组成为玉米须、炒酸枣仁、白芷、昆布、赤小豆、鲜白茅根、薏苡仁、金银花、栀子、桃仁、荷叶、山楂、佛手、淡竹叶。赤马银花膏能够清热化湿、疏风通络、宣痹止痛，其组成为赤小豆、金银花、马齿苋、薏苡仁、葛根、芦根、茯苓、蒲公英、桑叶、丹凤牡丹花、橘皮、栀子、桃仁、淡竹叶、甘草，用于治疗关节或肌肉局部红肿、灼热疼痛、不得屈伸等症。枣仁龙归膏能够养心安神助眠，其组成为酸枣仁、茯苓、百合、紫苏、栀子、龙眼肉、蛹虫草、小麦、淡竹叶、当归，主要用于痛经、月经量少、气血亏虚等。

2.淡竹叶酒。将淡竹叶煎汁，同曲、米适量如常法酿酒，制成营养丰富、能促进食欲、清心利尿的保健酒。

3.淡竹叶茶饮。我国南方以淡竹叶代茶冲水喝，具有清热去火、止渴、利尿的功效，可用于治疗肺炎、支气管炎、糖尿病等。淡竹叶与薏苡仁、红豆、白扁豆等同用制成薏香山苓固体饮料，能够健脾益气、利水渗湿。

4.淡竹叶防腐类产品。以新鲜淡竹叶为原料制成的防腐剂，对细菌、霉菌和酵母菌均具有强烈的抑制作用，可作为食品杀菌剂。

5.淡竹叶其他产品。湖南将淡竹汁浸入大米中，再经干燥，开发了竹香米。其产品色泽好看，口感清香，且有的加入其他中草药、维生素，使竹香米更富营养性。长期食用竹香米有助于身体健康，延年益寿。淡竹叶主要含有简单芳香醛类及其含氧衍生物，具有特有的清香味，在香水、除臭剂和空气清新剂等产品领域被广泛应用。

菊 苣

【来源】菊苣，为菊科植物毛菊苣 *Cichorium glandulosum* Boiss.et Huet. 或菊苣 *Cichorium intybus* L. 的干燥地上部分或根，是维吾尔族习用药材。

【性味归经】微苦、咸，凉。归肝、胆、胃经。

【功效】清肝利胆，健胃消食，利尿消肿。

【主治】

1. 湿热黄疸。治疗湿热黄疸可与茵陈、栀子等同用。

2. 胃痛食少。其口感脆嫩，味道微苦带甜，既可开胃，又可解荤腻。治疗胃痛、食欲不振，可与陈皮、香附等同用。

3. 水肿尿少。治疗水肿，可配伍茯苓、泽泻等。

【食疗应用】

1. 菊苣栀子茶。菊苣 15g，栀子 10g，葛根 10g，桑叶 8g，百合 10g。诸药洗净后加水煎煮，取汁代茶饮。《备急千金要方》记载其有祛风胜湿、活血通经、解诸毒而治诸痹之功。现代认为本品亦有清肝明目、利尿消肿、养心润肺之功，还可以降低血尿酸。可用于肝火热盛或肝阳上亢之头晕目赤、心烦易怒、小便涩痛诸症，亦可用于风湿痹痛、痛风、高血压患者。

2. 凉拌菊苣。菊苣叶片 10 片，酱油、糖、葱、姜、蒜、香油适量。菊苣叶片洗净，切段，加水煮熟后，捞出置盘中拌调味料即可。本品可清热解毒，利尿消肿。

【现代研究】菊苣含有菊糖、绿原酸、菊苣酸、粗蛋白、脂肪、纤维等成分。本品具有抗菌、兴奋中枢神经、调节肠胃功能、抗肿瘤、降血脂、降胆固醇等作用。

【产品开发】菊苣是菊科菊苣属多年生草本植物，可药食两用，具有清热解毒、利尿消肿、健胃等功效，是维吾尔族和蒙古族常用药材。在我国的北京、黑龙江、辽宁、山西等省市分布广泛。菊苣富含多糖、苷类、鞣质、萜类等多种生物活性物质，其中菊苣多糖具有多种药理作用，如降血脂、抗肿瘤、延缓衰老、抗疲劳、促进钙和磷吸收等。

1. 菊苣香料类产品。菊苣的肉质根含有咖啡酸和奎宁酸所形成的苷（绿原酸和苦味质），古埃及人已经知道这种带有苦味物质的根，经焙烤后用在类似咖啡的苦味饮料中，作咖啡的代用品。菊苣根经过焙炒可以产生特殊的风味，增加咖啡的溶解质量，缓和咖啡的刺激作用，同时提高咖啡品质，还可减少木本咖啡豆的使用量，降低成本。此外，菊苣浸膏可用于卷烟料液和香精中，能与烟香谐调，缓和辛辣刺激，燃吸时可产生香味物质，在混合型卷烟中使用效果更佳。

2. 菊苣添加剂类产品。来源于菊苣的菊粉，又称菊糖，为低聚合度的果糖多糖，是自然界中天然存在的可溶性膳食纤维之一，具有增加肠道微生物数量、促进钙吸收、控制三酰甘油的代谢、降低结肠中癌症前期损伤等益处。同时，也被广泛用于食品（低热量饮料、低脂或非脂涂抹食品、酸乳、冰淇淋、巧克力等）、医药及化工等领域。

3. 菊苣饮料类产品。2015 年 12 月欧盟发布法规（EU）2015/2314，批准菊苣菊粉有助维持正常肠道功能的健康声称。试验组人员饮用该口服液进行跑步运动后，血清中尿素氮和乳酸含量平均值均显著低于对照组，表明菊苣红枣口服液有助于改善运动后机体疲劳状态。

蒲公英

【来源】蒲公英，又名黄花地丁、婆婆丁等，为菊科植物蒲公英 *Taraxacum mongolicum* Hand.–Mazz.、碱地蒲公英 *Taraxacum borealisinense* Kitag. 或同属数种植物的干燥全草。

【性味归经】苦、甘，寒。归肝、胃经。

【功效】清热解毒，消肿散结，利湿通淋。

【主治】

1. 痈肿疔疮。本品苦寒，善清热解毒，消痈散结，主治内外热毒疮痈诸证，兼能通乳，为乳痈要药。治乳痈肿痛，单用浓煎服；或以鲜品捣汁内服、药渣外敷；或与全瓜蒌、金银花等散结、解毒药同用。痈肿疔疮，配伍金银花、紫花地丁等，如五味消毒饮。肠痈腹痛，常与大黄、牡丹皮、桃仁等同用。肺痈吐脓，常与鱼腥草、冬瓜仁、芦根等同用。治疗瘰疬，配伍夏枯草、连翘。咽喉肿痛，配伍板蓝根、玄参等。毒蛇咬伤，可用鲜品捣敷。

2. 湿热诸证。本品清利湿热，可利尿通淋，常用治湿热黄疸、热淋涩痛。治湿热黄疸，常与茵陈、栀子等同用。治热淋涩痛，常与白茅根、金钱草、车前子等同用。

3. 其他。本品还有清肝明目作用。肝火上炎之目赤肿痛，可单用取汁点眼，或浓煎内服。

【使用注意】用量过大可致缓泻。

【食疗应用】

1. 蒲公英拌韭菜。新鲜蒲公英 250g，韭菜 250g。将蒲公英和韭菜洗净、切段，水煮沸后下入，略煮后捞出，加入食盐、醋、纯姜粉、辣椒面等调味即可。本品清热解毒，可用于预防感冒。

2. 蒲公英炖猪肚。猪肚 1 个，蒲公英 100g。蒲公英煎煮出汁，取汁去渣，用其汁炖猪肚，使其烂熟，调味即可。蒲公英能够抑制幽门螺杆菌。猪肚味甘、性温、健脾胃、补虚损。本膳具有健脾和胃、清热解毒之功，适用于胃及十二指肠溃疡患者。

3. 清心药鸭。鸭半只，鲜蒲公英30g，郁金9g，夏枯草9g，盐、生姜、冰糖、麻油适量。将蒲公英、郁金香、夏枯草投入砂锅，加清水煮沸后用文火约煲30分钟，除去药渣，滤出药汁，待用；将鸭肉斩块，投入砂锅，同时倒入药汁，放入生姜，用文火煮至肉熟烂，调味即可。本品清热利湿、解毒明目、清心安神，可用于热淋涩痛、目赤肿痛、头痛、咽喉痛等症。

4. 蒲公英瘦肉汤。蒲公英15g，瘦肉150g，绍兴酒、姜、葱、盐、红枣适量。把瘦肉洗净，切块；蒲公英洗净，红枣洗净去核；姜切片，葱切段。将瘦肉、蒲公英、姜、葱、绍兴酒、盐、红枣同放入炖锅内，加入上汤1000mL，武火烧沸，文火煲40分钟即成。每日一次，佐餐或单食均可。本品具有清热解毒、健脾和中之功，适用于易口舌生疮、牙龈肿痛等偏热体质人群。

【现代研究】蒲公英含有机酸类、挥发油类、黄酮类等成分。其具有较好的抗菌、抗炎、抗肿瘤、抗氧化、保肝利胆、降糖和增强免疫力等多种生物活性。

【产品开发】蒲公英所含营养成分丰富，是一种安全、绿色、纯天然的营养保健食物。长期以来，蒲公英作为时令野菜被人们食用，其嫩叶可以凉拌，通常作为沙拉单独食用，开胃助消化，也可以与其他食材一起烹饪食用，如蒲公英炒肉丝；还可以调成馅料，做成包子、饺子或馅饼，风味独特。随着人们对蒲公英保健作用的认识逐渐深入，蒲公英有效成分的提取及保健食品的开发越来越多，蒲公英或其提取物常被用于各种饮料、乳制品、糖果、烘焙食品等的生产加工中。

1. 蒲公英茶。将蒲公英根茎、叶子或整根经干制等工序，制成蒲公英茶，因其含有丰富的维生素、矿物质及保健成分，有保护肝脏、降低胆固醇、利尿消肿、助消化、促母乳等作用，受到大众欢迎。蒲公英制品在市场上除了作为中草药，销量最大的即蒲公英茶。蒲公英茶常见的有叶茶和根茶，蒲公英叶茶具有较好的杀菌消炎和解毒作用，可以缓解口腔及身体炎症；蒲公英根茶，在药理作用上对肝脏的保护性更好，与叶茶相比，口感更为浓厚甘甜、耐冲泡。除了单体茶类，还有一些以蒲公英为原料复合而成的混合茶类，如蒲公英古丁茉莉花茶、蒲公英菊花茶、古方散结茶等也有较好的市场潜力。

2. 蒲公英保健饮料。蒲公英饮料常见的有固体饮料及液体饮料2类，固体饮料因其清热解毒功效明显，市场化程度相对更好。以蒲公英为主要原料，辅以木糖醇、低聚异麦芽糖、麦芽糊精、蜂蜜，通过冷冻真空干燥方式开发出蒲公英固体饮料，产品风味独特。目前开发的产品除了蒲公英单体为主制作的固体饮料，还有复配固体饮料，如蒲公英金槐固体饮料、蒲公英姜黄固体饮料、蒲公英枸杞固体饮料、蒲公英菊花固体饮料、蒲公英金银花固体饮料等。以蒲公英叶、人参茎叶为原料研制的蒲公英人参复合保健饮料，动物试验结果表明该产品具有明显的抗疲劳效果。以蒲公英、枸杞、红枣为原料，开发蒲公英枸杞红枣复合保健饮料，产品酸甜适度、风味独特。另外，蒲公英山楂、蒲公英花生、蒲公英菊花等复合饮料也有相关产品的研究开发。

3. 蒲公英面点。蒲公英面点制品的探索应用较多，包含面条、饼干、面包、馒头等。肖金林等以面粉、蒲公英、生地黄、燕麦粉、大豆粉、玉米粉为原料开发出一种保健面条，具有降血糖和治糖尿病的功效。刘华等以蒲公英、小米和大豆等为原料，开发出一种功能型蒲公英杂粮饼干，产品活性成分显著，风味独特。王艳萍等将蒲公英粉添加到面粉中经发酵改良生产出蒲公英营养面包，丰富了面包的特色品种。张令文等采用一次发酵法工艺，将蒲公英浸提液代替水生产出蒲公英馒头，提高了馒头的营养价值。市场上已有蒲公英面条、蒲公英饼干、蒲公英面包、蒲公英窝头、蒲公英青蔬糕等系列蒲公英面点制品，但因该类产品具有一定苦味，且批次间差异显著，使得该类产品市场规模不大。

4. 蒲公英乳制品。对蒲公英乳制品方面的应用研究多集中于酸奶制品。动物试验发现，蒲公英酸奶具有明显的降低血糖、血脂作用。将蒲公英、甘草植物提取液加入经巴氏杀菌的牛乳中，开发出一种凝固型蒲公英甘草酸奶，产品风味独特，具有较高营养价值。赵建英等以牛乳、蒲公英汁、柚子汁为主要原料对蒲公英柚子酸奶配方及工艺进行研究，丰富酸奶的品种。

5. 蒲公英食品保鲜剂。蒲公英因其黄酮类、酚酸类等成分的存在，具有良好的抑菌、抗氧化等作用，使得蒲公英提取物能够作为保鲜剂应用于食品保鲜中。林叶等利用蒲公英浸提液对水蜜桃常温贮藏保鲜效果进行研究，结果发现 5g/L 的蒲公英浸提液对于水蜜桃贮藏期间保持果实硬度、可溶性固形物含量，以及降低呼吸强度、腐烂率均有一定作用。王晓英等将蒲公英提取物和壳聚糖作为涂膜材料，用于冷鲜猪肉的保鲜研究，其以冷鲜肉感官、理化及微生物含量作为评价指标，研究发现经蒲公英总黄酮提取液与壳聚糖复配后处理的冷鲜猪肉保鲜期比对照组可多 8 天。另外，蒲公英提取液在冰鲜鹿肉、冷却牛肉、鸡蛋、鲜切莲藕、鲜切猕猴桃、黄瓜、葡萄等食品保鲜方面，也都有相关的试验研究并取得一定保鲜效果。

6. 蒲英芦草膏。组成为金银花、蒲公英、鲜芦根、栀子、鱼腥草。将上述饮片加重量 8 倍量饮用水煎煮 2 小时，滤过；药渣再加 6 倍量饮用水煎煮 1 小时，滤过；将药液低温浓缩成稠膏，加入辅料炼膏、包装。具有清热解毒、消散疔疮的功效，主治湿疹或疔疮。

7. 蒲公英足浴包（足浴粉）。组成为金银花、连翘、蒲公英、紫花地丁、白头翁、土荆皮、木槿皮、苦参、蛇床子、黄柏、樟脑、枯矾。适用于足部护理，加入约 1L 沸水，浸泡足浴包 3～5 分钟，加入温水，将水调至适宜水温（45℃左右），即可泡脚20～30 分钟。

8. 蒲公英其他产品。蒲公英在豆制品、肉制品、糖果等休闲食品方面也有一定应用。迟晓君等以蒲公英、黄豆、黑豆为主要原料开发出一种味道清香、色泽嫩绿、口感细腻的蒲公英小豆腐。韩玮钰等以猪肉、蒲公英为主要原料，将新鲜蒲公英加入猪肉中，以感官评分为评价基准，开发出一种营养丰富、口感清爽的蒲公英猪肉灌肠制品。此外，蒲公英糖果、蒲公英巧克力、蒲公英绿衣花生等产品也陆续被研发或已上市。蒲公英咖啡也是流行于美国的一种咖啡风味的饮品，因含有低聚果糖，对糖尿病患者也适用。

芦　根

【来源】芦根，为禾本科植物芦苇 *Phragmites communis* Trin. 的新鲜根茎。

【性味归经】甘，寒。归肺、胃经。

【功效】清热泻火，生津止渴，除烦，止呕，利尿。

【主治】

1. 热病烦渴。本品性味甘寒，清泻肺胃气分实热，又能生津止渴、除烦。治热病伤津，烦热口渴，常与麦冬、天花粉等同用；或以其鲜汁配麦冬汁、梨汁、荸荠汁、藕汁服，如五汁饮。

2. 肺热咳嗽、肺痈。本品入肺经，善于清泄肺热，祛痰排脓。治疗肺热咳嗽，配伍黄芩、浙贝母、瓜蒌等；风热咳嗽，常与桑叶、苦杏仁等同用，如桑菊饮。治疗肺痈咳吐脓痰腥臭，常与薏苡仁、冬瓜仁等同用，如苇茎汤。

3. 胃热呕哕。本品入胃经能清胃热而止呕逆，尤宜胃热呕哕，可配竹茹、生姜等。

4. 热淋涩痛。本品有清热利尿之功。治热淋涩痛，小便短赤，常与白茅根、车前子、木通等同用。

【使用注意】脾胃虚寒者慎用。

【食疗应用】

1. 芦根饮。鲜芦根煎水，加冰糖即可。本品可清肺胃热，生津止渴，适用于胃火热盛之口臭、消渴、呕逆，或肺热之咳嗽。

2. 芦根绿豆汤。芦根、绿豆各 60g，一起加水煎煮，加适量冰糖，去芦根、绿豆，直接喝汤。本品具有清热解毒、润肺生津之功效，适用于暑热烦渴、小便涩痛，可夏日解暑食用。

3. 芦根麦冬饮。鲜芦根 30g，麦冬 15g，加沸水冲泡，焖 10 分钟即可饮用。本品有清热生津、养阴润燥之功，可用于热病烦渴、肺燥干咳、咳血患者，或用于放疗后口干、食欲不振、大便不畅的肿瘤患者。

4. 芦根青皮粳米粥。新鲜芦根 100g，青皮 5g，粳米 100g，生姜 2 片。将鲜芦根洗净后，切细段，与青皮同放入锅内，加适量冷水浸泡 30 分钟后，武火煮沸，改文火煎 20 分钟；捞出药渣，加入洗净的粳米，煮至粳米开花，粥汤粘锅，端锅前 5 分钟放入生姜即可。本品清热生津、行气和胃，可用于胃热气滞之胃脘痛、口渴咽干、呕逆等症。

【现代研究】本品主要含酚酸类成分，如咖啡酸、龙胆酸；维生素类成分，如维生素 B_1、B_2、C 等；还含天冬酰胺及蛋白质、脂肪、多糖等。本品具有保护肝脏、降血糖、抑制肝纤维化、解热镇痛、镇静、抗氧化等作用。

【产品开发】芦根为药食同源的中药，民间常用其夏天防暑，秋天防燥。

1. 金芦蒲香膏。组成为金银花、鲜芦根、蒲公英、香薷、大枣、马齿苋、荷叶、甘草。具有清热解毒、利尿通淋之功效，用于热病烦渴，身热不爽，或疔疮肿毒，乳痈，瘰疬，目赤，咽痛，肺痈，肠痈，湿热黄疸，热淋涩痛。

2. 芦甘玉香膏。组成为鲜芦根、甘草、玉竹、香薷、山楂、葛根、余甘子、香橼。具有清热解暑、化湿和中之功效，用于治暑湿感冒，恶寒发热，头痛无汗，腹痛吐泻，水肿，或小便不利，肝胃气滞，胸胁胀痛，脘腹痞满，或热病烦渴，肺热咳嗽。

夏枯草

【来源】夏枯草，为唇形科植物夏枯草 *Prunella vulgaris* L. 的干燥果穗。

【性味归经】辛、苦，寒。归肝、胆经。

【功效】清肝泻火，明目，散结消肿。

【主治】

1. 目赤肿痛。本品苦寒降泄，主入肝经，善清泻肝火以明目。治肝火上炎之目赤肿痛，常与桑叶、菊花、决明子等同用；肝阴不足，目珠疼痛，可与生地黄、当归、白芍等配伍；肝火上攻、头痛眩晕者，可与钩藤、决明子等同用。

2. 瘿瘤瘰疬。本品辛以散结，苦以泄热，可清肝火散结。治瘿瘤，常与昆布、玄参等同用；瘰疬，可与海藻、浙贝母、玄参等配伍，如内消瘰疬丸。

3. 乳痈乳癖。乳癖、乳房胀痛，常与蒲公英、浙贝母、柴胡等同用；乳痈、疮疡，配金银花、重楼等药。

【使用注意】脾胃虚弱者慎用。

【食疗应用】

1. 凉拌夏枯草。将夏枯草鲜嫩茎叶洗净，放入沸水中稍焯即取出，根据个人口味添加调料拌匀即可食用。本品可清肝明目、解毒散结，用于目赤肿痛、疮痈诸症。

2. 夏枯草膏。水煎适量夏枯草 2 次，文火浓缩后，加入蜂蜜，煮沸冷却成膏，温开水冲饮。本品可清泻肝火、解毒散结，适用于疮痈瘰疬、瘿瘤乳癖，即乳腺结节、甲状腺结节患者。

3. 夏枯草粥。夏枯草 10g，粳米 50g，冰糖少许。将夏枯草洗净，放入砂锅中，沸后煮 15 分钟，过滤去渣、取汁；再把粳米洗净，连同药汁用小火继续煮至粥熟，加入适量冰糖调味即可。本品具有清肝泻火之功效，可用于肝火亢盛之目赤肿痛、口舌生疮、烦躁易怒，或用于肝阳上亢之高血压、酒精肝等。

4. 夏枯草茶。夏枯草 3g，金银花 3g，白菊花 2 朵。将上述 3 味药共放入杯中，以沸水冲泡加盖片刻，随量饮用。本茶可清肝明目、解毒消肿，可用于目赤肿痛、头晕目眩、疮痈疔疖诸症。

5. 夏枯草猪肉汤。夏枯草 8g，猪肉 50g。将上 2 味加水适量，煮至肉熟即可。本品具有清肝散结、和胃益气之功，适用于肝火亢盛人群。

【现代研究】夏枯草主要含迷迭香酸等有机酸，齐墩果酸、熊果酸等三萜类成分，芦丁、木犀草素等黄酮类；另含甾类、香豆素类、挥发油等。夏枯草具有降血压、抗凝血、抗病原微生物、抗肿瘤、抗炎、免疫抑制等作用。

【产品开发】

1. 夏枯草凉茶。王老吉、和其正等常见凉茶饮品中均有夏枯草成分。夏枯草清热泻火、清肝明目效果好，多用于凉茶饮品中。

2. 夏枯草植物保鲜剂。用 0.4g/L 猪屎豆、0.3g/L 丁香、1.5g/L 夏枯草制成的复合保鲜剂对百香果果皮进行涂抹，结果显示其能显著延迟百香果果皮皱缩约 3 天。

火麻仁

【来源】火麻仁，为桑科植物大麻 *Cannabis sativa* L. 的干燥成熟种子。

【性味归经】甘，平。归脾、胃、大肠经。

【功效】润肠通便。

【主治】

肠燥便秘证。本品甘平，质润多脂，能润肠通便，又可滋养补虚，尤宜于老人、产妇、体弱者等津血不足的肠燥便秘。治疗肠燥便秘，单用本品研碎，以米煮粥服即可取效；亦可配伍大黄、厚朴等，如麻子仁丸。

【食疗应用】

1. 火麻仁粥。火麻仁 50g，同米煮粥，用于各类大便秘结。

2. 麻仁果子糕。火麻仁 10g，芝麻 5g，栗子粉、玉米面各 50g，红糖适量。将火麻仁、芝麻打碎，与栗子粉、红糖加入玉米面中拌匀，以水和面蒸糕。本品具有益精血、润肠通便之功效，适用于肠燥津亏之老年便秘、产后便秘者。

3. 秘传三意酒。火麻仁、枸杞子各 10g，生地黄 10g，白酒适量。将诸药材切碎后蒸熟，加入白酒后密封 7 日，即可开瓶饮用。该酒可补肝肾、益精血、润肠通便，适用于肝肾精亏、肠燥便秘人群。

【现代研究】本品主要含脂肪油，油中主要有饱和脂肪酸、油酸、亚油酸及亚麻酸等；还含胡芦巴碱、异亮氨酸甜菜碱、大麻酰胺等。本品具有润滑肠道、降血压、降血脂等作用。

【产品开发】

1. 火麻油。火麻仁油脂含量较高，可通过压榨方式制作成植物油——火麻油。火麻油与花生油、玉米油、豆油及山茶油等植物油相比较，具有以下特点：ω-6 族亚油酸与 ω-3 族 α-亚麻酸比例约为 3∶1，与人体正常代谢所需比例一致，是一种营养平衡性的油脂；火麻油还具有其他植物油不具有的特性——水溶性；火麻油中的不饱和脂肪酸含量高于所有的植物油；火麻油含有大量延缓衰老的维生素 E 及硒、锌、锰、锗等微量元素，还含有被誉为"植物脑黄金"的 α-亚麻酸。研究表明，火麻油具有延缓动脉硬化、预防心脑血管疾病、防癌、润燥滑肠、养心健脑、降血脂、降血压和血糖、抗菌消炎、保护视力等多种功效。因此，火麻油被人们称为"长寿油"。

2. 火麻蛋白饮料。火麻蛋白饮料是以火麻仁为原料，经过选料、除杂、浸泡、磨浆、调配、杀菌等工序制成，蛋白质含量不低于 0.5% 的制品，根据其 pH 不同，可分为中性饮料和酸性饮料两大类。目前，国外关于火麻蛋白饮料的生产技术已经十分成熟，系列产品已经成熟面世，其中中性火麻乳有 Dank 公司的火麻能量饮、Hemp milk 原味火麻乳，以及 Swiss 公司推出的火麻冰镇茶饮料等；酸性火麻乳饮料有火麻葡萄乳、火麻草莓乳及火麻蓝莓乳等。研究者以火麻仁为原料，研究了火麻乳饮料的浸泡工艺和磨浆工艺，试验表明烘烤温度 70℃、烘烤时间 10 分钟、浸泡温度 30℃、浸泡时间 1.5 小时、磨浆时火麻与水的质量比为 1:1、采用 70℃ 的热水磨浆 6 分钟、pH 值 7.5，在此条件下，制得的产品品质较好，产品中蛋白质取得率可达 78%。研究者按照脱脂火麻仁原浆 15%、脱脂奶粉 30%、蔗糖 10%、柠檬酸 2% 的配方制备火麻仁蛋白乳饮料，制得的饮料酸甜可口、质地均匀、口感细腻，具有特有的火麻清香和奶香。研究者以火麻仁为主料、黑芝麻和蔗糖等为辅料开发火麻保健饮料，在火麻原浆添加量 30mL、黑芝麻原浆添加量 5mL、蔗糖添加量 10%、柠檬酸添加量 0.1% 条件下研制的火麻保健饮料风味独特，口感细腻、爽滑。

3. 火麻奶制品。以火麻仁为原料开发火麻奶制品，不仅可以丰富火麻产品的种类，提高火麻的深加工水平，增加火麻的附加值，还可以满足消费者对火麻仁产品多元化的需求。目前火麻奶制品的加工产品主要有火麻奶、凝固型火麻酸奶等产品。研究者发现火麻仁经过超微粉碎后，在采用添加 30% 火麻浆、70% 牛奶、2.7% 白砂糖、0.14% 乳化稳定剂、18～20MPa 均质条件下开发的火麻奶具有清香味且无苦味。研究者以火麻仁和纯牛乳为主要原料，白糖为辅料，新鲜酸奶为发酵菌种，研制凝固型火麻酸奶的配方，发现最佳发酵条件为火麻原浆添加量 10%、白糖添加量 8%、接种量 17%、发酵时间 6 小时，在此条件下制得的酸奶品质最佳。有人研究火麻仁油的安全性及其在酸奶中的应用，采用高压微射流均质技术和益生菌发酵制备火麻仁油酸奶，发现含 1.5% 火麻仁油和 1.5% 乳脂肪的益生菌酸奶品质最好，抗氧化活性最强。

4. 火麻酒。随着现代人们生活节奏的加快和精神压力的变大，酒类已成为人们释放压力的一种发泄方式。由于经济水平提高，具有保健功能、无添加的食品，已成为现代人对于食品的新要求。火麻仁作为药食同源的一种食材，开发以其为原料经浸泡或者发酵而成的保健酒显然可以满足消费者的需求。研究者以大米发酵得到的米酒为酒基，粉碎并炒香的火麻仁添加其中制作火麻仁酒。试验采用响应面分析法优化火麻仁酒的最佳酿造工艺，结果表明在火麻仁添加量为 32%、浸泡时间为 5.5 天、浸泡温度为 23℃ 条件下制得的火麻仁酒色泽亮黄、口感良好、风味独特，火麻仁甜味与米酒甜味协调适中。研究火麻保健白酒的酿造方法，首先将火麻仁除杂脱壳，低温烘干后粉碎，再进行挤压膨化、碾磨，之后在其中添加 2 ～ 4 倍的纯净水浸泡 1.5 天，然后再添加 0.2 ～ 0.5g/L 的干酵母发酵 3 ～ 5 天，过滤后即得成品。此火麻保健白酒发酵过程中没有高温环节，同时不添加任何化学试剂及酶制剂，因此可以很好地保留火麻仁中原有的营养物质。

5. 火麻豆制品。众所周知，大豆中营养素全面且含量丰富，将大豆与火麻仁作为原料开发食品，营养价值加倍。目前，有学者利用火麻仁和大豆开发了火麻仁豆腐、火麻仁豆腐竹等产品。何庆祥首先将脱壳及浸泡的大豆和脱壳的火麻仁磨成细料，分别将其装入包袱加温水搅拌挤浆，然后按照大豆与火麻仁质量比 75 ～ 90/10 ～ 25 的比例混合煮熟，之后倒入陶缸中，加入凝固剂——石屏酸水点成水豆腐，再将水豆腐加入模具，挤出部分水分并撒上适量的食盐即得脱壳火麻仁豆腐。何庆祥又研究了火麻仁豆腐竹的生产方法，首先采用质量比 65 ～ 90/10 ～ 35 的脱壳大豆与脱壳火麻仁按照火麻仁豆腐的做法挤浆、混合，然后将混合生浆送至不锈钢锅熬煮揭皮、晾晒，卷或折成矩形，即得成品火麻仁豆腐竹。该发明比传统工艺的挤浆时间节约 50% ～ 70%，同时与普通的豆腐皮相比，该产品表面油性较重，打汤口感更鲜美，油炸后香脆回甘，有火麻仁特有的馨香和甘甜。

6. 麦槐麻仁固体饮料。组成为麦芽、槐花、火麻仁、郁李仁、山楂、陈皮、玉竹、决明子、榧子、莱菔子、桃仁、甘草。具有润肺补气、调理肠胃等功效，适用于便秘人群。

随着生活水平的提高，人们对火麻仁营养价值的认识逐渐加强。近年来，有越来越多的学者开发火麻休闲食品，如火麻固体汤料、火麻压缩干粮、火麻含片等。以火麻仁为原料，采用湿磨法磨浆、过滤、干燥、粉碎制得火麻粉，之后以 100g 火麻粉、18g 食盐、4g 鸡精为原辅料，制作火麻固体汤料。研究采用正交试验优化汤水的最佳条件，试验发现 5g 固体汤料加入 800mL 热水，7 分钟后食用火麻汤质量最佳，汤水黄色透明、香气浓郁，具有火麻特有的清香。研究者以火麻蛋白胨、青香蕉抗性淀粉、葡萄籽提取物、山黄皮提取物、甘草、木糖醇、麦芽糊精等为原辅料，按照一定的配比制备火麻含片，该含片具有抗氧化、降血脂、提高免疫力、防治肠道疾病等功效，且更易被人体吸收。

郁李仁

【来源】郁李仁，为蔷薇科植物欧李 *Prunus humilis* Bge.、郁李 *Prunus japonica* Thunb. 或长柄扁桃 *Prunus pedunculata* Maxim. 的干燥成熟种子，又名郁子、郁里仁、

小李仁。

【性味归经】辛、苦、甘，平。归脾、大肠、小肠经。

【功效】润肠通便，下气利水。

【主治】

1.肠燥便秘证。本品质润多脂，润肠通便作用类似火麻仁而力较强，且润中兼可行大肠之气滞。津枯肠燥便秘，常与火麻仁、柏子仁、杏仁等同用，如五仁丸；若食积气滞，腹胀便秘，可与枳实、厚朴、陈皮等配伍；产后肠胃燥热，大便秘结，与芒硝、当归、生地黄等同用。

2.水肿脚气。水肿胀满，小便不利，可与桑白皮、赤小豆等同用；脚气肿痛，可与木瓜、蚕沙等配伍。

【使用注意】孕妇慎用。

【食疗应用】

1.郁李仁粥。郁李仁10g，大米50g。将郁李仁捣碎，加大米煮为稀粥即成。本品可润肠通便、利水消肿，用于大便秘结、小便不利、水肿诸症。

2.郁李仁苡米粥。郁李仁12g，薏苡仁15g。将郁李仁加水煎取汁，去渣，加薏苡仁共煮，加白糖调服。本品可健脾利湿、消肿、润肠通便，可用于各类水肿患者。

3.三仁润肠饮。郁李仁15g，杏仁10g，柏子仁15g，蜂蜜适量。将前3味水煎取汁，加入蜂蜜调匀。本品具有润燥清肠、通利小便、润肺止咳之功，尤宜咳嗽上逆兼肠燥便秘者服用，亦可用于水肿、大便秘结、咳喘患者。

4.郁李仁炒鸡。郁李仁15g，鸡胸肉200g，黄瓜50g，盐、味精、料酒、水淀粉适量。先将鸡肉切丁下入热油炒熟备用，另起锅，底油烧热下入鸡丁、黄瓜、郁李仁翻炒，再加入盐、味精，烹料酒勾芡即可。本品可用于肠燥便秘、宿食停积、水肿脚气等人群服用。

【现代研究】郁李仁的化学成分主要包括黄酮类、有机酸类、三萜类、氰苷类，还含脂肪油、皂苷、纤维素等。本品具有促进肠蠕动、止咳平喘、抗炎镇痛、抗惊厥、降血压等作用。

【产品开发】

1.甘油二酯油荷叶固体饮料。组成为荷叶、山楂、桃仁、决明子、麦芽、郁李仁、莱菔子、甘油二酯油粉、麦芽糊精。本品具有减肥功效，取本品一袋加入100mL温开水中，搅匀即可饮用，亦可加入牛奶、蜂蜜、果汁等饮品中食用。

2.桃实栀英固体饮料。组成为桃仁、芡实、栀子、蒲公英、肉豆蔻、余甘子、佛手、郁李仁、白果、山药、茯苓、枸杞子、甘草。具有健脾益肾、利尿消肿、活血化瘀之功效，适用于前列腺炎、前列腺增生、前列腺肥大人群。

第五章　祛风湿药

乌梢蛇

【来源】乌梢蛇，为游蛇科动物乌梢蛇 *Zaocys dhumnades* Cantor. 的干燥体。

【性味归经】甘，平。归肝经。

【功效】祛风，通络，止痉。

【主治】

1.风湿顽痹。本品性走窜，能透骨搜风。尤宜于风湿顽痹，日久不愈者，配伍全蝎、天南星等；治风痹，手足麻木拘挛，不能伸举，常制酒饮，如乌蛇酒。

2.中风后遗症。本品可通经活络，治中风口眼㖞斜，半身不遂，常与全蝎、蜈蚣、天南星等同用。

3.入肝祛风以定惊搐。本品治小儿急慢惊风，可与天麻、钩藤等同用；治破伤风之抽搐痉挛，常与蕲蛇、蜈蚣配伍。

4.麻风疥癣。本品治麻风，常与白附子、大风子、白芷配伍；治干湿癣症，常与甘松、荷叶配伍。

5.其他。本品还可用治瘰疬、恶疮。

【使用注意】血虚生风者慎服。

【食疗应用】

1.乌梢蛇羹。乌梢蛇1条，整条放入砂锅中，加入姜、料酒少许，清水适量。旺火烧开，撇去浮沫，小火煮熟。冷却后将蛇捞出，用手撕碎，放回原锅汤中，大火烧开，加入湿淀粉，加盐调味。本品祛风、通络、止痒，可用于慢性荨麻疹，症见反复发作，伴有饮食差、面色欠华、睡眠不佳、身疲者。

2.乌梢蛇酒。乌梢蛇1条，白酒500g。将乌梢蛇用酒浸泡3～4日后即成，或用袋盛乌梢蛇，置于缸底，用糯米饭盖之，3～7日酒熟，去渣贮酒即可。本品适用于风湿痹痛，肌肤麻木，骨、关节结核，小儿麻痹症，麻风，皮疹瘙痒，疥癣，破伤风。

3.红花乌梢蛇酒。乌梢蛇1条，活杀，去内脏，置瓶中。红花15g，白酒1000g，加入瓶中，密封2个月。本品祛风寒，活血止痛，适用于风寒湿型腰肌劳损。

4. 三蛇酒。乌梢蛇、眼镜蛇、蝮蛇各等份，白酒500g。将三种蛇各放入白酒中，白酒没过蛇身，浸泡10～15日即可。本品祛风湿，通经络，适用于风湿痹痛或类风湿关节炎、类风湿脊椎炎等。

5. 辣椒炖乌梢蛇肉。尖头辣椒20g，乌梢蛇肉250g。将乌梢蛇宰杀，洗净，切段，与辣椒同入锅中，加葱段、姜片、料酒、酱油、白糖、清水适量，用大火烧沸后，改用小火将蛇肉煨至八成熟，加入精盐，煨炖至蛇肉熟烂即可。本品祛风散寒，舒筋通络，适用于风寒阻络型老年颈椎病。

6. 乌梢蛇牛膝煲。乌梢蛇1条，川牛膝、怀牛膝、威灵仙各15g。先将川牛膝、怀牛膝、威灵仙清洗后用布包好，放入汤煲后，注入两碗水，开火煲之；乌梢蛇去皮及内脏、头尾，用清水清洗，分段切开；待汤煲水开时，把蛇段及姜片放入，待水再翻滚，便可用小火煲，煲至半碗水便可加盐、味精等佐料适量，即成。本品可祛风通络，散寒壮腰。

7. 川芎炖乌梢蛇。当归30g，川芎10g，乌梢蛇100g。先将当归、川芎分别洗净，晒干或烘干，切成片，同放入纱布袋，扎紧袋口，备用；将乌梢蛇剖腹，去除内脏，洗净，取100g蛇肉与当归、川芎药袋同放入砂锅中，加水适量，大火煮沸，烹入料酒，改用小火炖40分钟，直至蛇肉熟烂；取出药袋，加葱花、姜末、精盐、味精及五香粉少许，拌和均匀，再煮至沸即成。本品适用于皮肤瘙痒症。

8. 白鲜皮炖乌梢蛇。白鲜皮、桃仁、川芎、生地黄、刺蒺藜、防风、浮萍、蛇床子、荆芥穗、连翘各15g，丹参25g，地肤子、红花各10g，乌梢蛇1条，花椒20g，料酒10g，生姜10g，盐、味精各5g。将乌梢蛇宰杀后，去皮、头、内脏及尾，洗净，切成4cm长的段，以上药物用纱布袋装好，扎紧口，生姜切片；将乌梢蛇、花椒、料酒、药包，一同放入炖锅内，加水适量，置武火上烧沸，再用文火煎煮45分钟，加入盐、味精，除去药包即可。每日1次，每次吃蛇肉100g，喝汤。本品具有祛风、除湿、止痒的功效，适用于湿疹、风疹等多种皮肤疾患。

9. 龙凤大呈祥。去头乌梢蛇1条，老母鸡1只，火腿丝25g，枸杞子3g，香菇丝25g，柠檬叶丝、菊花各9g，生姜15g，盐少许。乌梢蛇去皮，沸水汆后，沥干，斩段，放入砂锅，加清水煲40分钟后，捞出沥干，剔成丝，汤留用；母鸡宰洗干净，沸水去血秽，放入砂锅；煲至半烂后，剔成丝，并与蛇丝、蛇汤、鸡汤，一同放入砂锅，加入枸杞子、生姜丝、香菇丝、火腿丝、柠檬叶丝、菊花，调入盐，用文火煲至烂熟即可。蛇肉甘咸，性平，中风及肢体麻木者宜用。母鸡肉味甘，性温，产后乳少及体虚者宜用。本品有温中补气、滋肝补肾、益精明目之功效。

【现代研究】乌梢蛇主要化学成分包括赖氨酸、亮氨酸、天门冬氨酸、谷氨酸、甘氨酸、丙氨酸等多种氨基酸，以及脂肪类成分。本品具有抗炎、镇痛、镇静、抗惊厥作用，其血清有抗五步蛇毒作用。

【产品开发】

1. 乌梢蛇酒。乌梢蛇为动物类药，含有毒性。高浓度白酒能使药物毒性降低，缓和药性，并且使乌梢蛇腥味物质降低，香气成分显著增加，以达到矫臭的目的。蛇酒中的蛇借助酒性，能使乌梢蛇体内有效成分溶解释放，也便于保存、饮用。

2. 木瓜薏仁膏。葛根、木瓜、薏苡仁、小茴香、乌梢蛇。中药饮片加重量8倍量饮用水煎煮2小时，滤过；药渣再加6倍量饮用水煎煮1小时，滤过；将药液低温浓缩成稠膏，加入辅料炼膏、包装。木瓜薏仁膏具有清热祛湿、通络止痛之功效，主治湿热蕴结关节筋脉者，症见关节筋脉局部红肿疼痛，活动不利，兼见发热、心烦、口渴、小便黄等不适，舌红苔黄，脉滑数。

此外，还可以将乌梢蛇制成蛇干、乌梢蛇浸膏液等产品。总而言之，乌梢蛇作为药食同源的药材之一，有着极大的市场潜力和广阔的发展前景。乌梢蛇作为动物药，富含蛋白质和脂质，其力专性雄，善于走窜，有抗炎、抗惊厥等多种药理作用，烹饪后美味鲜嫩，兼顾口感和保健作用。但在炮制、烹饪过程中，应注意其毒性。

蝮 蛇

【来源】蝮蛇，又名土工蛇、草上飞，为蝰科动物蝮蛇 *Agkistrodon halys* Pallas. 除去内脏的全体。

【性味归经】甘，温。归脾、肝经。

【功效】祛风，通络，攻毒，止痛。

【主治】

1. 风湿痹痛，麻风疥癣，破伤风。治风湿关节疼痛，麻风疥癣，可单用研粉或饮蝮蛇酒，亦可与活血通络药配伍使用。治破伤风牙关紧闭，口面㖞斜，常与土龙、天南星配伍，如天南星丸。

2. 瘰疬肿毒。诸疮疖肿毒，取蝮蛇，去首尾，除肠，浸油中，五十日后，微蒸，取用，外涂。治臂腕痛，取蝮蛇一条，以水煮，取浓汁浸洗。

【食疗应用】

1. 三蛇酒。乌梢蛇、眼镜蛇、蝮蛇各等份，白酒500g。将三种蛇各放入白酒中，白酒没过蛇身，浸泡10~15日即可。本品祛风湿，通经络，适用于风湿痹痛或类风湿关节炎、类风湿脊椎炎等。

2. 蝮蛇人参酒。蝮蛇1条，10°高粱烧酒1000mL，将其醉死，浸泡，加人参15g，封塞后置于冷藏处。本品适用于麻风病，肌肉麻木不仁，筋脉拘急，皮肤燥痒或破烂者。

3. 蝮蛇酒。蝮蛇 1 条，酒浸 1 年以上即成。本品可治胃痉挛。

4. 清炖蝮蛇。蝮蛇 1 条，陈皮 6g，生姜 3 片，盐适量。蝮蛇去内脏，洗净，和陈皮、生姜一起放入砂锅中，加入清水炖煮，蛇肉熟烂后，放入精盐即成，可饮汤吃肉。本品用于防治高血压、动脉硬化。

5. 蝮蛇粥。鲜蝮蛇肉 100g，瘦猪肉 50g，大米 100g，生姜适量。蛇肉用清水洗净，去除血污及杂物，然后用刀去除蛇骨，再将蛇肉切成小肉丝状备用；将蝮蛇肉丝、瘦猪肉丝、大米同放入砂锅中，加适量清水，先用武火煮沸后，改用文火煮粥，待大米煮糜后，加入准备好的生姜丝即可，待温加料调味。本品可调血脂，降血压。

6. 蝮蛇粉。蝮蛇 200g。将蝮蛇宰杀后去除内脏，撑开，风干或烘干，研成细粉，瓶装备用。本品祛风攻毒，可防治消化道肿瘤。

7. 蝮蛇汤。蝮蛇 25g（干品），葱、姜、料酒、盐、味精等适量。去蛇皮与肠，洗净切段，加葱、姜、料酒煸炒，加水煮沸，加入盐、味精即可。本品祛风，除湿，解毒，对荨麻疹、湿疹、脓疮有一定预防或治疗作用。

8. 蝮蛇地丁酒。蝮蛇 1～2 条，紫花地丁 50g，白酒 1000mL。取活蝮蛇置于瓶中，加入 70% 乙醇或 60° 白酒 1000mL，加紫花地丁，封口，放置于阴凉处，约 3 个月后即可食用。放置时间越长，效果越好，可清热消炎。

蝮蛇是低脂肪、高蛋白、营养丰富的保健食品。蛇肉质地细腻，滋味鲜美，蝮蛇本身又含有营养物质，能防治多种疾病，有较大的食用价值。蝮蛇多为酒炙，因其本身带有毒素，故而炮制烹饪时需要特别注意。

【现代研究】现代研究表明，蝮蛇的化学成分有牛磺酸、脂肪、挥发油、磷酸胆碱、磷酸肌醇、生物碱等，具有抗炎、镇痛、降血脂等药理作用。

【产品开发】促凝血药是临床抢救生命、治疗疾病时极为重要且必不可少的药物之一。目前临床常用的促凝血药根据凝血机制的不同常可分为蛇毒类凝血酶（立止血、邦亭等）、促进血液中凝血因子活性的促凝血药（维生素 K、冻干人凝血酶原复合物等）、抗纤维蛋白溶解的促凝血药（氨甲环酸、抑肽酶等）、作用于血管的促凝血药（卡络磺钠、酚磺乙胺等）及中草药制剂等。这其中常使用的是凝血酶类药物，主要有三大品种：蛇毒类血凝酶、凝血酶和凝血酶原复合物。据统计，目前国内使用最多的是蛇毒类凝血酶，即血凝酶。

木　瓜

【来源】木瓜，又称宣木瓜、皱皮木瓜，为蔷薇科植物贴梗海棠 *Chaenomeles speciosa*（Sweet）Nakai 的干燥近成熟果实。

【性味归经】酸，温。归肝、脾经。

【功效】舒筋活络，和胃化湿。

【主治】

1. 湿痹拘挛。本品味酸入肝，善于舒筋活络，且能去湿除痹，尤为湿痹筋脉拘挛之要药，亦常用于腰膝关节酸重疼痛。常与乳香、没药、地黄同用，治筋急项强，不可转侧。与羌活、独活、附子配伍，治脚膝疼重，不能远行久立者。

2. 脚气浮肿。本品温通，为脚气浮肿常用药，多配吴茱萸、槟榔、紫苏等，治感受风湿，脚气肿痛不可忍者，如鸡鸣散。

3. 吐泻转筋。本品温香入脾，能化湿和胃，味酸入肝，舒筋活络而缓挛急。治湿阻中焦之腹痛吐泻转筋，偏寒湿者，常配吴茱萸、小茴香、紫苏等；偏暑湿者，多配蚕沙、薏苡仁、黄连等，如蚕矢汤。

此外，本品尚有消食作用，用于消化不良；并能生津止渴，可治津伤口渴。

【使用注意】胃酸过多者不宜服用。

【食疗应用】

1. 木瓜酒。后魏贾思勰著的《齐民要术》记载："木瓜以苦酒、豉汁、蜜度之，可案酒食，密封藏百日，乃食之甚益人。"

2. 木瓜蜜饯。元代《王祯农书》载："此物入肝益筋与血，入药绝有功，以蜜渍食甚益人。"明代李时珍取众家之说并再次强调："木瓜性脆，可蜜渍之为果。去子蒸烂，捣烂入蜜与姜作煎，冬月饮尤佳。"

3. 木瓜饮。《本草拾遗》载："治脚气冲心，取嫩者一颗，去子煎服佳。"《备急千金要方》载："霍乱转筋用木瓜一两，酒一升煎服，不饮酒者，煎汤服。"在木瓜产区，人们自古就用糖、蜜煮熟拌匀食之，用以顺气，壮筋骨，止小儿泻吐等；将木瓜煎汤服之，用于产妇催奶效果甚佳。

4. 木瓜桑叶大枣水。《食疗本草》载："脐下绞痛，可以木瓜三片，桑叶七枚（炙），大枣三个（中破），以水二大升，煮取半大升，顿服即愈。"

5. 木瓜乳香没药饮。《本草纲目》载："项强筋急，不可转侧，肝、肾二脏受风也。用宣州木瓜二个取盖去瓤，没药二两，乳香二钱半，二味入大瓜内缚定，饭上蒸三四次，烂研成膏。每用三钱，入生地黄汁半盏，无灰酒二盏，暖化温服。"

【现代研究】现代研究表明，木瓜主要化学成分包括三萜类、苯丙素类、黄酮及其苷类、有机酸及其苷与酯类等活性成分。本品具有镇痛、抗炎、增强免疫、保肝、抗胃溃疡和肠损伤、抗肿瘤等药理作用。

【产品开发】木瓜是一种具有悠久历史的药食同源药材，历史上多个朝代均为皇家御用贡品。木瓜鲜果香气浓郁，但由于其本身质地紧实、口感酸涩，不适于直接食用。以木瓜鲜果为原料加工制成的果脯、果酱等食品在保留其独有的风味与果香的同时，去除了木瓜本身的酸涩口感，便于食用。除将木瓜加工成果酱、果脯外，还可以将其加工为面包、罐头等食品；或加工成木瓜风味饮品，包括果酒、果醋、果汁、果奶等。这些饮品除具有木瓜特色风味外，还在很大程度上保留了木瓜有益人体健康的成分，因而具有保健作用。

1. 木瓜薏仁膏。组成为葛根、木瓜、薏苡仁、小茴香、乌梢蛇。功效清热祛湿，通络止痛。主治湿热蕴结关节筋脉者，症见关节筋脉局部红肿疼痛，活动不利，兼见发热、心烦、口渴、小便黄等症，舌红苔黄，脉滑数。

2. 乌梅橘皮膏。组成为乌梅、橘皮、鸡内金、山楂、山药、木瓜、白扁豆、麦芽、人参、莱菔子、砂仁。乌梅橘皮膏具有健脾开胃的功效，主治各种原因引起的消化功能减退，食欲减少，精神不振。

3. 龙精枸杞固体饮料。组成为黑芝麻、山药、木瓜、肉桂、桃仁、薏苡仁、益智仁、葛根、龙眼肉、桑椹、覆盆子、枸杞子、黄精。具有补骨生髓之功效，适用于各类骨质退行性病变人群。

4. 木瓜昆苓固体饮料。组成为黄芥子、佛手、山药、茯苓、干姜、肉桂、高良姜、覆盆子、山楂、桃仁、乌梅、肉豆蔻、昆布、木瓜。具有补肝肾、强筋骨、活血祛瘀、温经除风、软坚散结等功效。适用于足跟痛及腰酸、腰冷、腰痛人群，尤其对历久经年的老足跟痛人群效果较佳。

5. 果酱。通常选择成熟度适中、品质优良的原果进行加工，在软化去涩时可以选择柠檬酸或食盐溶液对木瓜进行煮制，至半透明状为佳；如用食盐去涩，打浆前还应对物料脱盐，以保证产品风味；由于软化过程中会损失大量酸味物质，调配时需加入柠檬酸等调节酸度。如生产低糖产品，蔗糖可替代阿斯巴甜等甜味剂，但由于蔗糖用量减少，酱体难以形成凝胶，则调配还应额外加入果胶等增稠剂，以改善酱体质地。

6. 果脯。工艺流程是原料清洗、取果肉焯烫、切制、护色、硬化、脱水、腌渍、冲淋、烘干、整形、包装、成品。果脯加工通常选择成熟度较高的木瓜，在切制后往往由于氧化等作用发生褐变，严重影响产品色泽，护色选用柠檬酸、亚硫酸盐、抗坏血酸等抗氧化剂。硬化时若硬化不足易导致在后续过程中物料软烂，而硬化过度则易造成渗糖时物料不吸收糖分，因此需要控制硬化程度及硬化剂用量，以防止硬化剂影响产品口味。现在可以采用超声渗糖、真空渗糖等新工艺，提高成品率和生产效率。

7. 果醋。木瓜醋的发酵具有一定特殊性，由于木瓜本身含糖量低、酸度高、单宁和果胶含量高，所以常规果醋发酵的工艺及菌种并不适用。对木瓜原浆通常是添加一定量的糖再进行精化，使醪液达到适宜的含糖量，糖化过程通常应加入糖化酶或曲类，以完成糖化。

8. 果酒。木瓜果酒发酵前处理基本类似于果醋的生产工艺，而在成分调节过程中为提高生产效率及成品酒的质量，则加入粮食糖化液或糖以取代木瓜原浆的糖化过程，这大大缩短了果酒的生产周期，且使用粮食糖化液生产的果酒具有米酒的醇和口感。除纯木瓜果酒外，还可制作保健作用更强的混合发酵酒，如额外加入大枣、杜仲、蜂蜜生产的木瓜红枣果酒。

9. 果汁。木瓜汁通常选用九成熟的果实，取果肉漂烫灭酶，以降低木瓜褐变程度，打浆滤取木瓜原汁后使用明胶或壳聚糖等去涩，调配时加入糖等添加剂以改善果汁风味及果汁的稳定性。

第六章 化湿药

白扁豆花

【来源】白扁豆花，为豆科植物扁豆 *Dolichas lablab* L. 的花。

【性味归经】甘、淡，平。归脾、胃经。

【功效】消暑化湿。

【主治】治痢疾，泄泻，赤白带下。《本草纲目》载："焙研服，治崩带。作馄饨食，治泄痢。擂水饮，解中一切药毒。"

【食疗应用】

1. 扁豆花馄饨。白扁豆花 200g，猪肉 500g，面粉 500g，胡椒 10g。将新鲜白扁豆花洗干净，放入开水中烫一遍，留下药液；猪肉剁成肉泥，加胡椒放入油锅中煎炸一下，再加入适量的调味品，和猪肉一起搅拌成为馄饨馅；将扁豆花水和面粉一起做成面皮，最后面皮和馅料包好，煮熟食用。本品可用于脾虚湿滞导致的水肿。

2. 白扁豆花煎鸭蛋。白扁豆花 200g，鸭蛋 4 枚。将新鲜的白扁豆花洗干净后加入鸭蛋，再加入少量的食盐搅拌均匀；将准备好的材料放入油锅中，煎熟之后即可食用。本品以白扁豆花健脾化湿，可用于脾虚泄泻或带下证。

3. 白扁豆花粥。粳米 300g，白扁豆花 200g。将粳米和适量的清水一起煮成粥，再加上新鲜白扁豆花，小火慢炖。此粥健脾养胃止泻，可用于脾虚湿盛的泄泻。

4. 白扁豆花茶。白扁豆花 9g，藿香 5g，竹叶 9 片，荷叶半张，葱白须 5 根，煎水代茶饮。此茶可解暑化湿，清心利尿，用于夏季中暑头痛身重，口渴欲饮，胃腹疼痛，呕吐泄泻等。

5. 扁豆花清心茶。取鲜白扁豆花 1 串，西瓜青皮 50g，鲜荷叶 1 张，鲜竹叶 19 片，丝瓜皮 19g，煎水代茶饮。本品用于治疗暑热引起的身热头昏、心烦不安等。

6. 白扁豆花陈皮茶。将干白扁豆花、陈皮、茯苓三药各 200g 混合研磨为末，每日取药末 10g，开水冲泡，代茶饮。本茶健脾燥湿、化痰，可用于脾虚痰湿体质之肥胖、高脂血症等。

【现代研究】现代研究表明，白扁豆花具有抗菌、消炎、抗病毒的作用，对腹痛、腹泻、痢疾及食物中毒、急性肠胃炎等疾病有很好的治疗效果，还可以调节脾胃虚弱，有健脾化湿的效果，对于胃溃疡、萎缩性胃炎均有一定的治疗作用。同时它还可以提高人体的免疫力，对癌细胞有一定的抑制作用，具有防癌、抗癌作用。

【产品开发】目前对白扁豆花的产品研发较少，主要是用于凉茶产品中。白扁豆花具有补脾和中、化湿消暑、和胃除湿的作用。广式凉茶"五花茶"以菊花、金银花、槐花、代代花和白扁豆花为主要原料，将白扁豆花加入凉茶中，祛暑而不伤胃，为夏季祛暑之佳品。

砂　仁

【来源】砂仁，为姜科植物阳春砂 *Amomum villosum* Lour.、绿壳砂 *Amomum villosum* Lour. var. *xanthioides* T.L.Wu et Senjen. 或海南砂 *Amomum Longiligulare* T.L.Wu. 的干燥成熟果实。

【性味归经】辛，温。归脾、胃、肾经。

【功效】化湿开胃，温脾止泻，理气安胎。

【主治】

1. 湿阻中焦证。本品辛散温通，气味芳香，具有化湿醒脾开胃、行气温中之效。寒湿气滞者，常与厚朴、陈皮、枳实等同用；脾胃气滞者，常配伍木香、枳实，如香砂枳术丸；脾胃气虚、痰阻气滞者，配伍党参、白术、茯苓等，如香砂六君子汤。

2. 脾胃虚寒证。本品善温中暖胃以达止呕止泻之功，且重在温脾。治疗脾胃虚寒，呕吐泄泻，可单用研末吞服，或与干姜、附子等同用。

3. 妊娠恶阻。本品能行气和中止呕，且能安胎。若妊娠呕逆不能食，可单用，或与紫苏梗、白术等配伍；气血不足，胎动不安者，可与人参、白术、熟地黄等配伍，如泰山磐石散。

【使用注意】阴虚血燥者慎用。

【食疗应用】

1. 鳝鱼砂仁蛋。鳝鱼 500g，砂仁 5g，鹌鹑蛋 12 个，葱、姜、蒜、料酒、盐适量。砂仁用纱布包好后放入锅中煮开取汁备用；将鳝鱼切块放在碗里，再加入葱丝、姜丝、料酒、盐，搅拌均匀放入蒸锅里用大火蒸 15 分钟，然后将葱姜丝择出，将鳝鱼盛入盘中。将少量油放入锅里爆炒蒜末，待炒出蒜香味后，加入备好的砂仁汁一起纳入鳝鱼盘中，再将煮熟后的鹌鹑蛋一同放入即可。此药膳具有补益气血、行气和胃之功。

2. 砂仁蒸猪腰。砂仁 3g，研末，猪肾一个洗净切片，以砂仁拌匀，加油、盐少许调味，上笼蒸熟食用。本品具有益气和中、补肾醒脾的功效，是民间传统的保健食品。

3. 砂仁粥。砂仁末 2 ～ 3g，大米 50 ～ 75g。将大米淘洗后，放入小锅内，加水适量，如常法煮粥，待粥将熟时，调入砂仁末，稍煮即可。具有健脾胃、助消化之功效，适用于小儿食欲不振、消化不良者。

【现代研究】现代研究表明，砂仁主要含挥发油，如乙酸龙脑酯、樟脑等，还含有黄酮类成分。本品可促进消化液分泌，增进肠道运动，排出消化管内的积气；还具有抗炎、镇痛、抑制血小板聚集、降糖等作用。

【产品开发】

1. 青梅春砂仁复合保健饮料。以青梅、春砂仁、甘草和山楂等为主要原料的复合饮料具有养胃健脾作用。

2. 紫山药春砂仁养胃饮料。以紫山药、春砂仁、紫糯米等为原料，混合饮用纯净水及无抗生素牛奶，用发酵工艺制备，具有开胃、健脾、补血等作用。

荷　叶

【来源】荷叶，为睡莲科植物莲 *Nelumbo nucifera* Gaertn. 的干燥叶。

【性味归经】苦，平。归肝、脾、胃经。

【功效】清暑化湿，升发清阳，凉血止血。

【主治】治暑热烦渴，暑湿泄泻，脾虚泄泻，血热吐衄，便血崩漏。

荷叶炭，收涩化瘀止血，适用于出血症和产后血晕，煎服。

【食疗应用】

1. 荷叶粥。粳米 100g，鲜荷叶 1 张，冰糖适量。鲜荷叶清水洗净，加水煎汁，去渣，倒入洗净的粳米，煮成粥；加入冰糖融化，趁温热时服用。此粥可升发清阳，清暑利湿，适用于暑热症、高血压及高脂血症。

2. 荷叶二花粥。鲜荷叶 1 张，荷花 1 朵，扁豆花 5 朵，大米 100g。先取大米煮粥，待熟后调入荷叶、荷花、扁豆花，煮一二沸服食，每日 2 剂。此粥可清热解暑、除烦利尿，适用于暑热症及高脂血症。

3. 莲米芡实荷叶粥。莲米、芡实各 60g，鲜荷叶 1 张，糯米 30g，猪肉 50g，红糖适量。将芡实去壳，荷叶剪块，将诸药与糯米同放锅中，加清水适量煮至成粥，红糖调服，每日 2 剂。此粥可健脾止带，适用于带下清稀量多，面色淡白或萎黄，四肢不温，纳少便溏，精神倦怠者。

4. 荷叶绿豆汤。绿豆 100g，鲜荷叶 1 张，加水 1000mL 煎服。本品具有清热解毒、解暑之功。

5. 荷叶冬瓜汤。鲜荷叶 1 张，鲜冬瓜 500g，油、盐适量。荷叶洗净剪碎，冬瓜连皮切块入煲，加水适量煲汤，汤成后加油、盐调味，可喝汤、食冬瓜。本品具有清热消暑除烦、生津止渴之功，可用于防治中暑及小儿口疮。

6. 荷叶紫菜汤。鲜荷叶 1 张，紫菜 20g，猪油少量，食盐适量。将鲜荷叶切片放入水中煮开，去渣取汁，并将紫菜放入荷叶汁中文火稍煮 1～2 分钟，再加少量猪油和适量的食盐调味后即可。本品可化痰降脂，适用于肥胖症。

7. 荷叶茶。绿茶 3g，荷叶 15g。荷叶洗净后切成细丝，放入锅中，加水煎成荷叶汁，然后冲入绿茶即可。此茶可降脂化痰，去油腻，排油脂。

8. 荷叶山楂茶。山楂 10g，荷叶 10g，用水冲泡后代茶饮用。本品有养胃生津、消食的功效，可用于高脂血症患者。

9. 荷叶薏苡仁茶。荷叶半张，薏苡仁 15g，决明子 15g。将荷叶洗净切丝，同薏苡仁、决明子共入锅中，加适量水小火煎煮 20 分钟左右，取汁饮用。本品可清热除湿，适用于高脂血症。

【现代研究】 荷叶中主要含生物碱、黄酮类、挥发油及各种微量成分，尤其是生物碱及黄酮类成分含量丰富。荷叶有抑菌、抗炎、降血脂、降糖、抗病毒、抗衰老等作用。

【产品开发】

1. 枸杞桑荷固体饮料。由枸杞子、桑叶、荷叶、决明子、山楂组成。本品具有减肥作用，适用于单纯性肥胖人群。

2. 桑荷薏仁膏。由桑叶、荷叶、薏苡仁、火麻仁、决明子、甘草组成。本品适用于肥胖人群而常见便秘者。

3 荷叶乌龙调味茶。由乌龙茶、荷叶、决明子、山楂、茯苓、罗汉果组成。本品具有减肥作用，适用于单纯性肥胖人群。

总之，荷叶中黄酮和生物碱类物质不但含量丰富，而且具有降血脂、降血压、抗病毒、抑菌、抗氧化等作用，目前市场上已有较多的关于荷叶黄酮或者生物碱的单方、复方制剂。荷叶作茶饮，或者用于酿酒，具有养生保健作用。

藿　香

【来源】 藿香，为唇形科植物广藿香 *Pogostemon cablin*（Blanco）Benth. 的干燥地上部分。

【性味归经】 辛，微温。归脾、胃、肺经。

【功效】 芳香化湿，和中止呕，发表解暑。

【主治】

1. 湿浊中阻证。本品气味芳香，为芳香化湿要药。湿浊中阻所致的脘腹痞闷、少食作呕、神疲体倦等症，常与苍术、厚朴等同用，如不换金正气散。

2. 呕吐。尤宜湿浊中阻所致呕吐，常与半夏、丁香等同用。若偏湿热者，配黄连、竹茹等；偏寒湿者，配生姜、白豆蔻；妊娠呕吐，配砂仁、苏梗等；脾胃虚弱者，配党参、白术等。

3. 暑湿表证。暑湿表证，或湿温初起，湿热并重，发热倦息，胸闷不舒，配伍黄芩、茵陈等，如甘露消毒丹；暑月外感风寒，内伤生冷而致恶寒发热，头痛脘闷，腹痛吐泻，常配伍紫苏、厚朴、半夏等，如藿香正气散。

【食疗应用】

1. 藿香鸡蛋饼。新鲜藿香叶 300g，鸡蛋 3 枚。将新鲜藿香叶洗净后切碎，加入少许食盐，倒入 3 枚鸡蛋液，用筷子调匀；在平锅中放油倒入蛋液，煎成饼状即可。本品化湿醒脾和胃，适用于胃气上逆、恶心呕吐等。

2. 凉拌藿香。新鲜藿香叶 500g，大蒜 1 头。将新鲜藿香洗净，滚水中烫 2 分钟，切段备用；大蒜去皮后制成蒜泥，放入烫好的藿香叶中，加入生抽、香醋、食盐、鸡精、麻油调味，即可食用。本品醒脾开胃，可用于食欲不振呕恶者。

3. 藿香佩兰粥。佩兰、藿香各 15g，粳米 100g。将佩兰、藿香洗净煎煮取汁，同洗净的粳米煮粥，待粥将熟时，加入藿香、佩兰汁再煮 1～2 沸即成，供夏季中餐或晚餐服用。本品解暑化湿，开胃止呕，适用于夏季感受暑湿，见恶寒发热、头重身痛、胸脘痞闷、呕吐泄泻等症。

4. 藿香粥。藿香 15g，粳米 50g。将藿香洗净，放入锅内水煎 5 分钟，弃渣取汁待用；再将粳米淘洗净，入锅内加水适量，置武火上烧沸，再用文火熬煮；待粥熟时，加入藿香汁，煮一二沸即可食用。本粥芳香化湿，解暑发表，和中止呕，散暑气，避恶气，适用于湿阻中焦，见脘腹胀满、暑湿侵袭、呕吐等症。

5. 薏苡仁藿香绿豆粥。绿豆、薏苡仁各 30g，藿香 10g，粳米 100g。薏苡仁、绿豆、粳米淘洗干净，加清水共煮为稀粥；另将藿香单煎，取少许药汁，粥熟后加入调匀温服。本品清暑利湿，适用于暑湿症、暑湿困阻中焦，症见发热烦渴、汗出、小便短少、身重肢痛、胃脘痞满、脉洪数者。

6. 藿香清暑益气汤。藿香 15g，西洋参 6g，黄连 6g，竹叶 6g。把以上中药浸泡半小时，然后用小火煎 30 分钟，除渣后空腹服用。本品益气清热解暑，适用于疲乏、心烦、汗多、口渴、尿黄等症。

7. 藿香姜汁饮。藿香嫩叶 25g，姜片 5g，大枣 5 枚，白糖适量。将藿香叶、姜片、大枣分别洗净，锅内加水适量，放入姜片、大枣煮沸 20 分钟，再加藿香煮 10 分钟，调入白糖搅匀即可。本品具有益脾和胃止呕的功效，适用于脾虚呕吐、胸脘痞闷、食欲不佳等症。

8.藿香茶。藿香 15～20g，用开水泡 10 分钟饮用。本品解暑辟秽，化湿醒脾，适用于夏季感受暑湿浊邪，头昏胸闷，恶心作呕，并可预防中暑。

9.藿香佩兰茶。藿香 30g，佩兰 3g，白豆蔻 3g，薄荷 5g。将藿香、佩兰、白豆蔻、薄荷共研为末，沸水冲泡，加盖焖 10 分钟即成。本品化湿导滞、醒脾和胃，用于过食肥腻、不思饮食、口中黏腻、口中酸臭等症。

10.藿香除臭茶。藿香 30g，红茶 2g。将上述二味同置保温杯中，沸水冲泡 15 分钟左右。频频漱口后吐之，亦可代茶饮用。本品化湿温中，辟秽除臭，适用于湿浊困脾、浊气上泛所致的口中异味者。

【现代研究】藿香主要含挥发油，如百秋李醇、广藿香醇及黄酮类、酚酸类等成分。其所含挥发油能促进胃液分泌，增强消化力，对胃肠有解痉作用；另有防腐、抗菌、止泻等作用。

【产品开发】

1.藿香清胃胶囊。主要原料为广藿香、栀子、防风、南山楂、六神曲、甘草、石膏，辅料为淀粉和糊精。本品具有清热化湿、醒脾消滞之功效，用于脾胃伏火引起的消化不良、脘腹胀满、不思饮食、口苦、口臭等症。

2.藿香正气软胶囊。主要原料为苍术、陈皮、厚朴（姜制）、白芷、茯苓、大腹皮、生半夏、甘草浸膏、广藿香油、紫苏叶油，辅料为明胶、甘油、巧克力棕、苋菜红、精制玉米油、大豆磷脂、蜂蜡。本品具有解表化湿、理气和中之功效，用于外感风寒、内伤湿滞或夏伤暑湿所致的感冒，症见头痛昏重、胸膈痞闷、脘腹胀痛、呕吐泄泻者。

3.藿香正气水。主要原料为苍术、陈皮、厚朴（姜制）、白芷、茯苓、大腹皮、生半夏、甘草浸膏、广藿香油、紫苏叶油。方中以藿香芳香化湿，理气和中，是主药；以紫苏叶、白芷发汗解表，并增强藿香理气散寒之力，为辅药；佐苍术、厚朴、大腹皮燥湿除满；陈皮、生半夏行气降逆，和胃止呕；茯苓、甘草健脾利湿，加强运化功能。各药配合，使风寒得解，湿滞得消，气机通畅，胃肠调和，共奏解表化湿、理气和中之效。用于外感风寒、内伤湿滞或夏季暑湿所致的感冒，症见头痛昏重、胸膈痞闷、脘腹胀痛、呕吐泄泻。

4.藿香正气丸。主要原料为广藿香、紫苏叶、白芷、白术（炒）、陈皮、半夏（制）、厚朴（姜制）、茯苓、桔梗、甘草、大腹皮、大枣、生姜。本品解表化湿、理气和中，用于暑湿感冒，头痛身重胸闷，或恶寒发热，脘腹胀痛，呕吐泄泻。

5.藿香正气口服液。主要原料为苍术、陈皮、厚朴（姜制）、白芷、茯苓、大腹皮、生半夏、甘草浸膏、广藿香油、紫苏叶油，辅料为聚山梨酯 -80、肉桂油。本品具有解表化湿、理气和中的作用，用于外感风寒、内伤湿滞或夏伤暑湿所致的感冒，症见头痛昏重、胸膈痞闷、脘腹胀痛、呕吐泄泻。

6. 保济丸。主要原料为钩藤、菊花、蒺藜、厚朴、木香、苍术、天花粉、广藿香、葛根、化橘红、白芷、薏苡仁、稻芽、薄荷、茯苓、广东神曲，辅料为胭脂红、滑石粉、红氧化铁、糊精。本品为朱红色的水丸；气芳香，味微苦、辛。本品具有解表祛湿和中的作用，用于暑湿感冒，症见发热头痛、腹痛腹泻、恶心呕吐、肠胃不适者；亦可用于晕车、晕船。

草　果

【来源】草果，为姜科植物草果 *Amomum tsao-ko* Crevost et Lemaire. 的干燥成熟果实。

【性味归经】辛，温。归脾、胃经。

【功效】燥湿温中，截疟除痰。

【主治】

1. 寒湿中阻证。本品辛温燥烈，气浓味厚，尤善于寒湿偏盛之脘腹痞满胀痛，呕吐泄泻，舌苔浊腻，常与吴茱萸、干姜、砂仁等同用。

2. 疟疾寒热，瘟疫发热。本品芳香辟浊，除痰截疟。治疗疟疾寒热往来，可与常山、知母、槟榔等同用；治疗瘟疫发热，可与青蒿、黄芩、贯众等配伍。

【使用注意】阴虚血燥者慎用。

【食疗应用】

1. 草果牛肉萝卜汤。草果 3 个，牛肉 500g，萝卜 300g，豌豆 100g，料酒 10g，盐、味精、香菜、姜、葱、胡椒粉适量。将草果洗净去心，萝卜去皮切块，豌豆洗净，牛肉洗净，沸水去血水后切块；姜拍碎，葱切段，香菜洗净切段，备用。将草果、豌豆、萝卜、牛肉、姜、葱、料酒同放炖锅，加入适量清水，武火煮沸，去浮沫，再炖煮 1 小时，加入盐、味精、胡椒粉、香菜，搅匀即成。本品温胃化积，补气养血，适用于脘腹冷痛、食积不消、气血两虚者。

2. 草果排骨。草果仁 10g，薏苡仁 50g，猪排骨 2kg，精盐、白糖、花椒、味精、料酒各适量。将草果仁和薏苡仁炒黄，打成粗渣，用纱布袋装好备用；猪排骨洗净剁小段放锅内，加适量水，投入药袋、花椒，用小火炖至肉熟烂，之后将排骨捞出、去药袋；原汤加入精盐、白糖、味精，用小火熬至汁浓，烹入料酒，倒入熟排骨翻炒片刻即成。本品健脾益气，适用于胃脘隐痛、气虚乏力等症。

3. 赤豆草果炖鸡。赤豆 30g，草果 6g，母鸡 1 只，调味品适量。将母鸡同赤豆、草果同放砂锅内，加入清水武火煮沸后，转文火炖至肉、豆烂熟，再加入葱、姜、食盐等调味即可。本品可补气利水消肿，用于气虚或气不化水所致的水肿胀满者。

4. 赤豆草果炖鸭。赤豆 250g，青头鸭（老雄鸭）1 只，草果 5 个，食盐、葱适量。将鸭去毛杂，洗净，纳赤豆、草果及葱、盐于鸭腹中，置锅内；加清水适量，炖至鸭熟，食鸭饮汤。本品可健脾益气、利水消肿，适用于脾虚水肿、纳差食少、腹胀脘痞、小便短少等。

5. 草果猪肾粥。草果 3g，猪肾 1 对，大米 30g。将猪肾去筋膜，洗净，切片，与草果同煎取汁，加大米煮为稀粥服食。本品可温肾除湿、散寒止痛，适用于寒湿痹阻所致的腰痛等。

6. 肉桂草果羊肉汤。羊肉 1kg，肉桂 10g，草果 5 个，香菜、葱、姜、味精、胡椒粉、食盐、黄酒等适量。将羊肉洗净，切块，肉桂、草果布包，一同加水煮沸后，调入胡椒粉、姜末、食盐、黄酒等，炖至羊肉熟烂后，去药包，调入葱花、味精及香菜等，再煮一二沸即成。本品可健脾温肾，适用于脾肾阳虚所致的四肢不温、纳食少、腰膝酸软、脘腹冷痛等。

7. 草果红糖饮。草果 2 ～ 3 枚，红糖 6 ～ 10g。草果压碎，用沸水将草果、红糖一起冲泡，焖 10 分钟趁热饮用。本品化痰止咳，散寒止痛，可用于胃寒疼痛，并可防治流感。

8. 草果炖梨汤。草果 3 ～ 5 枚，梨 2 个。草果压碎，梨削皮切成块，加水 500mL，同入锅中煮 10 分钟，出锅后吃梨喝汤。本品可化痰止咳平喘，咳嗽痰多者均可食用。

9. 草果甲鱼羊肉汤。甲鱼 1kg，羊肉 500g，草果 5g，葱、生姜、味精、胡椒粉、食盐适量。将甲鱼去头、爪及内脏，洗净，切块，另羊肉洗净，切块；将甲鱼、羊肉、草果、生姜一同纳入锅中，加水武火烧沸后转文火炖至肉熟，加食盐、葱花、味精、胡椒粉等调味服食。本品滋补肝肾、补益气血、利水除湿，适用于骨蒸劳热、气血亏虚、脚气病等。

10. 赤豆草果鲤鱼羹。鲤鱼 1 条，赤小豆 100g，陈皮 8g，草果 8g，盐、葱、姜、胡椒粉适量。草果去皮，陈皮切丝，赤小豆洗净，鲤鱼去鳞和内脏，将草果、陈皮、赤小豆塞入鱼腹，再将鱼放入锅中，加调料后，蒸熟。之后拣出葱、姜、草果、陈皮、赤小豆等，即可食用。本品健脾化湿，利水消肿，适宜脾虚水肿、脚气浮肿、小便不利、食少等。

【现代研究】草果主要含挥发油、桉油精、2- 癸烯醛、香叶醇、2- 异丙基苯甲醛、柠檬醛等。本品有镇咳祛痰、平喘、抗真菌、抗炎、镇痛、解热等作用。

【产品开发】现阶段 90% 草果用于调味香料，北方主要用于煮牛羊肉，南方主要用于火锅底料加工；10% 草果用于中药材及其他加工原料。主要产品有健胃消食药材、草果精油、巧克力、饼干、手工艺品、牛羊饲料等。

1. 十三香。主要原料有花椒、八角、丁香、干姜、桂皮、白芷、草果、良姜、肉蔻、砂仁、陈皮、山奈、小茴香，烘干打粉，过筛。做牛羊肉用可去除膻气，增加鲜味，使肉质细嫩；熏肉、煮肠用可使肉、肠香味浓郁，久食不腻；氽汤用可使气味淡雅而清香；做鱼用既能解除鱼腥，又可使鱼酥嫩相宜，香气横溢。

2. 十一味草果。由草果、紫草茸、藏茜草、诃子、麻黄、木香、丁香、豆蔻、藏木香、波棱瓜子、荜茇组成。本品为灰红色水丸，气微香，味辛、涩。具有健脾消食之功效。

3. 脾胃舒丸。由香附（醋制）、白芍、川芎、枳实、厚朴、陈皮、槟榔（炒焦）、草果、炙黄芪、白术（麸炒）、鳖甲（制）、乌梅（炒）组成。本品性状为棕褐色的大蜜丸，气微香，味苦、辛。具有疏肝理气、健脾和胃、消积化食之功效。用治消化不良，不思饮食，胃脘嘈杂，腹胀肠鸣，恶心呕吐，大便溏泻，胁肋胀痛，急躁易怒。

4. 沉香舒气丸。由木香、砂仁、沉香、青皮（醋炙）、厚朴（姜炙）、香附（醋炙）、乌药、枳壳（麸炒）、草果仁、豆蔻、片姜黄、郁金、延胡索（醋炙）、五灵脂（醋炙）、柴胡、山楂（炒）、槟榔、甘草组成。本品性状为黄褐色的大蜜丸，气微香，味甜、微苦。具有舒气化郁、和胃止痛之功效，可用于肝郁气滞、肝胃不和引起的胃脘胀痛，两胁胀满疼痛或刺痛，烦躁易怒，呕吐吞酸，呃逆嗳气，胃部嘈杂，不思饮食。

5. 消食顺气片。由蜘蛛香、鸡内金、草果（去壳）、糯米组成。本品为糖衣片，除去糖衣后显棕色，味微苦、辛。具有消食健胃之功效，用于消化不良，气胀饱闷，食积引起的腹胀腹痛。

6. 散寒药茶。由高良姜、丁香、肉桂、芹菜、荜茇、草果、小茴香、欧缬草、肉桂子、小豆蔻、洋茴香、栀子组成。本品具有散寒养胃等之功效，用于寒湿所致的消化不良，关节骨痛，腰腿痛，头痛神疲。

7. 四香祛湿丸。由沉香、红花、川楝子、降香、石膏、栀子、檀香、草果仁（炒）、益智仁（炒）、诃子、水牛角浓缩粉、海金沙、决明子、枫香脂、丁香、地锦草、白巨胜、火麻仁、方海、肉豆蔻、珍珠（制）、青木香、荜茇、肉桂、木香、黑巨胜、甘草、牛胆膏、银朱组成。本品为红色的水丸，气微香，味苦。具有清热安神、舒筋活络之功效，用于白脉病，半身不遂，风湿，类风湿，肌筋萎缩，神经麻痹，肾损脉伤，瘟疫热病，久治不愈。

第七章 利水渗湿药

茯 苓

【来源】茯苓，又名茯灵、茯蓍、伏菟、松腴、绛晨伏胎、松薯、松木薯、松苓等，为多孔菌科真菌茯苓 *Poria cocos*（Schw.）Wolf. 的干燥菌核。

【性味归经】甘、淡，平。归心、肺、脾、肾经。

【功效】利水渗湿，健脾，宁心安神。

【主治】

1. 水肿尿少。本品甘淡，药性平和，利水而不伤正气，为利水消肿之要药，可用于寒热虚实各种水肿。水湿内停所致之水肿、小便不利，常与泽泻、猪苓、白术等同用，如五苓散；脾肾阳虚水肿，常与附子、生姜等同用，如真武汤；水热互结，阴虚水肿，常与滑石、阿胶、泽泻等合用，如猪苓汤。

2. 痰饮眩悸。治痰饮之目眩心悸，常配伍桂枝、白术、甘草等，如苓桂术甘汤；若饮停于胃而呕吐者，多与半夏、生姜等合用，如小半夏加茯苓汤。

3. 脾虚诸证。治脾虚湿盛泄泻，可与山药、白术、薏苡仁等同用，如参苓白术散；治疗脾气虚之倦怠乏力，食少便溏，常配伍人参、白术、甘草等，如四君子汤。

4. 心神不安证。治心脾两虚，气血不足之心悸、失眠、健忘，多与黄芪、当归、远志等同用，如归脾汤；若心气虚，不能藏神，惊恐而不安卧者，常与人参、龙齿、远志等同用，如安神定志丸。

【食疗应用】

1. 茯苓饼。茯苓粉 30g，米粉 100g，白糖适量，加水调和，蒸或煎饼食之，脾虚及健康人群均能食用。

2. 茯苓人参饼。茯苓 200g，人参 10g，二药研末，加适量食盐与面粉 800g 掺水和匀，做成大小适中的饼子若干，烙熟。茯苓、人参益气健脾，抗衰延年。

3. 茯苓薏米饼。茯苓、薏苡仁各 30g 研末，加适量白糖与面粉 30g 掺水和匀，做成饼子若干，蒸熟。本品健脾和胃，增进食欲，且口感佳，尤其适合小儿食用。

4. 茯苓粥。党参、茯苓各 30g，粳米 120g，生姜 5g。将党参、生姜切薄片，茯苓捣碎浸泡半小时，煎取药汁，同粳米煮粥。本品能益气健脾、和中，适合脾虚者或健康人群服用。

5. 茯苓大枣粥。茯苓粉 30g，粳米 60g，大枣 10g，白糖适量。大枣浸泡后同粳米煮粥，再加入茯苓粉稍煮，加白糖调味食之。本品健脾益气，适合脾肺气虚者服用。

6. 茯苓栗子粥。茯苓 15g，栗子 25g，大枣 10 枚，粳米 100g。加水先煮栗子、大枣、粳米，将茯苓研末，待米半熟时加入，搅匀，煮至栗子熟透。可加糖调味食用。本品中茯苓健脾利湿，栗子、大枣补中益气，适合脾胃虚弱、食少便溏者服用。

7. 茯苓麦冬粥。茯苓、麦冬各 15g，粟米 100g。茯苓、麦冬加水煎煮取浓汁，粟米加水煮粥，待米半熟时入药汁同煮。本品以茯苓宁心安神，麦冬养阴清心，粟米除烦生津，可用于心阴不足之心胸烦热、惊悸失眠、口干舌燥诸症。

8. 茯苓鸡肉馄饨。茯苓 50g，面粉 200g，鸡肉适量，生姜、胡椒、盐适量。茯苓研末，与面粉加水和匀，做成馄饨皮；鸡肉剁细，加生姜、胡椒、盐做馅，包成馄饨煮食。本品补脾利湿、开胃下气，可用于脾胃虚弱，呕逆少食，消化不良者服用。

9. 开胃汤。茯苓 15g，怀山药 12g，谷芽、麦芽各 30g，鲜、干鸭胗各 1 个，诸食材一起煮汤服食。本品消食和中，健脾开胃，用于小儿消化不良、食欲不振、疳积等。

10. 茯苓陈皮姜汁茶。茯苓 25g，陈皮 5g，水煎，饮服时加入生姜汁 10 滴。本品有健脾和胃止呕之效，可用于各种呕吐。

11. 茯苓膏。茯苓 500g，白蜜 1000g。茯苓研末，以水漂去浮者，取下沉者滤水，再漂再晒，反复 3 次，再为细末，拌白蜜和匀，加热熬至滴水成珠即可，装瓶备用。每日 2 次，每次 10～15g，白开水送服。本品健脾利湿，用于老年性浮肿、肥胖症等，对预防癌肿亦有所裨益。

12. 琼玉膏。茯苓 1500g，生晒参 750g，生地黄 8000g，白蜜 5000g，熬制成膏，即为琼玉膏。本品重用生地黄，配以人参、茯苓、白蜜，有气阴双补，肺、脾、肾兼顾之意，亦有金水相生、补土培金之妙。膏滋剂型，可增强补益之力，便于久服取效，可用于脾、肺、肾三脏的气阴两虚之证。

13. 茯苓霜。茯苓 150g，鲜牛奶 100mL，蜂蜜适量。将茯苓掰成小块，浸泡 2 小时后蒸 40 分钟，放入搅拌机加牛奶搅至无明显颗粒，倒入砂锅以大火烧开，冷却后加入蜂蜜。本品有健脾润肤、保健延年之效，可用于美容养颜与养生保健。

14. 茯苓酒。茯苓 60g，大枣 20 枚，当归 12g，枸杞子 12g，白酒 1500mL。将上药切碎装入瓦坛，倒白酒密封浸泡 15 天，日饮 1～2 次，每次 10～15mL。本品健脾益气、滋阴补血、活血通络，适用于气血两虚兼瘀所致的腰膝酸软、须发早白及风湿痹痛诸症。

【现代研究】茯苓主要含多糖，以 β‐茯苓聚糖含量最高；三萜类成分，如茯苓酸、块苓酸、齿孔酸等；甾醇类成分，如麦角甾醇等；还有蛋白质、脂肪、卵磷脂、腺嘌呤等。本品有利尿、镇静、抗肿瘤、增加心肌收缩力、护肝、降血糖、抗胃溃疡、抗疲劳、改善睡眠、延缓衰老等药理作用。

【产品开发】茯苓因其功效价值和安全性，被广泛应用于保健药品和食品的开发，从南方的龟苓膏到北方的茯苓饼，都以茯苓为主要原料加工而成，其需求增长明显。市场上以茯苓为主要原料的保健药品和食品，涵盖了胶囊、粉、口服液、膏、丸、茶饮、发酵产品及普通食品等。

1. 茯苓胶囊产品。根据不同的功效，将茯苓与其他药材合用，制成配方胶囊，方便携带与服用。如缓解疲劳的参杞茯苓胶囊、改善睡眠的茯苓参枣胶囊、改善肠胃功能的黄蒲茯苓胶囊、护肝的灵芝茯苓胶囊、抗氧化的参苓胶囊及缓解视疲劳的菊地茯锌胶囊等。

2. 茯苓颗粒和茯苓粉。将茯苓制成颗粒或粉末，搭配药材与食材，可制成保健药品或食品，如调节免疫的阿胶枸杞茯苓大枣颗粒、增强骨密度的牦牛骨髓山药茯苓粉、调节血脂的红茯冲剂。将茯苓破壁，制成超微破壁粉可提高机体对药物的吸收，让药效更好地发挥。

3. 茯苓口服液与茶饮。以中药汤剂为基础，提取药物的有效成分，加入矫味剂、抑菌剂等制成口服液，因其服用剂量小、味道好，吸收与起效迅速，易为人们接受。如改善贫血的彤享口服液、改善记忆的核桃苓口服液，明目、抗疲劳的参茯口服液等。也可制成茶饮日常饮用，如减肥的茯苓荷叶茶、祛湿降火的茯苓薏仁爽等。

4. 茯苓膏方。早在《黄帝内经》中已有关于膏剂的论述，将药物加水煎煮，去渣浓缩，加糖或炼蜜制成稠厚的半流体。由于煎煮时间较长，药物有效成分浸出量较大，膏剂利用率较汤剂高，其功效以滋补为主，治疗作用较缓，适于久病体虚者服用。双花栀苓膏，组成为金银花、栀子、茯苓、赤小豆、薏苡仁、菊花、决明子，具有化湿除热、清肝利胆之功效，主治肝胆湿热证，症见肝区胀痛，口苦食欲差，或身目发黄，或发热怕冷交替，脉弦数。阿胶茯杞膏，组成为茯苓、枸杞子、阿胶、甘草，具有补益气血之功效，主治气血亏虚证，症见神疲乏力，少气懒言，声音低微，自汗，面色淡白或萎黄，口唇、眼睑、爪甲色淡，心悸多梦，手足发麻，头晕眼花，妇女经血量少色淡、延期甚或闭经，舌淡脉细。薏苓桔梗膏，组成为桔梗、橘红、薏苡仁、茯苓、陈皮、砂仁、甘草，具有燥湿化痰之功效，主治痰湿证，症见体形肥胖，腹部肥满，胸闷，痰多，容易困倦，身重不爽，喜食肥甘醇酒，舌体胖大，舌苔白腻。

5. 茯苓发酵产品。利用传统或现代的发酵技术，借助微生物作用，在一定条件下将茯苓发酵，使药材中的大分子活性物质降解为更易被人体吸收利用的活性物质，甚至产生新的活性成分。通过发酵可改变药物原有性能、增强药效或产生新的功效，从而扩大药物应用范围，改善风味。除常见的茯苓酒、茯苓发酵饮料、茯苓酸奶等，还有茯苓与其他药物的共发酵产品，如酸枣仁－茯苓、茯苓－丹参、茯苓－蛹虫草共发酵等。发酵工艺可以使用茯苓边角料做原材料，是一种高值化综合利用方式。

6. 茯苓普通食品。将茯苓制作成面条、饮料、糕点、粥等日常食品，使其成为健脾益气的功能食品也是比较常见的。如茯苓百合面条、茯苓枸杞面条、茯苓山药饮料、茯苓糕、葛根茯苓杂粮馒头、山药茯苓包、茯苓米稀等。

总的来说，茯苓各层次保健产品众多。茯苓的主要活性成分为茯苓多糖和三萜，其药效存在差异，分离纯化方式也不同。如何针对特定活性成分开展靶向提取，突出特定功效，进行精深加工，将是升级茯苓产品开发的关键。

薏苡仁

【来源】薏苡仁，又名薏米、苡仁，为禾本科植物薏苡 *Coix lacryma-jobi* L. var. ma-yuen（Roman.）Stapf. 的干燥成熟种仁。

【性味归经】甘、淡，性凉。归脾、胃、肺经。

【功效】利水渗湿，健脾止泻，除痹，排脓，解毒散结。

【主治】

1. 水肿脚气。本品淡渗甘补，既能利水消肿，又能健脾补中。治脾虚湿盛之水肿腹胀，小便不利，可与茯苓、白术、黄芪同用；治水肿喘急，与郁李仁汁煮饭服食。治脚气浮肿，可与防己、木瓜、苍术同用。

2. 脾虚泄泻。治脾虚湿盛之泄泻，常与人参、茯苓、白术等合用，如参苓白术散。

3. 湿痹拘挛。本品渗湿除痹，能舒筋脉，缓和拘挛。治湿痹而筋脉挛急疼痛者，可与独活、防风、苍术等同用。若湿热痿证，两足痿软肿痛者，常与黄柏、苍术、牛膝同用，如四妙丸。治湿温初起或暑湿邪在气分，头痛恶寒，胸闷身重者，常配伍苦杏仁、白蔻仁等药，如三仁汤。

4. 肺痈，肠痈。治肺痈胸痛，咳吐脓痰，常与苇茎、冬瓜仁、桃仁等同用，如苇茎汤。治肠痈，可与附子、败酱草、牡丹皮合用，如薏苡附子败酱散。

5. 赘疣，癌肿。亦可用于赘疣，癌肿。

【使用注意】本品性质滑利，孕妇慎用。

【食疗应用】

1. 薏苡仁酒。薏苡仁粉同曲米酿酒，或将薏苡仁装袋煮酒饮之。本品以薏苡仁利水渗湿，酒活血以祛风通络而止痛，可用于风湿痹痛。

2. 薏苡仁粳米粥。薏苡仁或薏苡仁粉、粳米各 50g，煮粥服食，可健脾利湿而止泻，用于脾虚泄泻。

3. 薏苡仁麦冬粥。鲜麦冬、鲜地黄各 50g 取汁，生姜 10g，薏苡仁 15g，粳米 50～100g。先将薏苡仁、粳米及生姜煮熟，再下麦冬与生地黄汁，调匀，煮成稀粥，空腹服食。本品有健脾益肾、降逆止呕的功效，用于气阴两虚之不欲饮食、干呕嘈杂等。

4. 薏苡仁杏仁粥。薏苡仁 15g，杏仁 5g。将薏苡仁加清水适量，大火煮沸后改用文火煮至半熟，入杏仁，用文火煮熟，调味食用。本品益气健脾，润肺止咳，适用于咳喘、大便秘结者。

5. 珠玉二宝粥。生山药、生薏苡仁各 60g，柿霜饼 30g。先将生山药、生薏苡仁捣烂，加水煮熟，将柿霜饼切碎加入，熬煮成糊粥，调味食之。本品以山药益气养阴、补脾肺肾，薏苡仁健脾利湿，柿饼润肺，可用于食欲不振、干咳少痰等脾肺虚证。

6. 薏苡仁消暑汤。冬瓜薏苡仁汤，冬瓜 1 块，薏苡仁 50g。将薏苡仁洗净泡软，冬瓜去皮切块；薏苡仁加水，大火烧开后以文火煮 10 分钟，加入冬瓜煮 8 分钟，调味食之；也可加入排骨，做成冬瓜薏苡仁排骨汤。本品适合夏日服用。

7. 薏苡仁绿豆汤。薏苡仁、绿豆各 30g，洗净加水煮至绿豆、薏苡仁烂熟，调味服食。亦可用赤小豆、白扁豆代替绿豆。本品可清暑益气、利湿解毒，适合夏日饮用。

8. 三味薏米羹。山药、莲子、薏苡仁各 30g。莲子泡水，去皮、心，山药洗净，同置砂罐内，加水煮熟服食。本品可健脾益气，利湿止带，用于脾虚带下清稀量多者。

9. 消食猪肚汤。沙参 20g，莲子 100g，鲜山药 100g，茯苓 50g，芡实 50g，薏苡仁 50g，猪肚半个。芡实、薏苡仁洗净，清水浸泡 1 小时沥干；山药削皮、洗净切块；猪肚洗净沸水焯，切块；除莲子和山药外，将其余食材放入砂锅，大火煮沸，小火炖 40 分钟，加入莲子和山药，再炖 30 分钟，调味服食。本品补气健脾、清热利湿，适合脾胃虚弱人群服用。

10. 薏苡饼。薏苡仁粉加枣肉、牛奶和成面团，做成饼子，蒸熟食用。本品有健脾补虚之效，可用于虚劳诸证。

11. 小儿七星茶。钩藤、山楂、淡竹叶各 10g，薏苡仁、麦芽各 15g，蝉衣、甘草各 4g，以上诸药水煎代茶饮。本品疏风清热，消食导滞，镇惊安神，为岭南地区儿童保健凉茶，也可治疗小儿疳积。

12. 薏苡仁防风茶。生薏苡仁 30g，防风 10g，水煮取汁饮服。本品祛风除湿，通络除痹，用于湿热痹证之关节肿痛、屈伸不利诸证。

13. 薏苡仁减肥茶。干荷叶 60g，生山楂、生薏苡仁各 10g，花生叶 15g，橘皮 5g，茶叶 60g，诸药研末，沸水冲泡代茶饮。本品健脾利湿、化痰降脂，适用于肥胖、痰湿体质人群。

【现代研究】薏苡仁主要化学成分为脂类，如甘油三酯、α-单油酸甘油酯等；甾醇类成分，如顺阿魏酰豆甾醇、反阿魏酰豆甾醇等；苯并噁酮类成分，如薏苡素等；还含薏苡仁多糖等。本品具有抗肿瘤、降血清钙、降血糖、解热、镇静、镇痛、调节免疫等药理作用。

【产品开发】薏苡仁为富含蛋白、油脂且血糖生成指数较低的谷物，因其营养与保健价值高，被誉为"世界禾本科植物之王"，也是日常烹饪粥、汤的常用食材。因其质地较硬，煮食时间长，对其进行加工，使其有效成分得到更好的利用，服食更为便捷，对于市场推广有重要意义。近年来，市场上出现的薏苡仁产品主要有单方或复方配制的薏苡仁保健食品、饮品、发酵产品和薏苡仁提取物等。

1.薏苡仁食品。以薏苡仁为原料开发功能性食品，提高食品的保健价值，制成兼具营养与美味、即食或烹饪便捷的食品是其产品开发的重要方面。目前市场有薏苡仁沙琪玛、饼干、桃酥等功能性焙烤食品，有薏苡仁谷物冲调粉、超微粉，甚至有应用现代工艺将薏苡仁与葛根复合物添加到肉中而制成的保健肉制品等。

2.薏苡仁茶饮。随着饮料在饮食消费中占比越来越大，开发薏苡仁饮品是一种方便、有效、潜在市场较大的方式。利用现代工艺进行调配和加工，可提升薏苡仁风味与口感，制作成美味且具有保健功能的饮料。如单用薏苡仁制成的薏苡仁饮料，与他药合方配制而成的薏苡仁红枣饮料、薏苡仁人参口服液、薏香栀红调味茶、薏苡仁保健凉茶及薏香山苓固体饮料等。

3.薏苡仁发酵产品。乳酸菌发酵是提高薏苡仁营养、改善风味、延长其货架期的生物技术方法之一，通过乳酸菌发酵，可制成薏苡仁酸奶及乳酸菌饮料等。以薏苡仁为原料，经蒸馏或发酵方法制成薏苡仁保健酒，对人体具有祛风除湿作用，有良好的营养和保健价值。薏苡仁醋不仅能综合薏苡仁和醋的营养价值，还具有薏苡仁的独特香气，可作为保健醋直接饮用，也可作为调味品用于烹饪，应用较广。

4.薏苡仁膏方。山楂薏仁膏，组成为山楂、薏苡仁、麦芽、莱菔子、益智仁、砂仁、鸡内金、香薷，具有行气化滞、消食化积的功效。桑荷薏仁膏，组成为桑叶、荷叶、薏苡仁、火麻仁、决明子、甘草，具有减肥之效。薏仁栀英膏，组成为薏苡仁、栀子、蒲公英、金银花、鱼腥草、淡竹叶、赤小豆，具有清热利湿、利尿通淋的功效，主治膀胱湿热证，症见尿频、尿急，涩少而痛，色黄浊。

5.薏苡仁提取物。薏苡仁富含油脂、淀粉，在储藏过程中易氧化变质和生虫，影响其品质；其结构致密，蒸熟时间过长又易致营养流失、药理活性下降。因此，对薏苡仁原材料进行加工，提取其有效成分，使其方便保存和利用成为薏苡仁开发中的重要问题。多酚源于植物，对人体健康有诸多益处，提取薏苡仁多酚可用于制作薏苡仁饮料。采用超声波、微波辅助酶解法等提取薏苡仁多糖，可用以制备薏苡仁多糖咀嚼片及奶片等食品。根据薏苡仁油富含不饱和脂肪酸的特性，提取薏苡仁油，将其作为膳食补充剂应用于减重、降脂兼具经济和社会效益。然而薏苡仁油易氧化变质，进行微胶囊化处理可增强其稳定性，保持其原有活性。薏苡仁糠是薏苡仁加工的副产物，其中也富含油脂和多种营养素，提取薏苡仁糠油可以变废为宝，提升原材料利用率。

总之，薏苡仁因营养丰富、药食兼用、物美价廉深受百姓喜爱，随着食疗保健观念的推广，也受到更多重视，成为食品研究和开发的热点。因其具有良好的美容功效，还可用于开发美容美发相关产品。总的来说，提升薏苡仁的药用价值、食用价值，实现资源合理利用，提升附加值，是薏苡仁产品开发的主要任务。

赤小豆

【来源】赤小豆，又名红小豆、赤豆、朱豆，为豆科植物赤小豆 *Vigna angutaris* Ohwi et Ohashi. 或赤豆 *Vigna angularis* Ohwi et Ohashi. 的干燥成熟种子。

【性味归经】甘、酸，平。归心、小肠经。

【功效】解毒排脓，利水消肿。

【主治】

1. 痈肿疮毒。热毒疮痈，可与赤芍、连翘煎汁内服，也可配芙蓉叶、陈小粉，研末外敷；肠痈腹痛，可配伍薏苡仁、败酱草等。

2. 水肿、脚气。治水肿胀满、小便不利、脚气浮肿，可单味煎服，或与猪苓、泽泻、茯苓皮配伍使用。

3. 湿热黄疸。治湿热黄疸，可与茵陈、栀子等同用。

4. 风湿热痹。治疗风湿热痹，关节红肿、疼痛，可配伍桑枝、秦艽等。

【食疗应用】

1. 赤小豆鲤鱼汤。赤小豆 100g，鲤鱼 1 条（约 250g），加入葱姜，煮汤服食。本品利水消肿、益气和中，可用于水肿、喘咳、脚气、妊娠水肿等。本品还可通乳，用于产妇乳汁不通。

2. 赤小豆汤。赤小豆 120g，水煎取汁代茶饮，治各类水肿。

3. 赤小豆粥。赤小豆 250g，煮粥食；也可加入粳米 30g 共同熬煮。本品能健脾益胃，利水消肿，通乳，用于水肿、小便不利、大便稀薄、肥胖及妇女气血不足、乳汁淤积等症。

4. 茅根煮赤小豆。白茅根 250g，赤小豆 120g，加水煎煮至水干，除去白茅根，赤小豆分数次嚼服；亦可将白茅根、赤小豆、粳米煮粥服食。白茅根性凉，凉血止血、清热利尿，且其味甘甜，与赤小豆同用，可增强利水消肿之功，又能增加口感。本品可用于各类水肿，亦可用于肾病患者，如慢性肾炎、肾病综合征等，有消血尿、蛋白尿的作用。

5. 赤小豆桑白皮汤。赤小豆 60g，桑白皮 15g，加水煎煮，去桑白皮，饮汤食豆。本品用赤小豆健脾利湿，桑白皮增强利尿消肿之效，并增加泻肺平喘止咳之功，可用于脾虚水肿、脚气肿胀、咳喘痰多诸症。

6. 苦酒赤豆散。赤小豆 100g，醋 1 茶盅，煮豆至熟，取出晒干，再加入适量米酒浸泡至酒尽，干燥后研末。每次 3～6g，每日 3 次，米酒送服。本品有活血消肿、止血止痛之功，可用于痔疮瘀肿疼痛、大便带血诸症。

【现代研究】赤小豆主要化学成分包括蛋白质、脂肪、糖类、磷、钙、铁、维生素 B_1、维生素 B_2、烟酸、皂苷等。本品具有抑菌、利尿、抗氧化、降血糖、增强免疫等药理作用。

【产品开发】赤小豆是营养丰富的常见杂粮，作为农产品中的高价值产品，成为炙手可热的药食同源资源。其产品开发有普通与功能性的食品、饮品、发酵产品及赤小豆提取物等。

1. 赤小豆食品。赤小豆含多种营养素和膳食纤维，可作为主食食材添加到各类食品中，如粥、早餐粉、馒头等。也可开发成功能性食品，如赤小豆无糖保健罐装粥、高膳食纤维谷物早餐粉、保健杂粮馒头等。

2. 赤小豆饮品。赤小豆可以消暑利湿，是粥、汤的常用食材。在药食同源理论的基础上，经科学调配研制的成品饮料更方便携带和饮用，具有更大的市场。比如以绿豆、黑豆、赤小豆为主要原料的"三豆饮"，通过食物搭配使其营养更全面，特别是通过现代工艺将浓浆型谷物饮料制作成口感好、色泽优、稳定性高的清爽型饮料，更利于其市场推广。

3. 赤小豆发酵产品。纳豆是传统的发酵豆制品，具有丰富的营养和良好保健功效，却因其特殊的味道而不易被大众接受。在传统纳豆原料中添加一定比例的赤小豆，制作赤小豆纳豆，可改善其风味，增加其营养价值。研究表明，解淀粉芽孢杆菌固态发酵赤小豆，可进一步提高赤小豆营养物质含量，展现良好的血栓预防作用，体现了更高的功能价值。其他赤小豆发酵产品还有赤小豆酵素、发酵乳品和饮料等。

4. 赤马银花膏。组成为赤小豆、金银花、马齿苋、薏苡仁、葛根、芦根、茯苓、蒲公英、桑叶、丹凤牡丹花、橘皮、栀子、桃仁、淡竹叶、甘草、当归。具有清热化湿、疏风通络、宣痹止痛之功效，适用于关节或肌肉局部红肿、灼热疼痛、不得屈伸，局部喜凉恶热，甚至剧痛不可近手，多兼见全身发热、头痛身痛、口渴口干、尿赤，舌红，苔黄或燥，脉滑数者。

5. 赤小豆提取物。赤小豆含有多种不同功能的营养成分，对其有效成分进行提取，可拓展其应用领域，提升产品价值。目前提取和研究的赤小豆功能物质主要包括蛋白质、酶及酶抑制剂、黄酮及多酚、膳食纤维、色素等。从赤小豆中可分离胰蛋白酶抑制剂，或可用于避孕产品的开发。赤小豆种子蛋白质具有较好的溶解性、持水持油性、乳化性、起泡性等，是饮料、糕点制作领域的优良添加剂和配料。超氧化物歧化酶（superoxide dismutase，SOD）是一类广泛存在于生物体内的氧化还原酶，研究发现光照后的赤小豆芽 SOD 活性及蛋白含量可得到大幅提高。赤豆 β – 半乳糖苷酶对乳糖的高亲和力使其可酶解牛奶中的乳糖，或可用于工业化的乳糖酶生产。赤小豆所含的黄酮类化合物具有较强的体外抗氧化作用，是预防和治疗肿瘤、肝病的有效成分。从其干燥种皮中可提取分离芦丁、多酚类物质，有抗炎、抗氧化等药理功效。研究表明赤小豆三氯甲烷及正丁醇萃取部位具有显著利尿作用。膳食纤维是不能被人体胃肠道消化且不被人体吸收利用的多糖，对肥胖症、肠道疾病、心血管疾病、高血压、糖尿病等慢病有预防和保健的作用。赤小豆皮纤维含量高达 60%，且质感好、口感佳，可用于加工成高纯度、高品质、高附加值的膳食纤维，制作功能性食品，尤其适用于三高人群。赤小豆提取的天然食用红色素，是安全的食品染色剂。此外，赤小豆豆渣也可用于纤维素及色素的提取，实现原材料的充分利用。另研究发现，发芽赤小豆比普通赤小豆中粗蛋白、总酚、还原糖及 B 族维生素含量高，显示出了更好的抗氧化力。

总之，除常见的食品、饮品外，对赤小豆中的功能成分进行提取分离，增强其特定功能，可扩大其应用范围，更有利于产品的深度开发与利用。这一过程需要对赤小豆开展深入的药理、药效学研究，明确赤小豆各保健功效的物质基础、构效关系，再通过现代工艺技术分离纯化不同物质或活性部位，为其开发和应用提供基础。

第八章 温里药

干 姜

【来源】干姜，为姜科植物姜 *Zingiber officinale* Rosc. 的干燥根茎。

【性味归经】辛，热。归脾、胃、肾、心、肺经。

【功效】温中散寒，回阳通脉，温肺化饮。

【主治】

1. 脾胃寒证。干姜辛热燥烈，主入脾胃而长于温中散寒、健运脾阳。治脾胃虚寒，可单用研末服，或配伍人参、白术等，如理中丸；治胃寒呕吐，常配高良姜，如二姜丸；治上热下寒，寒热格拒，食入即吐者，可与黄芩、黄连等同用，如干姜黄芩黄连人参汤；治中寒水泻，可单用为末服，也可配伍党参、白术等同用。

2. 亡阳证。本品辛热，有温阳守中、回阳通脉的功效。心肾阳虚，阴寒内盛所致亡阳证，四肢厥逆，脉微欲绝者，每与附子相须为用，如四逆汤。

3. 寒痰咳喘。本品辛热，入肺经，能温肺散寒化饮。治疗寒痰咳嗽，形寒背冷，痰多清稀之证，常与细辛、五味子等同用，如小青龙汤。

【使用注意】本品辛热燥烈，阴虚内热、血热妄行者忌用。

【食疗应用】

1. 干姜饮。干姜 3g，米汤适量。干姜研细粉，加入米汤中与米汤一起服用。本品温中散寒，适用于虚寒胃痛，呕吐，泄泻者食用，但不适用于阴虚火旺的患者及孕妇服用。

2. 干姜茶。茶叶 60g，干姜 30g。二者混合研成粉末，一次服用 3g，开水冲泡饮用。本品有散寒止泻之效，适用于胃痛、腹泻患者。

3. 干姜酒。干姜末 20g，清酒 600mL。酒温热后，将姜末投入酒中，即得干姜酒。本品能温里散寒，适用于治疗老人冷气逆心痛结，举动不得。

4. 干姜粥。干姜 3～6g，粳米 100g。干姜研成粉末，与粳米一起放入砂锅中炒，加入水，煮成稀粥，空腹食用。本品温中散寒，适用于胃寒呕吐、脾寒泄泻、肺寒咳嗽人群服用，但胃热呕吐及胃溃疡的患者不宜食用。

5. 干姜糖丸。干姜 30g，蜂蜜适量。干姜研磨成细粉，炼蜜成丸，每丸 3g，服用时用米汤送服。本品温中补虚，适用于脾虚食少，消瘦乏力者。

6. 大米干姜粥。大米 100g，干姜粉 5g，煮粥，空腹食用。本品温中散寒，止痛止呕，适用于胃气虚寒之胃脘隐痛，嗳气胀满，恶心呕吐患者。

7. 干姜车前饮。干姜 3g，炒车前子 10g，共同研磨成细末，加入红糖 1 匙，开水冲调，温服。本品温中散寒，利尿止泻，适用于大便溏泄清稀无臭、小便不利的患者。

【现代研究】干姜的主要化学成分为挥发油，如 6- 姜辣素、α - 姜烯、牻牛儿醇、β - 甜没药烯等。本品具有镇静、镇痛、抗炎、止呕、短暂升高血压、增加胆汁分泌等药理活性。

【产品开发】

1. 干姜保健品。蜂肠乐胶囊，由蜂胶粉、干姜、白扁豆、莲子等组成，可增强机体免疫力。金杞口服液，含有枸杞子、干姜、金针菇、大枣、茯苓等，可辅助改善记忆力。

2. 干姜调味品。如调味姜乳系生姜中的调味精华部分浓缩而成，外观似蛋黄色奶油膏状；生姜淀粉与姜蓉辣酱系姜副产物综合利用所得，可为调料品。

3. 干姜饮料。如生姜原汁饮料，可舒筋活血，促进血液循环，使毛孔充分张开，迅速解除疲劳，酒后饮用，使人轻松，并保持头脑清醒。特别适合于高温地区和野外作业人员饮用。

4. 干姜其他产品。干姜还可开发成姜片、甜姜、干姜葡萄粉、肉桂干姜茶、干姜大枣蜜膏、白果干姜代用茶、茯苓干姜压片糖果、速溶人参生姜茶颗粒、生姜配制酒等食品。

丁　香

【来源】丁香，为桃金娘科植物丁香 *Eugenia caryophyllat* Thunb. 的干燥花蕾。

【性味归经】辛，温。归脾、胃、肾经。

【功效】温中降逆，散寒止痛，温肾助阳。

【主治】

1. 脾胃虚寒证。本品辛温芳香，暖脾胃而行气滞，尤善降逆，为治胃寒呕吐呃逆之要药。治虚寒呕逆，常与柿蒂、人参、生姜等同用，如丁香柿蒂汤；治脾胃虚寒之吐泻、食少，常与白术、砂仁等同用；治妊娠呕吐，可配伍藿香。

2. 心腹冷痛。本品辛散温通，功能温中散寒止痛。治疗胸痹心冷痛，可与附子、薤白等配伍；胃寒脘腹冷痛，可与干姜、高良姜、延胡索等同用。

3. 肾阳虚证。治疗肾虚阳痿，宫冷不孕，可与附子、肉桂、淫羊藿等同用。

【使用注意】不宜与郁金同用。

【食疗应用】

1. 丁香姜糖。丁香 5g，生姜 30g，白砂糖适量。将丁香、生姜研成细粉，先将白砂糖放入锅中，加水少许，以小火煎熬至稠厚时，放入生姜粉、丁香粉，均匀搅拌；再用小火煎熬至挑起不黏手即可，稍冷后切块。本品具有温中理气、缓急止痛之功效，适用于慢性胃炎有寒象者。

2. 丁香茶。丁香 5～10 朵，加半杯开水冲泡，浸泡 3 分钟后倒掉头道茶，再次充满开水，浸泡约 10 分钟后便可饮用。本品具有温中化痰、止咳平喘之效。

3. 丁香粥。生姜 3 片，大米 80g，丁香 5g，红糖适量。丁香洗净，煎汁去渣，大米洗净，倒入丁香汁中，煮沸，加红糖、姜片，煮熟煮稠即可。每天 1 剂，连续服用 3～5 天。本品具有行气化痰、温肾助阳、温中降逆的功效。

4. 丁香鸭。鸭子 1 只，花生油 130g，丁香 2g，白酒、香油、胡椒粉、大葱、姜、白糖、酱油、盐、味精适量。鸭子洗净擦干，葱切段，姜拍碎，把鸭子放入盆内，加白酒、酱油、白糖、香油、胡椒粉、丁香、葱、姜、盐、味精，拌匀腌入味 2 小时左右；把鸭子取出，挂在通风处晾干，盆内的调料留用；待鸭晾干后，把腌鸭的调料塞入鸭腹内，上笼用大火蒸烂取出，拣出丁香和葱、姜；炒锅上火烧热，倒入花生油炸至肉烂皮酥，切块即可食用。本品具有滋补健脾开胃的功效。

5. 丁香陈皮蜂蜜饮。丁香 2g，陈皮 3g，蜂蜜、米汤各适量。先将丁香、陈皮温水浸泡，以浸透为度，大火煮沸，小火煮 15 分钟后取汁，调入蜂蜜、米汤即可。本品具有温中理气、养胃生津之功，适用于脾胃虚弱所致饮食减少、倦怠乏力，或脘腹胀满、呕逆等气滞症状。

【现代研究】丁香化学成分主要含挥发油，如丁香酚、乙酰丁香酚、β－丁香烯等，另还含有齐墩果酸、鼠李素、山奈素等。本品具有促进胃液分泌、镇痛、抗炎、抗菌、抗病毒、抗血栓、抗血小板聚集、抗惊厥、抗腹泻、抗癌、抗抑郁等作用。

【产品开发】

1. 丁香酚乳膏。丁香酚为丁香挥发油中主要成分，具有抗炎、抑菌、止痒效果，且有较好的促透作用，因此常制备成外用制剂，经过工艺优化，可以制成乳膏剂。乳膏剂的制备工艺较为简单，可以均匀溶解药物有效成分，涂抹于皮肤时能够使有效成分均匀释放，既起到隔离作用，避免外来刺激和感染，又可达到消炎、止痛的作用，同时有利于创面组织的修复和再生。丁香酚乳膏不仅制备工艺简单可行，适用于大批量生产，而且抗炎、抑菌、止痒效果优良。

2. 防腐剂、保鲜剂的开发。绿色、环保的食品保鲜剂一直以来是我们关注的焦点。丁香中的有效成分丁香酚作为药用植物源天然食品防腐抗菌剂，具有抑菌谱广、抗氧化的特点，但因其易挥发、稳定性差，且具特有的香气和辛香味，在食品的应用中受到了一定的限制。为扩大丁香酚的使用范围，提高其生物利用度，采用复合凝聚法制备明胶 – 壳聚糖可溶性复合物，以此为载体包封丁香酚，利用自组装法制备丁香酚纳米微粒，应用于冷鲜肉制品保鲜保质。同时还可以通过丁香酚／柠檬醛双层纳米乳液有效地保持常温储藏期间水果的品质。另外，丁香精油在果蔬防腐、保鲜剂方面具有一定的开发潜力。

3. 护肤产品。研究表明丁香具有抗氧化作用，能有效防止色素堆积，延缓皮肤衰老，适用于面部皮肤美容，可用于具抗氧化作用护肤品的开发。另外，丁香 15g，加入 70% 酒精 100mL，浸泡 48 小时后去渣。每日外搽患处 3 次，有治疗体癣、足癣的作用。

4. 调味料。丁香可以用作调味料，可矫味增香，是"五香粉"和"咖喱粉"的原料之一，常用于制作卤菜等。

总之，丁香作为药食同源的中药，包含多种化学成分，具有广泛的药理作用，在医疗保健、食品、美容护肤等多个行业都有着较高的开发潜力和应用价值。

八角茴香

【来源】八角茴香，又名大茴香、八角，为木兰科植物八角茴香 *Illicium verum* Hook.F. 的干燥成熟果实。

【性味归经】辛，温。归肝、肾、脾、胃经。

【功效】温阳散寒，理气止痛。

【主治】

1. 寒疝腰痛。治疗寒疝腹痛，常与吴茱萸、丁香配伍；治腰膝冷痛，可与杜仲、狗脊配伍。

2. 脘腹冷痛。脘腹胀满冷痛，可配伍橘皮、白豆蔻；胃寒呕吐，常与生姜、丁香配伍。

【食疗应用】

1. 八角黄芪鱼丝汤。八角茴香 5g，黄芪 15g，韭黄 200g，草鱼、生姜、盐、油适量。八角茴香、黄芪洗净浸泡，煎汁备用；韭黄洗净，切段；鱼去骨、皮，切丝，用八角、黄芪汁腌制；草鱼丝入油锅中略炒，再加入韭黄、姜丝翻炒，加入八角茴香、黄芪汁煮沸片刻，最后加入盐即可。本品具有气血双补、益气温胃之功，可增强机体免疫力，尤宜春夏交替气温多变时食用。

2. 八角焖狗肉。取狗肉 250g，煮烂，加入适量八角茴香、小茴香、桂皮、陈皮、草果、生姜同煮，再加入盐、酱油调味，即可。本品温补肝肾、助阳起痿、行气温中，可用于肾阳虚阳痿、遗精、遗尿等。

3. 八角焖鸭。鸭半只，八角茴香、桂皮、川椒、生姜、蒜、盐、油、料酒适量。先将鸭肉洗净，放入油锅，把鸭肉炸至金黄色最佳，捞出沥干油；另起锅，放入生姜、蒜，加入鸭肉爆炒，倒入八角茴香、桂皮、川椒、料酒，加适量水，中火焖20～30分钟，起锅前加入盐即可。

4. 山奈八角焖猪脚。猪手若干，山奈、八角茴香、干辣椒若干，生抽、老抽、盐、冰糖、料酒适量。猪手洗净后切块，焯水后沥干待用；山奈拍扁，干辣椒、八角茴香洗净备用；热锅冷油爆炒山奈、八角茴香、干辣椒，再放入猪手煎至表面焦黄，加入冰糖炒至糖化后将猪手略上色，再加入生抽、老抽、料酒、盐；待猪手变得红亮时倒入没过食材的热水，烧沸后转到铁锅微火炖至猪手熟软。

【现代研究】八角茴香主要化学成分包括苯丙素类、黄酮类、酚酸类、倍半萜内酯类等化合物。本品具有抑菌、抗炎、镇痛、杀虫、抗病毒、抗氧化、抗肿瘤、抗动脉粥样硬化等药理作用。

【产品开发】

1. 植物农药产品。八角茴香植物全株各个部位对植物病原菌都具有一定的抑菌杀菌作用，且对人类健康无危害，对生态环境无污染，可以从中寻找具有高效、低毒、低残留的植物源性绿色农药，具有开发成为植物源绿色农药产品的潜力。

2. 防腐产品。八角茴香丰富的天然成分具有抑菌作用，尤其是八角茴香精油及其主要成分大茴香醛、柠檬烯等对大肠杆菌、金葡萄球菌、黄曲霉等均有抑菌活性，且抑菌性强、抑菌谱广。因此，八角茴香可以开发为天然防腐产品，为人类健康发挥作用。

3. 八角茴香配方颗粒。挥发油为八角茴香的主要活性成分，其水溶性成分莽草酸具有镇痛作用。将八角茴香饮片制成配方颗粒，可以弥补八角茴香饮片挥发性成分易损失的缺点，确保其疗效。

4. 调味品。八角茴香是五香粉、十三香及卤肉料主要香辛料成分之一，可用于家庭调味品，尤其在制作卤味食品、腌制肉制品、腐乳调味酱中起到了独特的调味作用。

总之，八角茴香不仅是药食同源的中药材，还是南方地区特有的经济作物，八角茴香油在制造甜香酒、啤酒等工艺食品及制造香水、香皂、化妆品的香料方面也有着广泛应用。随着现代药理研究的不断深入，八角茴香提取物在心血管疾病、神经系统疾病等有着较好的生物活性，具有广泛的开发潜力。

小茴香

【**来源**】小茴香，为伞形科植物茴香 *Foeniculum vulgare* Mill. 的干燥成熟果实。

【**性味归经**】辛，温。归肝、肾、脾、胃经。

【**功效**】散寒止痛，理气和胃。

【**主治**】

1. 肝经寒痛证。本品辛温，能温肾暖肝，散寒止痛。寒疝腹痛，常与乌药、青皮等配伍，如天台乌药散，亦可用本品炒热，布裹温熨腹部；肝气郁滞，睾丸偏坠胀痛，可与橘核、山楂等同用；少腹冷痛，或冲任虚寒之痛经，可与当归、川芎、肉桂等同用。

2. 脾胃气滞证。本品辛温，能温中散寒止痛，并善理脾胃之气而开胃、止呕。胃寒气滞之脘腹胀痛，可与高良姜、香附、乌药等同用；脾胃虚寒，脘腹胀痛，呕吐食少，可与白术、陈皮、生姜等同用。

【**使用注意**】阴虚火旺者慎用。

【**食疗应用**】

1. 小茴香丸。小茴香 16g，胡椒 10g，研末，酒糊为丸，每次服 3～6g，温酒送下。本品具有温中散寒、理气止痛之功，适用于寒疝腹痛、小腹冷痛等寒凝气滞证。

2. 小茴枳壳散。小茴香 30g，枳壳 15g，将二者微炒后研末，每次服 6g，温开水送下。本品具有行气宽中止痛之功，可用于肝胃气滞、脘腹或胁下胀痛者。

3. 五香粉。小茴香、花椒各 30g，大茴香、山奈各 50g，桂皮 10g。将诸药共研细末，每日 3～5g。本品有健脾暖胃、行气温中之效，适用于脾胃虚寒、食欲不佳，或寒凝腹痛者服用。

4. 茴香粥。小茴香 15g，小米 100g。先煎小茴香取汁、去渣，加小米煮成稀粥；或将小茴香 5g 研成细末，调入粥中食用。此粥可行气止痛，健脾开胃。

5. 茴香生姜陈皮粥。小茴香 5g，生姜 3 片，陈皮 3g，粳米 50g。将小茴香、生姜、陈皮共入锅中，水煎去渣取汁，再同粳米煮粥即成。此粥可温中散寒止痛，适用于脘腹隐痛、胀痛喜温者。

6. 茴香炒鸡蛋。小茴香 15g，鸡蛋 1 个，盐适量。将小茴香加盐炒至焦黄色，研末，将鸡蛋打入碗中，加小茴香末拌匀，煎炒食用即可。本品可温阳散寒，行气止痛，适用于脘腹冷痛者。

7. 茴香腰子。猪腰子 1 具，小茴香 6g，卤汁、调味料各适量。将小茴香放入热锅内翻炒，待干脆后研细末；将猪腰子撕去皮膜洗净，用尖刀从侧面划一条长约 3cm 的口子，再向里扩展成三角形，后塞入小茴香末，并用细绳将开口处缠紧待用；将猪腰纳入锅中，倒入卤汁，调好味后保持微沸，大约煮 30 分钟，即可起锅取出，解开绳子剖成两瓣，再除去腰膜，切片装盘即可。佐餐食用，每日 1 具猪腰，5～7 日为 1 疗程。本品具有温肾壮阳、散寒止痛之功，适用于肾阳不足之腰膝冷痛、遗精滑精、遗尿尿频等。

8. 茴香猪肝。猪肝 250g，小茴香 5g，酒、白砂糖、酱油各适量。将小茴香用新纱布包袋，与猪肝一起用小火煮 20 分钟，去茴香袋，再加酒、糖、酱油各适量，继续用小火煮 10 分钟后，待温取肝切片。每日 2 次，适量，佐餐食用，连服 7～15 日。本品具有温补肝肾、补养气血之功，适用于慢性肝病虚寒型，症见胁下隐痛、怕冷喜温、大便溏稀、舌淡苔白等。

【现代研究】现代研究表明，小茴香主要化学成分包括挥发油，如茴香脑、柠檬烯、葑酮；另含脂肪油，主要为岩芹酸等。本品具有促进胃肠运动、抑制胃液分泌、促进胆汁分泌、松弛气管平滑肌、镇痛等作用。

【产品开发】

1. 调味品。小茴香味道甘香，单用或者搭配使用都可以。它在酱卤禽类、鱼类、豆类制品等食材时都可以大量使用，具有去腥防腐、增添香味的作用。

2. 茴香精油。从小茴香中可以提取无色或淡黄色的小茴香油，主要成分为茴香脑、茴香醚、蒎烯、莰烯等物质，具有抗菌、抗氧化、抗炎等药理作用，不仅可以作为滋补剂、健胃剂、驱风剂等，还可以作为牙膏、香皂、洗发水和食品的添加剂，同时还具有一定的防腐作用。

3. 小茴香油微乳凝胶。由于小茴香油具有溶解度低、易挥发、易被氧化等缺点，利用现代技术结合微乳凝胶的优势，构建小茴香油微乳凝胶，建立一种稳定、高效、安全的药物透皮传递系统，为中药挥发油新剂型的研究和发展提供新方向。

4. 花草茶。小茴香可用于制成花草茶，有温肾散寒、和胃理气的作用，对于饮食过量所引起的腹胀和女性痛经能起到一定的缓解作用。

5. 饲料添加剂。采用具有芳香气味的中药，可以改善畜禽对饲料的适宜性，增加动物消化液的分泌，促进胃肠蠕动。小茴香可以作为饲料添加剂增强食欲，促进生长发育。

6. 姜枣膏。组成为大枣、干姜、小茴香、花椒。中药饮片加重量 8 倍量饮用水煎煮 2 小时，滤过；药渣再加 6 倍量饮用水煎煮 1 小时，滤过；将药液低温浓缩成稠膏，加入辅料炼膏、包装。本品具有温经散寒之效，用于女性下焦虚寒，症见白带清长、长期痛经等，也可用于肠胃虚寒性腹泻、腹痛等。

总之，小茴香作为药食两用中药，具有较高的药用、食用和经济价值，目前应用较为广泛，今后小茴香在软胶囊、代饮茶、茴香酒等方面的开发，会进一步提高小茴香综合利用价值，使其具有更广阔的应用前景。

肉　　桂

【来源】肉桂，为樟科植物肉桂 *Cinnamomum cassia* Presl. 的干燥树皮。

【性味归经】辛、甘，大热。归肾、脾、心、肝经。

【功效】补火助阳，散寒止痛，温通经脉，引火归原。

【主治】

1. 命门火衰证。本品辛甘大热，能补火助阳，益阳消阴，作用温和持久，为治命门火衰之要药。肾阳不足，命门火衰的阳痿宫冷，腰膝冷痛，滑精遗尿，夜尿频多，常与附子、熟地黄、山茱萸等同用，如肾气丸、右归饮。

2. 胸腹寒痛证。本品甘热助阳以补虚，辛热散寒以止痛，善去痼冷沉寒。治胸阳不振之胸痹心痛，可与附子、薤白等同用。治脘腹虚实冷痛，呕吐泄泻，可单用研末，酒煎服；或与干姜、高良姜、荜茇等同用。治寒疝腹痛，多与吴茱萸、小茴香等同用。

3. 寒凝血滞诸痛证。本品辛散温通，能行气血，通经脉，散寒止痛。治冲任虚寒，寒凝血滞之闭经、痛经，可与当归、川芎、小茴香等同用，如少腹逐瘀汤。治风寒湿痹，常与独活、桑寄生、杜仲等同用，如独活寄生汤。治疗阳虚寒凝，血滞痰阻之阴疽、流注，常与鹿角胶、炮姜、麻黄等同用，如阳和汤。

4. 虚阳上浮诸证。本品大热入肝肾，能使因下元虚衰所致上浮之虚阳回归故里，称之"引火归原"。元阳亏虚，虚阳上浮所致的眩晕目赤、面赤、虚喘、汗出、心悸、失眠、脉微弱者，常与山茱萸、五味子、牡蛎等同用。

此外，在补益气血方中加入少量肉桂，有温运阳气以鼓舞气血生长之效，如十全大补汤。

【使用注意】阴虚火旺，里有实热，有出血倾向者及孕妇慎用。不宜与赤石脂同用。

【食疗应用】

1. 羊肉肉桂汤。桂皮 6g，羊肉 500g，将肉桂与羊肉一同炖煮，至羊肉烂熟。无论食肉还是喝汤，本品都有温脾肾、强腰膝的作用，能用于脘腹、腰膝冷痛之症。

2. 肉桂红糖茶。肉桂 3～6g，红糖 12g，水煎去渣，分 2 次温服，可用于妇女产后腹痛。另肉桂 3g，山楂 9g，红糖 30g，水煎去渣，分 2 次温服，可用于气滞寒凝的痛经。

3. 桂浆粥。肉桂 2～3g，粳米 30～60g，红糖适量。将肉桂煎取汁去渣，再用粳米煮粥，待粥煮沸后，调入肉桂汁及红糖，同煮为粥；或用肉桂末 1～2g 调入粥内。

此粥具有温补脾肾、散寒止痛之功，适用于肾阳虚之畏寒肢冷、小便清长者，或脾阳不振之脘腹冷痛、食少便溏、呕吐者。

4.生姜砂仁肉桂猪肚汤。猪肚350g，砂仁3g，肉桂5g，姜、盐适量。将猪肚洗净、切块，生姜洗净、切片，砂仁、肉桂洗净备用；将四味一同放入砂锅，加适量水炖至猪肚块熟烂，再加盐调味即可。本品可温中健脾，行气止痛，适用于虚寒型月经不调、痛经、闭经者。

【现代研究】肉桂化学成分包括挥发油，主要成分为桂皮醛，还含有肉桂醇、肉桂醇醋酸酯、肉桂酸、醋酸苯丙脂、香豆素等。本品具有增强冠脉及脑血流量、抗血小板凝集、抗凝血酶、镇静、镇痛、解热、抗惊厥、抑制胃溃疡形成、降血糖、抗菌、抗真菌等作用。

【产品开发】

1.肉桂油。肉桂油为肉桂的树皮、枝、叶经蒸馏萃取所得的芳香油。肉桂油为黄色或黄棕色的澄清液体，有肉桂的特殊香气。肉桂油具有使皮肤紧致、促进血液循环、减轻月经痛、舒缓肌肉痉挛、改善关节疼痛及安抚放松神经等功效，还具有抗氧化、抗炎、抗糖尿病、抗肿瘤等作用，因此具有极大的开发价值。肉桂油可应用于生发剂、护发素、红花油等外用药及牙膏、香皂、漱口水等杀菌剂。

2.健胃产品。肉桂油中的主要成分肉桂醛能降低胰酶活性，促进唾液及胃液分泌，增强消化功能，解除胃肠平滑肌痉挛，缓解肠道痉挛性疼痛。本品具有健胃、驱风的作用，适用于治疗胃痛、胃肠胀气绞痛。将其开发成健胃产品，具有一定的应用价值。

3.食品防腐产品。由于肉桂中的肉桂醛具有保鲜、防腐、防霉的作用，常作为防腐剂用于方便面、口香糖、槟榔等休闲食品及面包、蛋糕等焙烤食品中，可以将其开发成防腐产品在食品产业加以应用。

4.功能材料产品。开发桂皮醛的衍生物肉桂酰氯与聚乙烯醇反应制成的化合物聚乙烯醇肉桂酸酯，其具备良好的感光功能，可开发成功能材料类产品，应用于集成电路等领域。

5.肉桂的其他类产品。将桂木、桂枝和桂叶打碎后成桂糠，可用于培育灵芝、猴头菇、木耳等，具有一定的医疗保健作用，且经济效益可观，具有很大的开发意义。另外，可制成肉桂粉等适应不同人群的天然保健食品。

总之，肉桂的应用已有2000多年的历史，不断挖掘肉桂的有效成分及药理作用，对于肉桂的开发与综合利用有着重要的意义，特别是肉桂油广泛应用于食品、医药行业。随着对肉桂深加工项目的深入研究，积极拓展肉桂产品，比如在治疗糖尿病及天然的抗氧化产品等方面，有着显著的应用意义。

花　椒

【来源】花椒，为芸香科植物青椒 *Zanthoxylum schinifolium* Sieb.et Zucc. 或花椒 *Z. bungeanum* Maxim. 的干燥成熟果皮。

【性味归经】辛，温。归脾、胃、肾经。

【功效】温中止痛，杀虫止痒。

【主治】

1. 脾胃寒证。本品辛散温燥，入脾胃经，长于温中燥湿，散寒止痛，止呕止泻。治疗外寒内侵，胃寒冷痛、呕吐，常与生姜、白豆蔻等同用；脾胃虚寒，脘腹冷痛、呕吐，常与干姜、人参等配伍，如大建中汤；治夏伤湿冷，泄泻不止，可与砂仁、肉豆蔻等同用。

2. 虫积腹痛。虫积腹痛，手足厥逆，烦闷吐蛔等，常与乌梅、干姜、黄柏等同用，如乌梅丸；小儿蛲虫病，肛周瘙痒，单用煎液作保留灌肠。

3. 湿疹阴痒。本品外用有杀虫止痒之功。治妇人阴痒，可与吴茱萸、蛇床子等同用，水煎熏洗；治湿疹瘙痒，可单用，或配伍苦参、蛇床子、地肤子等，煎汤外洗。

此外，肾虚痰喘、腰痛足冷等，可配伍茯苓，如椒苓丸。

【食疗应用】

1. 花椒蒸梨。花椒 20 粒，冰糖 2 粒，梨 1 个。在梨靠近柄部处横断切开，挖去核后填入花椒与冰糖，把梨上部拼对好，放入碗里，上锅蒸 30 分钟即可。本品散寒止咳、润肺化痰，可用于风寒咳嗽等。

2. 莴苣椒面粥。莴苣 50g，花椒 2g，大米 1000g，调味品适量。将莴苣洗净，切片；花椒研为细末备用；大米淘净，加清水适量煮粥，待熟时调入莴苣、花椒粉及调味品等，再煮一二沸即成。每日 1 剂，连续 7～10 日。本品有美齿护肤之功，可用于牙齿不坚、牙痛等。

3. 干姜花椒粥。花椒 3g，干姜 5 片，粳米 100g。将干姜和花椒用纱布袋包好，加水与粳米煮沸，小火 30 分钟后取出药袋，继续稍煮即可。每日早晚各服 1 次。此粥可温中止呕止泻，用于脾胃虚寒之呕吐清水或肠鸣腹泻。

4. 椒醋粥。花椒 3g，食醋适量，大米 100g。将花椒研为细末备用，大米淘净，加清水适量煮粥，待熟时调入花椒粉、食醋，服食。每日 1 剂，连续 3～5 日。本品可杀虫止痛，适用于虫积腹痛。

5. 花椒红糖汤。花椒 12g，红糖 30g。花椒洗净，加水煎煮 20 分钟后，加入红糖搅拌溶化即可。每日 2～3 次。本品可温中散寒、缓急止痛。

6.花椒姜枣汤。花椒 30g，生姜 15g，大枣 10 颗。将生姜、大枣洗净，大枣剥开，生姜切薄片，与花椒一起放入水中，煎煮 30 分钟。本品可补益气血、温中散寒、缓急止痛，用于脾胃寒证的脘腹胀痛、呕吐、泄泻，或虚寒型痛经。

7.花椒肚丝。花椒 5g，猪肚 350g，姜、醋、盐、葱、料酒、香油各适量。将猪肚内的油筋除去，洗净，锅内加水，烧开，将猪肚、姜、葱、料酒一起下锅，大火烧开后撇去浮沫，改为小火，煮约 1 小时至熟；取出猪肚，晾凉，切丝，码入盘内；将花椒研成细末装入碗中，同时加入盐、醋、香油调匀，最后淋在肚丝上即可。本品具杀虫消积的作用，适用于虫积腹痛，消化不良。

【现代研究】现代研究表明，花椒主要化学成分包括挥发油，如柠檬烯、月桂烯等，还含 α-蒎烯、β-蒎烯、香草木宁碱、茵芋碱等。本品具有抗胃溃疡、镇痛抗炎、抗菌杀虫等药理作用。

【产品开发】

1.花椒籽油。花椒籽油不仅可以制备成生物柴油，还可制成防腐、除臭剂和杀虫剂等，在医疗方面也可用于治疗哮喘、牙痛和风湿病等。此外，由于花椒籽油碘值较高，还可用来制造肥皂、磺化油、润滑油等化工产品。由此可见，花椒籽油在医药、食品、化工等行业产品的开发中有着潜在的价值。

2.花椒精油。花椒精油主要提取自花椒的果皮，具有较强的杀菌、驱避和杀虫活性。花椒精油杀虫谱广，特别对农作物害虫。另外，曲霉和青霉是储粮霉变损失的重要因素之一，花椒精油对曲霉和青霉有着明显的抑制作用，可以将其与气味缓释装置相结合，制成较为理想的家庭储粮保护剂和新型的空气清新剂。

3.花椒油树脂。食用花椒油树脂是指采用适当提取方式，将花椒的芳香成分几乎全部提取出来，主要包括天然精油、辛味或辣味、色素和脂肪等有效成分，不含植物纤维，除去溶剂后，从而得到有色黏稠状液体，可以作为食品加工企业和香料行业理想的调香原料产品。花椒油树脂微胶囊化后，既可以保持花椒的有效成分和原有风味，又可以避免霉烂虫蛀，而且使用、贮存运输方便，是今后花椒精深加工的一个趋势。

总之，花椒在我国已经有 2000 多年的栽培历史，是我国传统的"八大调味品"之一，具有较高的食用和药用价值，含有多种对人体有益的活性成分，具有抗菌、抗肿瘤、抗氧化等保健作用，有着极大的市场潜力和广阔的发展前景。在花椒开发利用研究方面，可开发适合国内外市场的高附加值花椒产品，着重在医药、农药、化工、油料等产业的研发，全方位提升我国花椒加工及新产品的市场化能力。

胡　椒

【来源】胡椒，为胡椒科植物胡椒 *Piper nigrum* L. 的干燥近成熟或成熟果实，秋末至次春果实呈暗绿色时采收，晒干，为黑胡椒。果实变红时采收，用水浸渍数日，擦去果肉，晒干，为白胡椒。

【性味归经】辛，热。归胃、大肠经。

【功效】温中散寒，下气，消痰。

【主治】

1. 胃寒吐泻。本品味辛性热，能温中散寒止痛，用治脘腹冷痛、呕吐，可单用研末入猪肚中炖服，或与高良姜、荜茇等同用；治不欲饮食、恶心呕吐，可与半夏、姜汁为丸服；治脾胃虚寒之泄泻，可与吴茱萸、白术等同用。

2. 癫痫痰多。本品辛散温通，能下气行滞消痰，治痰气郁滞，蒙蔽清窍的癫痫痰多，常与荜茇等份为末服用。

【食疗应用】

1. 胡椒牛肉汤。胡椒 15g，牛肉 750g，八角茴香 10g，盐、味精若干。将牛肉挑去筋膜，洗净，切成大块；胡椒、八角茴香洗净，与牛肉一同放入锅内，加清水适量，用武火煮沸后，再用文火煲 2 小时，加入盐、味精即可。本品可温中散寒止痛，用于寒中脾胃，症见脘腹冷痛、食少呕吐、形寒肢冷；亦可用于胃溃疡、十二指肠溃疡、胃炎之偏寒者。

2. 胡椒良姜猪肚汤。胡椒 10g，高良姜 10g，猪肚 500g，盐适量。高良姜切细片，胡椒研碎，猪肚去脂膜、洗干净；将胡椒、高良姜纳入猪肚内，扎紧两端，入锅，加清水适量，先用武火煮沸后，再用文火炖至烂熟，加入盐调味即可。本品适用于胃脘闷胀、隐痛、呕吐宿食、食欲不振者。

3. 胡椒粥。胡椒粉 3g，姜 5 片，甘松 6g，粳米 100g。先煎甘松，去渣取汁；再将粳米淘净、煮粥，拌入胡椒粉和姜片。本品可开郁醒脾、温中养胃，用于胃痛冬季发作、呕吐清涎痰水、嗳气者。

4. 胡椒海参汤。海参 750g，鸡汤 750g，香菜 20g，料酒、葱、姜、猪油、酱油、精盐、胡椒粉、味精、香油适量。把海参放入清水中，轻轻抠掉肚内黑膜，洗净切片，在沸水中煮 3 分钟后，捞出晾干；将锅中放入猪油烧热，放入葱、姜、胡椒粉、料酒、鸡汤、精盐、酱油、味精等，再把海参片放入汤内同煮，汤开撇去浮沫；将海参盛入碟内，淋上香油，撒入葱丝与香菜段即成。本品可补肾益精、养血润燥，用于肝肾亏损、精血不足引起的眩晕耳鸣、腰酸乏力、梦遗滑精、小便频数者，可作为滋补食疗。

5.黑椒蜜汁鸡脯。鸡脯肉 400g，洋葱片 50g，蒜蓉 15g，黑椒 20g，青辣椒、红辣椒各 10g，盐、糖、蚝油、酱油、生粉、花生油各适量。鸡脯肉洗净切块，用盐、糖、生粉、花生油、酱油拌匀备用；青红辣椒去籽洗净，切块备用；热锅下油，爆香洋葱、蒜蓉和黑椒，下鸡肉翻炒片刻，然后加入蚝油、青红辣椒和少许水继续翻炒，收汁后即可。

【现代研究】胡椒主要化学成分包括挥发油，如胡椒醛、二氢香芹醇、氧化石竹烯等，还含有胡椒碱、胡椒林碱、胡椒油、胡椒新碱等。本品具有抗惊厥、促进胆汁分泌、抗炎等药理作用。

【产品开发】

1.黑胡椒精油。黑胡椒是使用广泛的香料，黑胡椒提取出的精油，可作为食品天然的防腐剂和抗氧化剂，对食品污染菌有着明显的抑制作用。

2.胡椒漱口产品。胡椒碱和胡椒油树脂是从胡椒中分离、提取、制备的有效成分，可作为健康产品的安全原料。利用胡椒（碱／油树脂）加入适当的辅料（甘草、黄芩、两面针等及其提取液或其不同比例混合物），制成胡椒清洁漱口产品，具有显著控制和清除牙菌斑、抗酸等作用，同时还能预防龋齿的发生。

3.胡椒冻疮膏。利用胡椒（碱／油树脂）制成生态冻疮膏，可选择麻黄、桂枝、紫草等及其提取液或其不同比例混合物作为辅料使用。该产品被皮肤吸收后不仅可以滋润皮肤，还能提高皮肤对寒冷的防御作用及提升抗炎作用。胡椒防冻膏具有显著的止痒、止痛、消肿功效，能较好地缓解冻疮引起的痒、痛、肿等症状。

4.胡椒贴膏。利用胡椒（碱／油树脂）制成胡椒贴膏，可选择天花粉、大黄、柴胡、黄柏、白芷、南星、芥穗、陈皮、薄荷、甘草等及其提取液或其不同比例混合物作为辅料。胡椒贴膏具有活血化瘀作用，对于缓解瘀血引起的疼痛、肢体功能改善等方面具有较好的效果。

总之，胡椒的使用历史悠久，其具有天然、无毒等优势，为进一步开发天然产品提供了良好的保障。应科学、合理地利用胡椒资源，不断探索开发胡椒的深加工产品，从而为人类健康服务。

高良姜

【来源】高良姜，为姜科植物高良姜 *Alpinia officinarun* Hance. 的干燥根茎。

【性味归经】辛，热。归脾、胃经。

【功效】温中止呕，散寒止痛。

【主治】

1.脘腹冷痛。本品辛散温通，能温中散寒止痛，为治胃寒脘腹冷痛之常用药，与炮姜相须为用，如二姜丸；治胃寒肝郁，脘腹胀痛，常与香附合用，如良附丸；治心腹绞痛如剧，两胁胀痛者，可与川芎、当归、桂心等同用。

2.呕吐嗳气。本品性热，能温散寒邪，和胃止呕。治胃寒呕吐，嗳气吞酸，多与半夏、生姜等同用；治虚寒呕吐，常与党参、茯苓、白术等同用。

【食疗应用】

1.良姜陈皮粥。高良姜、陈皮各10g，粳米60g。将高良姜切片，与陈皮、粳米一起熬粥，温服。本品可温中散寒、行气止痛，适用于脘腹冷痛、呕吐泄泻及痰湿壅滞的咳嗽痰多者。

2.两姜粥。高良姜、生姜各3g，大米60g。高良姜、生姜加水共煎，煎毕去渣取汁，放入大米同煮成粥，早晚服用。本品有散寒止痛、温中和胃之功。

3.高良姜猪脊骨粥。高良姜10g，薏苡仁30g，生姜10片，杜仲10g，桑寄生20g，水煎去渣；再加入猪脊骨250g，大米120g，煮粥调味服用。本品可用于寒湿型腰痛，症见腰膝重痛，受凉或劳累后诱发或加重，喜暖畏寒，苔白滑，脉弦细。

4.高良姜炖鸡块。高良姜、草果各6g，陈皮3g，胡椒3g，公鸡1只，葱、食盐等调料适量。将高良姜、草果、陈皮、胡椒包入纱布内扎口，将公鸡洗净切块，与药袋一起放入砂锅内；加水适量，武火煮沸，文火炖2小时，再加入食盐、葱等调味即可。本品适用于慢性胃炎、消化性溃疡属虚寒型，症见脘腹冷痛，喜温喜按，反胃食少，呕吐泄泻。

5.高良姜羊肉汤。高良姜、赤芍、桂心、当归各5g，羊肉500g，食盐、葱、姜、花椒各适量。将各药材捣碎纳入纱布内扎口，与羊肉共煮，加水1500mL，煮取300mL，去滓即可食用。本品温补肝肾、补益气血、温通经脉，可用于寒疝腹痛、心腹冷痛、胁肋胀痛等证属虚寒或寒凝血瘀型。

6.高良姜香附茶。高良姜100g，香附200g，红糖适量。将高良姜、香附用水洗干净，烘干后研成末。每10g为1包，加入适当红糖，单独存放。每次取1包用沸水冲泡，加盖闷15分钟后饮用。本品适用于胃寒肝郁，脘腹胀痛者。

7.高良姜红枣饮。高良姜5g，大枣5～8枚，红糖10g。将高良姜、大枣洗净，放进砂锅里，加适量清水浸泡20～30分钟，煎煮约30分钟，去渣取汁，再加入红糖即可服用。每日服1剂，分两次饮用。本品能健脾暖胃、温中止呕、补气养血，可用于脘腹冷痛、嗳气反酸、消化不良等脾胃寒证。

8.高良姜酒。高良姜70g，藿香50g，黄酒500mL。先将高良姜用火炙出焦香味后打碎，藿香切碎，置于砂锅中，加入黄酒，煮至3～4次沸，过滤去渣即成。本品适用于霍乱吐痢，腹痛，或胃寒呕吐，脘腹冷痛者。

【**现代研究**】高良姜的主要化学成分包括挥发油，如 1,8- 桉叶素、桂皮酸甲酯、丁香油酚等；黄酮类成分，如高良姜素、槲皮素、山柰酚、异鼠李素等。本品具有镇痛抗炎、抗胃溃疡、抗菌、抗氧化、调节胃肠运动、止呕、降血糖等药理作用。

【**产品开发**】

1. 防霉产品。高良姜挥发油能直接杀灭霉菌，是高效、安全、性价比高的天然防霉药物，可开发高良姜防霉剂产品，用于食物、中药材及其制品等的防霉。

2. 保鲜产品。高良姜多糖是一种天然提取物，不同浓度的高良姜多糖能降低酪氨酸酶 – 邻苯二酚反应体系的颜色，保持酪氨酸酶反应体系的明亮度，防止色泽加深，能作为食品保鲜剂使用。高良姜挥发油提取液保鲜剂可使鱼类的保鲜期至少延长 3 天。另外，高良姜能减少瓜果水分的散失，降低霉变率，维持较高的营养成分。高良姜作为保鲜剂的开发具有广阔的前景。

3. 其他产品。将高良姜制成高良姜粉，作为天然香料，用于食品调味品的开发。高良姜具有杀虫活性，可研发绿色、环保的储粮防护剂。

山　奈

【**来源**】山柰，又名沙姜、山辣、三柰，为姜科植物山柰 *Kaempferia galanga* Linn. 的根茎。

【**性味归经**】辛，温。归胃经。

【**功效**】温中化湿，行气止痛。

【**主治**】

用于胸膈胀满、脘腹冷痛、寒湿吐泻、饮食不消、骨鲠喉，牙痛，跌打肿痛等。

【**食疗应用**】

1. 山柰炒鸡。山柰数块，土鸡半只，盐、料酒、蚝油、食用油各适量。将鸡斩成小块，加盐和料酒腌制；将山柰拍碎或切小块。锅内放油加热，放入山柰块、鸡块，大火炒 2～3 分钟，再加水稍焖，加盐、耗油拌匀起锅。本品可提高患者免疫力，预防流行性感冒，适用于免疫力低的患者。

2. 山柰猪蹄。猪蹄 500g，生姜 4 片，山柰 50g，白糖、生抽、高汤、油适量。在冷水锅中放入猪蹄，不盖锅盖，大火煮滚后转中小火继续煮 10 分钟，或至猪蹄吐净血水；捞出猪蹄冲洗干净，把猪蹄连同生姜片放入高压锅，并加入能没过猪蹄的清水，大火煮至高压锅上汽后转小火继续煮 10 分钟；另将山柰去皮切碎，烧热小锅，放入适量的油，将山柰爆香，往锅中调入适量的生抽、白糖和高汤，待锅中的酱汁煮滚后放凉；将煮烂的猪蹄捞出沥干，浇上备好的酱汁即可食用。

【现代研究】现代研究表明，山柰主要化学成分包括挥发油、黄酮类、酚酸类、二芳基庚烷类、苯丙素类、萜类等多种化学成分。本品具有调节心血管系统、抗肿瘤、镇痛抗炎、杀虫抑菌、抗氧化等作用。

【**产品开发**】

1. 山柰粉（沙姜粉）。山柰作为调味品，将其磨成粉，气香特异，味辛辣，用于增加食物的鲜味和去除异味、腥味，还可以配制卤汁，用于制作卤制品。此外，其还有驱虫的作用。

2. 防腐产品。山柰是一种安全天然产物，在山柰油提取过程中得到的水相废液进行纯化结晶，可以得到顺式对甲氧基肉桂酸乙酯和反式对甲氧基肉桂酸乙酯的混合物，该混合物有抑菌作用，能清除自由基，且香气怡人，可以作为天然食品防腐剂。

3. 抗氧化膜产品。利用山柰提取物开发抗氧化膜产品，可以用于果蔬和肉类的抗氧化，且无毒无害，可以食用，是一种天然的植物提取物抗氧化膜。

4. 山柰大黄搽剂。山柰配大黄、细辛、山椒，将其研磨，用90%酒精浸泡，约1个月后取出，加入冰片，外搽患处，每日3次，可以用于治疗脂溢性皮炎。天然的外用搽剂产品的开发具有很大的潜力和应用价值。

5. 山柰茶。山柰15g，山苍子根6g，五味子根9g，乌药4.5g，陈茶叶3g。将其研末，每次取15g，开水泡服或煎沸后取汁服。主要用于治疗感冒食滞、胸腹胀满、腹痛泄泻。

6. 山柰的其他产品。山柰生理活性丰富，安全性高，将其开发为功能食品具有良好的前景。山柰腐乳是一种具有开胃消食作用的保健产品；山柰软糖，绿色天然且具有健胃消食作用。

总之，山柰一直作为药食两用的植物使用，人们最开始认识山柰是作为调味香料，其根茎、叶常作为白切鸡、白斩鸡的食用佐料，火锅底料中也添加了山柰。可以利用国内丰富的山柰资源和山柰多样的生物活性，进一步开发其相关产品，具有重要的应用价值和开发意义。

第九章　理气药

橘　皮

【来源】橘皮，为芸香科植物橘 *Citrus reticulata* Blanco. 及其栽培变种的干燥成熟果皮。

【性味归经】苦、辛，温。归脾、肺经。

【功效】理气健脾，燥湿化痰。

【主治】

1. 脾胃气滞、湿阻之脘腹胀满、食少吐泻。本品辛香走窜，温通苦燥，入脾胃经，有行气、除胀、燥湿之功，故为治脾胃气滞、湿阻之脘腹胀满、食少吐泻之佳品，对寒湿阻滞中焦者，最为适宜。脾胃气滞病情较轻者可单用，气滞甚者可与木香、枳实等同用；寒湿阻滞脾胃者，可与苍术、厚朴等同用，如平胃散（《太平惠民和剂局方》）；食积气滞，脘腹胀痛者，可配伍山楂、神曲等，如保和丸（《丹溪心法》）；若脾虚气滞，纳差、食后腹胀者，可与人参、白术、茯苓等同用，如异功散（《小儿药证直诀》）。

2. 呕吐，呃逆。本品有苦降之性，《名医别录》谓其"下气，止呕"，《本草纲目》以其"疗呕哕反胃嘈杂，时吐清水"，故为治呕吐、呃逆之佳品。属寒者，可单用研末，也可配伍生姜，如橘皮汤（《金匮要略》）；因热者，可配竹茹、栀子等；若虚实错杂有热者，可配人参、竹茹、大枣等，如橘皮竹茹汤（《金匮要略》）。

3. 湿痰寒痰，咳嗽痰多。本品苦温，长于燥湿化痰，又能理气宽胸，为治湿痰、寒痰之要药。治湿痰咳嗽，常与半夏、茯苓等同用，如二陈汤（《太平惠和剂局方》）；治寒痰咳嗽，可与干姜、细辛、半夏等同用。

4. 胸痹。本品辛行温通，入肺走胸，能行气通痹止痛。治痰气交阻之胸痹，胸中气塞、短气，可配伍枳实、生姜等，如橘皮枳实生姜汤（《金匮要略》）。

【食疗应用】

1. 五香橘皮。把干净的橘皮放清水中泡1天，除去蒂、头和霉烂部分，挤干后放开水煮沸30～40分钟，然后挤去水分沥干，再切成小块，按500∶20的比例加入食盐在锅中煮沸30分钟，捞出后加入甘草粉，每500g用甘草粉15g左右，晒干后为甜、香、酸、咸且略带苦味的五香陈皮。其有调理脾胃运化之功，可用于脾胃气滞或湿浊中阻所致胸闷、纳呆、便溏等症。

2. 橘皮果酱。橘皮做果酱，干鲜均可。先将橘皮洗净，加水煮沸，另加新水再煮沸数分钟，如此进行3～4次，直到苦味不太重时为止。然后挤干水分，剁成碎末，放入锅中，根据橘皮的多少加入适量的红糖、白糖和糖精，并加水少许，煮沸后用文火煎熬成稠糊状，即橘皮果酱。其有很好的健脾开胃的功效，可用于脾胃虚弱所导致的恶心、呕吐、腹痛、腹胀；尚能生津止渴，可用于津液减少导致的口渴、口干；还能润肺止咳，可用于肺燥所导致的咳嗽、咳痰、咳血。

3. 橘皮菜。把新鲜的橘皮洗净，放在清水中泡2天，然后切成细丝，再用白糖腌20天即可，甜香爽口且能解酒。

4. 橘皮丁。把新鲜的橘皮，除去蒂头和坏的部分，用清水洗净，沥干后用刀切成小丁块，然后放在蜂蜜或白糖中浸腌20天即可。本品不仅芳香可口而且开胃，主治胸腹胀满或咳嗽痰多。

【现代研究】现代研究表明，橘皮主要含挥发油、黄酮类成分、有机胺和微量元素等。挥发油主要为柠檬烯、γ-松油烯等；黄酮类成分主要为橙皮苷、新皮苷、陈皮素、柚皮苷、新柚皮苷等。《药典》规定本品含橙皮苷（$C_{28}H_{34}O_{15}$）不得少于3.5%，饮片不得少于2.5%。本品能促唾液淀粉酶活性，对离体、在体的胃和肠运动均有直接抑制作用，能平喘、镇咳、祛痰，主要有效成分为柠檬烯。本品还有升高血压、抗血小板聚集、抗氧化、抗衰老、强心、抗休克、抗过敏、抗肿瘤、抑菌、避孕、抗紫外线辐射、杀虫等作用。

【产品开发】

1. 橘皮荞麦膳食纤维代餐粉。选取橘皮粉、荞麦粉、脱脂奶粉及木糖醇制备橘皮荞麦膳食纤维代餐粉，呈均匀的奶绿色，伴有橘皮特有的香气及淡淡的荞麦清香，具有入口滑腻、溶解速度快、不宜结块下沉、稠度适中、营养丰富等特点，是一款具有市场开发前景的代餐产品。

2. 橘皮散。高寒牧区冷痛症属多发、高发性疾病，若治疗不及时宜引起继发或并发症。橘皮散由桂心、厚朴、陈皮、青皮、白芷、当归、茴香、细辛、槟榔组成，温中散寒、解痉止痛，配合针灸通经活络、止痛，治疗高寒牧区冷痛效果良好，具有很好的开发价值。

3. 薏苓桔梗膏。本品由桔梗、橘红、薏苡仁、茯苓、陈皮、砂仁、甘草组成，主治痰湿病证，症见体形肥胖，腹部肥满，胸闷，痰多，容易困倦，身重不爽，喜食肥甘醇酒，舌体胖大，舌苔白腻。

4. 枳椇沙棘黑茶固体饮料。本品由枳椇子、沙棘、新会陈皮、黑毛茶组成，将黑毛茶与中药饮片一起发酵、提取、过滤、浓缩、喷雾干燥、包装。本品具有降血糖作用。

5. 葛明黑茶固体饮料。本品由粉葛、决明子、新会陈皮、黑毛茶组成，将黑毛茶与中药饮片一起发酵、提取、过滤、浓缩、喷雾干燥、包装。本品具有降血糖作用。

橘　红

【来源】橘红，为芸香科植物橘 *Citrus reticulata* Blanco. 及其栽培变种的干燥外层果皮。

【性味归经】辛、苦，温，归脾、肺经。

【功效】理气宽中，燥湿化痰。

【主治】

1. 咳嗽痰多。《本草纲目》中记载，橘红为佳品，其瓤内有红白之分，利气、化痰、止咳功倍于它药。可单用或配伍生姜、紫苏子等。

2. 食积伤酒，呕恶痞闷。本品行气可消积，用于油腻肉食积滞，可配伍山楂、麦芽等；酒毒伤中之胃脘痞满、恶心呕吐，可单用或配伍葛根、生姜等；另可解蟹毒，可与生姜、紫苏叶同用。

【使用注意】阴虚燥咳、久嗽气虚者慎服。

【食疗应用】

1. 橘红生姜蜂蜜水。橘红 60g，生姜 30g，蜂蜜 250g。首先生姜加水煎煮，煎煮 15 分钟后取出；然后再加水煎煮，共煎液三次。把取出的煎液合并以小火煎熬浓缩，呈稠黏状态时加入蜂蜜，这时候煮沸即可。每日服 3 次，每次三汤匙，可用于风寒感冒轻症或预防感冒。

2. 橘红乌梅五味子饮。橘红 5g，乌梅 10g，五味子 10g。诸药洗净后放入烫开水中焗泡 30 分钟即可饮用。本品健脾化痰，补肾纳气，适用于脾肾两虚、痰浊阻肺之咳喘诸症。

3. 橘红白术饮。橘红 5g，白术 10g，党参 10g，茯苓 10g。白术、茯苓、党参先煮 20 分钟，后放入橘红同煮 15 分钟即可饮用。本品补气健脾、理气燥湿、解酒毒，适用于脾虚泄泻、食欲不振者或饮酒人士。

【现代研究】参照陈皮。

【产品开发】

1. 祛燥热食疗产品。鹿血 10～30g，白菱 10～20g，西米 10～30g，红豆 5～10g，绿豆 5～15g，莲子 5～10g，花生 10～20g，百合 5～10g，雪梨

10 ～ 15g，橘红 10 ～ 30g。本品最大化地利用了食疗的药用价值，添加的食疗中药不仅提高了口感，且具有健脾、补肺、化痰的功效；使得产品更适宜夏天食用，是降火、祛燥热的最佳饮品。

2. 调理肠胃食疗产品。包括佛手、山药、山楂、肉桂、砂仁、香橼、鸡内金、橘红、燕窝。本产品中将各个原材料进行分类处理，并且制成相对应的干粉颗粒状，在进行保健食品、饮料制作时将冲剂颗粒添加进去，从而完成食品的制作。此种设计，将具有调理脾胃的药材预先制成冲剂，从而在食品制作过程中添加进去，能长时间完好保留方剂的疗效，提高食品制作的效率，进而可以确保制成的食品具有很好的肠胃调理的效用。

化橘红

【来源】化橘红，为芸香科植物化州柚 *Citrus grandis* 'Tomentosa' 的未成熟或近成熟的干燥外层果皮。

【性味归经】辛、苦，温。归肺、脾经。

【功效】理气宽中，燥湿化痰。

【主治】

1. 痰壅气滞。本品辛香苦燥，具有较好的燥湿化痰作用，多用于治疗湿痰、寒痰咳嗽。

2. 脾胃气滞。本品辛香理气和中，治疗脘腹胀满、呕恶痞闷诸证，可配伍生姜。

3. 酒食伤中。用于饮食积滞，可配伍山楂、麦芽；饮酒后脘腹痞胀不舒，可与葛根同用。

【食疗应用】

1. 化橘红蜂蜜水。化橘红 3 ～ 6g，蜂蜜适量。取化橘红放入杯中，加入适量的开水浸泡 3 ～ 5 分钟，待水温降至适宜饮用的温度后，加入蜂蜜，搅拌均匀即可饮用。本品可润肺养胃，适合熬夜、脸色暗黄的人群，也适合酒后饮用以解酒消食。

2. 化橘红雪梨汤。化橘红 3 ～ 5g，雪梨 1 个，冰糖适量。将雪梨洗净切片，与化橘红、冰糖一同放入锅中，并加入适量清水，大火煮开后转小火慢炖 10 分钟，待汤色变深、雪梨变软后即可饮用。本品可滋阴润肺，行气化痰，适用于秋冬季节咽痛有痰者。

3. 化橘红炖瘦肉。化橘红 3g，瘦肉 50g，生姜 5g，冰糖 30g，纯净水 500mL。将瘦肉洗净切块，生姜切片，将所有材料放入炖盅中，加入纯净水，再将其隔水炖煮 2 ～ 3 小时，至肉质酥烂、汤色浓郁即可食用。本品可理气化痰，温肺止咳，适于感受风寒、痰多清稀等寒痰咳喘的人群。

4. 橘红乌梅五味子饮。化橘红 5g，乌梅 10g，五味子 10g。将所有药材洗净后放入开水中焗泡 30 分钟即可饮用。本品可燥湿化痰，敛气定喘，适合于痰浊阻肺、肺气不敛、咳喘频作者。

5. 化橘红白术饮。化橘红 5g，白术 10g，党参 10g，茯苓 10g。将白术、茯苓、党参先煮 30 分钟，再放入橘红同煮 15 分钟，待汤色变深后即可饮用。本品有补气健脾、燥湿行气之功，可用于脾胃虚弱有湿者，亦可适用于饮酒人群饮用。

6. 化橘红糖。化橘红 50g（磨成细粉），白糖 250g。将白糖加水适量入锅熬至浓稠，加入化橘红粉调匀，再熬至能拔丝，倒入涂有植物油的瓷盘中摊平，稍晾凉后切块即成。本品可理气宽中、化痰止咳。

7. 化橘红普洱茶。化橘红 5g，普洱茶 5g。将化橘红和普洱茶一同放入茶壶中，加入适量开水冲泡，焖泡片刻后即可饮用。本品适合经常饮酒或饮食油腻者饮用。

【现代研究】

本品主要含甾体皂苷类、寡糖和多糖、氨基酸等成分。具有镇咳、祛痰、平喘、降血糖、延缓衰老、增强免疫、抗肿瘤、抗血小板聚集、抗肝纤维化及广谱抑菌作用。

【产品开发】

1. 保健品领域。现已有多种以化橘红为主要成分的保健品，如化橘红果、化橘红片、化橘红膏等，均具有燥湿化痰之功，可调节肠胃功能，增强免疫力。

2. 食品添加剂。化橘红可作为食品添加剂，常用于食品的着色。

3. 化妆品领域。化橘红具有抗氧化、美白等功效，可应用于护肤产品中，如面膜、护肤霜等，具有保护皮肤、减缓衰老、提升肌肤的亮度和弹性、改善肤色不均等作用。

4. 精深加工产品。通过与科研院所、大专院校合作，化橘红产业已转化多项科研成果，开发出多种精深加工产品。例如，将湖南黑茶自然发酵形成"金花"的工艺应用到化橘红产品开发中，实现了化橘红止咳化痰功效和金花菌降血糖、降血脂功效的有机融合，并降低了化橘红的"涩苦"，使其味道更加醇厚，还增加了调理肠胃等功能。另有利用化橘红中的黄酮成分研发的爆珠、压片糖果和润喉糖等产品，以及主打"烧烤伴侣"的化橘红饮料、气泡水等。

刀　豆

【来源】刀豆，为豆科植物刀豆 *Canavalia gladiata*（Jacq.）DC. 的干燥成熟种子。

【性味归经】甘，温。归胃、肾经。

【功效】温中，下气止呃，温肾助阳。

【主治】

1. 虚寒呃逆、呕吐。本品性温沉降，归胃经。能温中、降气、止呃。治中焦虚寒之呕吐、呃逆，可与丁香、柿蒂等同用。

2. 肾虚腰痛。本品甘温，入肾经而能温肾助阳。治肾阳虚腰痛，可与杜仲、桑寄生、补骨脂等同用。

【食疗应用】

1. 刀豆汤。老刀豆 30g，生姜 3 片，红糖适量。将刀豆、生姜洗净，加水 300mL，煮约 10 分钟，去渣取汤汁，再加红糖，调匀即成。每日 2 ~ 3 次，服饮汤汁。此汤具有温中降逆、止呃止呕的功效，主治虚寒性呕吐、呃逆等症。

2. 刀豆糖水。刀豆 50g，适量的冰糖。先将刀豆洗净，加水 500mL，煎煮约 10 分钟，去渣加冰糖，每日分 3 次饮用。此糖水下气止咳平喘，对小儿百日咳、老年痰多喘咳等病症有效。

3. 刀豆猪腰。刀豆 20 粒，猪腰子 1 个。先将猪腰子分成两半，然后把刀豆放入其内，又将两半腰子合拢，外用荷叶包裹，入炭灰中煨熟猪腰子，取出刀豆，将猪腰子切片装盘即可。食用时少加佐料，味更鲜美。本品具有补肾健腰之功，适用于肾虚腰膝酸软，疼痛活动不利。

4. 生姜刀豆饮。将柿蒂、刀豆子（切碎）、生姜加水同煮，去渣，加红糖即成。本品适用于虚寒呃逆、胃寒呕吐等症。

5. 刀豆粥。刀豆、香菇各 50g，猪腰子 100g，胡椒粉、味精、料酒、姜末、葱末、盐各适量，籼米 200g，香油 20mL。先将籼米淘洗干净，在锅内加入适量开水，小火煮熬。将猪腰子、水发香菇切成小丁，然后将小香油下锅，烧热后加入刀豆、猪腰子、香菇一起翻炒，再依次加入料酒、盐、葱末、姜末、胡椒粉、味精拌炒入味。待籼米煮成粥时，将炒成的余料加入粥内，稍煮片刻即可。早餐食用。本品温中补脾，滋肾壮腰，适用于肾虚腰痛、中寒呃逆。

6. 煨猪肾刀豆。刀豆 10 g，猪肾 1 个。将猪肾剖开，洗净。刀豆研为细末，放入猪肾中，外用白菜荷叶之类包裹，置火灰中煨熟。除去包裹物嚼食。本品补肾壮腰，适用于肾虚腰痛、妊娠期腰痛。

7. 刀豆香菇粥。刀豆、香菇各 30g，猪肝、粳米各 60g，葱、姜、料酒、香油、盐、味精、胡椒粉各适量。香菇、猪肝均切小块。香油下锅烧热，放入刀豆、香菇、猪肝煸炒后，加料酒、葱、姜、盐、味精、胡椒粉，起锅装碗备用。粳米煮粥，粥熟拌入炒好的刀豆、香菇，再稍煮片刻即成。每日 1 次，连服 3 ~ 4 周。本品健脾理气，适用于脾虚肝郁型肝癌。

【现代研究】 刀豆含有尿素酶、雪球凝集素、刀豆氨酸、刀豆毒素以及淀粉、蛋白质、脂肪等。本品具有抗代谢、抗肿瘤等作用。

【产品开发】刀豆快速除臭软性胶囊主要成分为刀豆精华、蘑菇精华、明日叶末、绿茶精华、玫瑰油、柿漆、番石榴叶、薄荷精华，能快速分解人口腔及肠道异味，除口臭和体臭；能燥湿润肠，降低肠胃酸性，通肠排毒。同时产品含有多种营养元素和微量元素，能增强人体免疫力，有保健功效。

代代花

【来源】代代花，别名枳壳花、酸橙花等，为芸香科植物代代花 *Citrus aurantium* L.var. *amara* Eng. 的花蕾。

【性味归经】甘、微苦，平。归肝、胃经。

【功效】行气宽中，消食，化痰。

【主治】用于脾胃气滞、痰食积滞所致脘腹痞满、不思饮食、痰多胸闷等。用于身重体胖，食积不化，脘腹痞满，可将代代花 5g、绿茶 5g，洗净，入杯中开水冲泡，分次饮用。

【食疗应用】代代花茴香茶，组成为代代花 10g、小茴香 5g、砂仁 5g、莱菔子 5g、藿香 10g、紫苏 10g。将莱菔子捣碎，与其他材料一起放入砂锅中，加水适量煎煮 2 小时，倒出汤水饮用即可。还可以直接取制好的袋泡茶，开水闷泡 5 分钟后，温服即可，每天 2 ～ 3 杯。

【现代研究】代代花全草含有多种强心苷和非强心苷成分，具有强心、利尿、镇静和减慢心率的作用，并能降低神经系统的兴奋性和脊髓的反射亢进。用于急性和慢性心功能不全。

【产品开发】

1. 四花疏肝茶。厚朴花、代代花、玫瑰花、茉莉花各等份，共研成粗末，每次取混合末 5g，加开水浸泡代茶饮，每天 1 次。本品疏肝行气消胀，适用于胁肋胀满、肝区不适、脘腹胀满之肝郁气滞型脂肪肝。

2. 豆渣红枣馒头。面粉 85 ～ 95g，山芋粉 20 ～ 25g，豆渣 12 ～ 15g，柚子皮 2 ～ 3g，玄参 1 ～ 2g，苦丁茶 2 ～ 3g，代代花 2 ～ 3g，决明子 1 ～ 2g，钙果叶 2 ～ 3g，枸杞子 3 ～ 4g，向日葵花盘 2 ～ 3g，生地黄 1 ～ 2g，大枣 6 ～ 7g，白砂糖 0.3 ～ 0.5g，谷朊粉 0.06 ～ 0.07g。将上述柚子皮、苦丁茶、代代花、决明子、钙果叶、枸杞子、向日葵花盘混合加水提取，得提取液；将上述生地黄加 3 ～ 5 倍水研磨成浆，倒入锅内，中火炒 1 ～ 3 分钟，加入生地黄重量 2% ～ 5% 的蜂蜜、3% ～ 7% 的乳清粉，加盖，文火焖制 3 ～ 5 分钟，出料晒干后研碎。将处理后的各原料与剩余原料混合，搅拌均匀后加 30 ～ 40℃水和酵母，使得混料含水量为 25% ～ 32%，和成面团；将上述面团置于温度为 35 ～ 38℃、相对湿度 80% ～ 90% 的环境下发酵 2 ～ 3 小时，得到发酵面团；将上述发酵面团制成规定的形状，在 36 ～ 40℃下醒发 20 ～ 30 分钟；将醒发后的馒头放在蒸锅上蒸 15 ～ 20 分钟后即得所述豆渣保健馒头。本馒头具有健脾益胃、补气养血、增强免疫力等功效。

3. 玫瑰香蒲固体饮料。组成为代代花、佛手、覆盆子、桃仁、酸枣仁、昆布、牡蛎、香橼、蒲公英、玫瑰花、小茴香。有疏肝解郁、软坚散结、化瘀止痛之功。适用于乳房胀痛、乳房结块、乳腺增生、乳腺炎、乳腺导管综合征等各类乳腺疾病人群的健康养生。

佛　手

【来源】佛手，为芸香科植物佛手 *Citrus medica* L. var. *sarcodactylis* Swingle. 的干燥果实。

【性味归经】辛、苦、酸，温。归肝、脾、胃、肺经。

【功效】疏肝理气，和胃止痛，燥湿化痰。

【主治】

1. 肝胃气滞，胸胁胀痛。本品辛香行散，味苦疏泄，善于疏肝解郁、行气止痛。治肝郁气滞和肝胃不和之胸胁胀痛、脘腹痞满等，可与柴胡、香附、郁金等同用。

2. 脾胃气滞，胃脘痞满，食少呕吐。本品入脾胃经，能理气和中止痛。治脾胃气滞之脘腹胀痛、呕恶食少等症，可与木香、香附、砂仁等同用。

【食疗应用】

1. 佛手粳米粥。佛手 15g，粳米 100g，冰糖适量。将新鲜佛手切成片，装入洁净的纱布袋中，扎紧口。粳米洗净，加水适量煮粥，八成熟时，放入纱布袋，再煮约 15 分钟，下冰糖溶化调匀，拣去纱布袋。温热适量食用，每日 2 次。本品具有行气止痛、疏肝养胃之功，适用于肝胃不和型慢性胃炎，症见胃脘胀痛、连及两胁，情绪不畅时加剧，嗳气反酸，急躁易怒等。

2. 佛手郁藻粥。佛手 9g，郁金 6g，海藻 15g，粳米 100g，红糖适量。将前 3 味共煎煮，去渣留汁，入粳米、红糖煮粥。每日 1 次温热服食，连服 10 ～ 15 天。本品具有疏肝解郁、化痰散结之功，适用于肝郁气滞，见急躁易怒、胁肋胀痛、纳呆食少。

3. 陈皮佛手粥。陈皮、佛手各 15g，粳米 100g，冰糖适量。将陈皮、佛手与洗净的粳米加水适量，共煮粥，粥熟时加入冰糖即可。早、晚各 1 次，适用于慢性胃炎及腹胀者。

4. 佛手汤。合欢花 12g，佛手 10g，姜 5g，盐 3g。将合欢花、佛手片、姜、盐置砂锅中煎煮，煮沸约 20 分钟后，去渣取汁。本品具有疏肝理气之功，适用于上腹隐痛、胁肋不舒、脘腹饱胀、嗳气泛酸者。

【现代研究】现代研究表明，佛手醇提取物对肠道平滑肌有明显的抑制作用，有扩张冠状血管、增加冠脉血流量的作用，高浓度时抑制心肌收缩力、减缓心率、降低血压；还有抗应激、调节免疫、抗肿瘤等作用。

【产品开发】

1.佛手软糖。富含水果和益生菌的软糖是未来糖果发展的重要方向之一。佛手浆添加量 12.5%、调和温度 70℃、调和时间 4 分钟，在该工艺条件下，软糖感官品质最好，活菌数为 7.6 logCFU/g。体外消化试验显示，凝结芽孢杆菌具有很好的胃肠道耐受性，在 pH 值 1.5～3.5 的人工胃液中活菌数达 6.01 logCFU/g 以上；人工肠液消化 4 小时后活菌数仅下降 0.27 logCFU/g；在胆盐浓度 1～4g/L 时消化 24 小时的活菌数在 6.24 logCFU/g 以上；在 pH 值 3.0 的胃液中消化 2 小时后再转入肠液消化 10 小时，活菌数仅下降 0.28 logCFU/g。

2.猴头菇佛手固体饮料。猴头菇、佛手、高良姜、陈皮、香橼、砂仁粗粉碎，以复合酶（纤维素酶、果胶酶和木瓜蛋白酶，比例为 3：2：1）辅助水提，提取条件为液料比 18：1、酶解温度 67.0℃、酶解时间 2 小时、酶添加量 3.0%，得到的提取物相对单一水提的多糖含量高，总提取物得率高。该产品能调节脾胃功能紊乱，且无副作用。

3.木瓜昆苓固体饮料。由黄芥子、佛手、山药、茯苓、干姜、肉桂、高良姜、覆盆子、山楂、桃仁、乌梅、肉豆蔻、昆布、木瓜组成。能补肝肾强筋骨，能活血祛瘀、温经除风、软解散结。特别适用于足跟痛及腰酸、腰冷、腰痛人群的健康养生，尤其对历久经年的老足跟痛人群的健康养生效果极佳。

4.佛手桃芷膏。由佛手、香橼、橘皮、白芷、桃仁、山楂、葛根组成。能行气活血、祛风除湿、通痹止痛。主治瘀阻于肢体，症见肢体局部肿痛或青紫，舌质紫或见瘀斑、瘀点，脉涩。

5.香橼佛手膏。由香橼、佛手、栀子、橘皮、决明子、茯苓、百合、甘草组成。适用于气郁体质，能疏肝解郁，调畅情志，主治肝气郁结，症见面色苍暗或萎黄，性情急躁易怒，易于激动，或忧郁寡欢，胸闷不舒，时欲太息，舌淡，舌边红，苔白，脉弦。

6.佛手香仁膏。由佛手、香橼、桃仁、山楂、葛根、橘皮、薤白、桔红、砂仁组成，适用于血瘀体质，能行气活血，通脉止痛，主治瘀阻于心者，症见胸闷疼痛，痛引肩背，心悸，口唇青紫，舌质青紫或有瘀斑、瘀点，脉涩或结代。

7.龙枣益智膏。由龙眼肉、酸枣仁、益智仁、佛手、薤白、肉桂组成，能益气温阳，养心安神，主治心阳虚证，症见心悸心慌，心胸憋闷疼痛，形寒肢冷，失眠多梦，心神不宁，舌淡胖或紫暗，苔白滑，脉弱或结代。

8. 山楂桃葛膏。由佛手、橘皮、小茴香、桃仁、山楂、葛根组成，能疏肝理气、祛瘀通络，主治瘀阻于肝者，症见胁痛痞块，入夜尤甚，舌质紫暗或有瘀斑点，脉弦涩。

9. 桃仁香芷膏。由佛手、香橼、橘皮、白芷、桃仁、山楂、葛根、肉桂、干姜组成，能活血化瘀，和络止痛，主治瘀阻于胞宫者，症见少腹疼痛，月经不调，痛经，经色紫黑有块，舌质紫暗或有瘀斑、瘀点，脉弦涩。

10. 佛香益智固体饮料。由佛手、香橼、橘红、砂仁、陈皮、益智仁、麦芽、山楂组成，能行气导滞、消食化积，用于脾胃气滞所致的口淡无味，不思饮食，消化不良，食欲不振，脘腹饱胀，乳积不消，完谷不化，形寒肢冷，大便溏泄等。

11. 佛手代花膏。由佛手、山药、薏苡仁、代代花、赤小豆、桑椹、山银花、黄精、白茅根、荷叶、栀子、山楂、玉竹、白扁豆、枳椇子、莲子、蒲公英、槐花、广藿香、决明子、马齿苋、砂仁组成，能清热祛湿，适用于湿热人群。

香　　橼

【来源】香橼，为芸香科植物枸橼 *Citrus medica* L. 或香圆 *Gitrus wilsonii* Tanaka. 的干燥成熟果实。

【性味归经】辛、苦、酸，温。归肝、脾、肺经。

【功效】疏肝解郁，理气宽中，燥湿化痰。

【主治】

1. 肝胃气滞，胸胁胀痛。本品辛能行散，苦能疏泄，入肝经，能疏肝理气而止痛。治肝郁胸胁胀痛，可与柴胡、郁金、佛手等同用。

2. 脾胃气滞，脘腹痞满，呕吐噫气。本品气香醒脾，辛行苦泄，入脾胃以行气宽中。用治脾胃气滞之脘腹胀痛，嗳气吞酸，呕恶食少，可与木香、砂仁、藿香等同用。

3. 痰多咳嗽。本品苦燥降泄以化痰止咳，辛行入肺而理气宽胸。用治湿痰咳嗽、痰多胸闷等，可配伍生姜、半夏、茯苓等。

【食疗应用】

1. 香橼酒。把干燥后的香橼洗净切成片状，直接放在干净玻璃杯中，然后倒入 10 倍的高度白酒密封浸泡，30 天以后取出饮用，每次用量不超过 30g。

2. 香橼糖。把香橼烘干后研成细末，加适量砂仁粉和白糖，调匀后一起入锅熬制，熬到起丝后取出放在可以成型的容器中，自然降温，降温后用刀把其划成小块儿，每次取一小块直接放在嘴里慢慢含服。

3. 香橼露。陈香橼 100g 放入瓶中加适量清水，加热蒸馏得到香橼露。能开胃消食、理气止痛。

【现代研究】现代研究表明，香橼主要含挥发油，主要成分有右旋柠檬烯、水芹烯、枸橼醛、乙酸香叶酯等，另外含黄酮类成分如柚皮苷、橙皮苷等，还含二萜内酯类及鞣质等。《药典》规定本品含柚皮苷（$C_{27}H_{32}O_{14}$）不得少于 2.5%。本品有促进胃肠蠕动、健胃及祛痰作用，还有抗炎、抗病毒作用。

【产品开发】

1. 蜂蜜香橼保健茶。以新鲜香橼作为原材料，以蜂蜜、卡拉胶和柠檬酸钠作为辅料，工艺配方为香橼皮：香橼肉为 1∶2.5，蜂蜜添加量 50%，柠檬酸钠 1.0%，卡拉胶 2.0%。此配方制得的蜂蜜香橼茶色泽良好，形态、组织状态、滋味与口感俱佳，各项理化指标和微生物指标完全符合国家标准，具有较好的市场开发前景。

2. 玫瑰香蒲固体饮料。由代代花、佛手、覆盆子、桃仁、酸枣仁、昆布、牡蛎、香橼、蒲公英、玫瑰花、小茴香组成。功效为疏肝解郁、软坚散结、化瘀止痛。适用于乳房胀痛、乳房结块、乳腺增生、乳腺炎、乳腺导管综合征等各类乳腺疾病人群的健康养生。

3. 香橼佛手膏。由香橼、佛手、栀子、橘皮、决明子、茯苓、百合、甘草组成，适用于气郁体质，能疏肝解郁、调畅情志，主治肝气郁结者，症见面色苍暗或萎黄，性情急躁易怒，易于激动，或忧郁寡欢，胸闷不舒，时欲太息，舌淡，舌边红，苔白，脉弦。

4. 佛手香仁膏。由佛手、香橼、桃仁、山楂、葛根、橘皮、薤白、橘红、砂仁组成，适用于血瘀体质，能行气活血、通脉止痛，主治瘀阻于心者，症见胸闷疼痛，痛引肩背，心悸，口唇青紫，舌质青紫或有瘀斑、瘀点，脉涩或结代。

黄芥子

【来源】黄芥子，为十字花科植物白芥 *Sinapis alba* L. 或芥 *Brassica juncea*（L.）Czern. et Coss. 的干燥成熟种子。前者习称"白芥子"，后者习称"黄芥子"。

【性味归经】辛，温。归肺经。

【功效】温肺豁痰，利气散结，通络止痛。

【主治】

1. 寒痰咳喘，悬饮胸胁胀痛。本品辛温力雄，性善走散，能温肺寒，利气机，豁痰涎，逐水饮。治寒痰壅肺，气逆咳喘，痰多清稀，胸闷者，常与苏子、莱菔子同用，如三子养亲汤（《韩氏医通》）；若痰饮停滞胸膈成胸胁积水，咳喘胸满胁痛者，可配伍甘遂、大戟等以豁痰逐饮，如控涎丹（《三因极一病证方论》）。治疗冷哮日久，可与细辛、甘遂、麝香等研末，于夏令外敷肺俞等穴，或以白芥子注射液在肺俞、膻中、定喘等穴位行穴位注射。

2. 痰滞经络，关节麻木疼痛，痰湿流注，阴疽肿毒。本品温通经络，善散"皮里膜外之痰"，又能消肿散结止痛。治痰湿阻滞经络之肢体麻木或关节肿痛，可配伍马钱子、没药、肉桂等，亦可单用研末，醋调敷患处。治痰湿流注，阴疽肿毒，常配伍鹿角胶、肉桂、熟地黄等药，以温阳化滞，消痰散结，如阳和汤（《外科全生集》）。

总之，黄芥子温中散寒，利气豁痰，通经络，消肿毒。可用于胃寒吐食，心腹疼痛，肺寒咳嗽，痛痹，喉痹，阴疽，流痰，跌打损伤。

【使用注意】本品辛温走散，耗气伤阴。久咳肺虚及阴虚火旺者忌用；消化道溃疡、出血者及皮肤过敏者忌用。用量不宜过大，以免引起腹泻。不宜久煎。

【食疗应用】白芥子粥，以白芥子 15g、粳米 500g 煮粥。用于咳嗽气喘，胸膈满闷，肢体关节疼痛、麻木等。

【现代研究】现代研究表明，黄芥子主要含氮类成分，如芥子碱、白芥子苷、4-羟基-3-吲哚甲基芥子油苷，还含脂肪油、蛋白质及黏液质、多种氨基酸等。《药典》规定本品含芥子碱硫氰酸盐（$C_{16}H_{24}NO_5SCN$）不得少于 0.50%，炒芥子不得少于 0.40%。芥子粉使唾液分泌及淀粉酶活性增加，小剂量能刺激胃黏膜，增加胃液及胰液的分泌，大剂量可迅速引起呕吐，有祛痰作用。水溶剂体外对堇色毛癣菌、许兰黄癣菌等皮肤真菌有不同程度的抑制作用。另外，黄芥子苷水解产生的苷元有杀菌作用。

【产品开发】

1. 五子轻身饮。莱菔子 6g，冬瓜子 6g，决明子 6g，紫苏子 6g，黄芥子 6g，水750mL。五种药放入纱布中用棉线把纱布系紧，放入砂锅中，加入水，先浸泡半小时，加盖煮 30 分钟，水大开之后转小火。

2. 青苏茶。青皮 5g，苏叶 3g，黄芥子 3g，龙胆草 3g，当归尾 2g，花茶 3g。用药的煎煮液 350mL 泡茶饮用，冲饮至味淡。能疏肝行气止痛，用于肝气不和，胁肋刺痛如击如裂者。

3. 苍术白芥茶。苍术 5g，黄芥子 3g，绿茶 3g。用 250mL 开水冲泡后饮用，冲饮至味淡，能祛痰湿，通经络。用于痰湿阻遏，经络不利所致肢体屈伸不利、麻木。

4. 桔梗桑椹膏。由桔梗、桑椹、黄芥子、苦杏仁、橘皮、佛手、生姜、榧子、橘红、沙棘、罗汉果组成，能止咳化痰平喘，温肺豁痰利气。用于咳嗽痰多、胸闷不畅、咽痛音哑，或肺热燥咳、咽痛失音；或咳嗽气喘、呼吸紧迫等。

5. 木瓜昆苓固体饮料。由黄芥子、佛手、山药、茯苓、干姜、肉桂、高良姜、覆盆子、山楂、桃仁、乌梅、肉豆蔻、昆布、木瓜组成，能活血祛瘀、温经除风、软坚散结。特别适用于足跟痛及腰酸、腰冷、腰痛人群的健康养生，尤其对历久经年的老足跟痛人群的健康养生效果较佳。

薤　白

【来源】薤白，为百合科植物小根蒜 *Allium macrostemon* Bge. 或薤 *Allium chinensis* G. Don. 的干燥鳞茎。

【性味归经】辛、苦，温。归心、肺、胃、大肠经。

【功效】通阳散结，行气通滞。

【主治】

1. 胸痹心痛。本品辛散温通，善散阴寒之凝滞、通胸阳之闭结，为治胸痹要药。治寒痰阻滞、胸阳不振所致的胸痹证，可与瓜蒌、半夏、枳实等配伍，如瓜蒌薤白白酒汤、瓜蒌薤白半夏汤、枳实薤白桂枝汤（《金匮要略》）；治痰凝血瘀之胸痹，则可与丹参、川芎、瓜蒌等配伍。

2. 脘腹痞满胀痛，泻痢后重。本品辛行苦降，归胃、大肠经，有行气异滞，消胀止痛之功。治胃寒气滞之脘腹痞满胀痛，可与高良姜、砂仁、木香等同用。

【食疗应用】

1. 糖醋薤白。薤白 500g，白糖、白醋各适量。将薤白洗净，晾干水，置入密封的容器中，加白糖、白醋，浸泡 10 天以后可食用。糖醋薤白酸甜可口，具有开胃、健脾醒酒、帮助消化的作用，适用于食欲不振、纳呆食少、消化不良引起的脘腹饱胀等病症。

2. 薤白米粥。薤白 10～15g（鲜者 30g），粳米 100g，同入砂锅内，加水 500mL 左右，煮为稀粥。本品能宽胸行气、止痛止痢，主要用于冠心病胸闷不舒或心绞痛，老年人慢性肠炎、菌痢等。

3. 薤白鸡蛋汤。鸡蛋 2 枚，薤白 120g。将薤白洗净，切碎；鸡蛋打入碗中搅散，二味相合煮作蛋汤。早晚分两次服，温热空腹食之。本品有通阳理气、健脾止泻的功效，适用于脾胃阳虚型的患者及久痢、冷泻等病症。

4. 豆豉薤白饮。豆豉 30g，薤白 30g。上二物同放锅中，加水适量，煎取液汁 200mL。本品有行气散结、温阳止痢的功效，适用于寒湿伤脾所致下痢，症见下痢色白、饮食不消、四肢不温等。

5. 薤白三七鸡肉汤。鸡肉（连骨）500g，薤白 60g，陈皮 6g，三七 12g，生姜、大枣、米酒适量。三七洗净，打碎成小粒状，鸡肉洗净，切块；陈皮水浸洗净；薤白除去根须，洗净，生姜、大枣（去核）洗净。把三七、鸡肉、陈皮、大姜、大枣放入开水锅内，武火煮沸后，文火煲 2 小时，放入薤白再煮沸片刻，调味，放入米酒搅匀。

能行气消肿，通阳散结。治痰瘀凝滞之胸痹，症见胸部隐痛或胁肋不适、喉中有痰、倦怠乏力等。

6. 薯蓣薤白粥。怀山药 100g，薤白 10g，粳米 50g，清半夏 30g，黄芪 30g，白糖适量。先将米洗净，加入切细的怀山药和洗净的黄芪、半夏、薤白共煮，加入白糖后食用。能益气通阳，化痰除痹。本品适用于脾虚不运，痰浊内生而致气虚痰阻之痛风症。

7. 瓜蒌薤白茶。瓜蒌 5g，薤白 3g，花茶 3g，开水冲泡后饮用。能宣肺开痹。本品主要用于胸痹喘息咳唾、胸背痛、短气。

8. 杏仁薤白雪蛤羹。杏仁 12g，薤白 10g，雪蛤 5g，冰糖 20g。把杏仁、薤白放入盆内洗净；雪蛤用温水发透，除筋膜和黑子；冰糖打碎。把雪蛤、杏仁、薤白、冰糖同放蒸杯内，加清水 150mL。将蒸杯置蒸笼内，用武火大汽蒸 45 分钟即成。本品能滋阴补血，止咳化痰，适用于冠心病患者。

9. 薤白爆明虾。薤白 60g，明虾 300g，炙巴戟天 6g，油、盐、黄酒、生姜、红辣椒油各适量。将薤白去皮洗净，生姜洗净切片，备用；炙巴戟天稍泡，上锅蒸 15 分钟备用；把明虾的虾枪去掉，用盐、黄酒腌好备用。锅中倒入油烧至七成热，将明虾倒入爆至皮脆出锅；锅内留底油放入蒸好的巴戟天、薤白爆香，再倒入虾一起翻炒，加盐、黄酒炒香，最后根据口味放入适量红辣椒油翻炒出锅即可。本品能补肾壮阳、通阳散结，适用于胸闷心痛、腰膝冷痛、阳痿早泄、年老体衰的人群。

10. 薤白煎鸡蛋。薤白 120g，鸡蛋 3 枚，盐、油各适量。先将薤白洗净，切细末，备用；鸡蛋磕入碗内，放入盐，用筷子或打蛋器抽打起泡。把平底锅烧热，倒入油，油热后倒入鸡蛋液，再撒上薤白细末，在火上煎 5 分钟左右，将一面煎成焦黄即成。本品能辛香开胃、宽胸除痹，适用于食欲不振、胸闷心痛、手足发凉、冠心病、心绞痛人群。

11. 薤白乌鸡汤。薤白 15g，乌鸡 240g，大枣 9g，生姜 6 片，食盐适量。薤白、大枣洗净，薤白切片备用；乌鸡洗净，切块，放入盛有清水的锅内，大火烧开，撇去浮沫；放入大枣和姜片，小火煮 1 小时，放入薤白片，稍煮片刻，加入食盐调味。本品能行气散结、补养气血，适用于气血不足、胸胁胀闷、易于疲劳的人群。

12. 薤白猪肚汤。薤白 12g，猪肚 240g，生姜 6 片，大枣 3 颗，食盐适量。将猪肚反复用水冲洗干净，薤白洗净切片，大枣洗净；将薤白片、姜片、大枣放入猪肚内，并留少许水分；把猪肚的头尾用线扎紧，放入盛有适量清水的砂锅内，大火煮开后，小火煲 1 小时，至猪肚酥软，加食盐调味。本品能通阳散寒、健脾养胃，适用于脾胃虚寒、纳食不佳、偶有胀满的人群。

13. 薤白肉馄饨。薤白 15g，蒲公英 150g，猪肉 300g，馄饨皮 450g。择洗干净的薤白切成细末，放入剁碎的肉糜中；蒲公英择洗干净，焯水，然后放冷水浸泡；再放适量食盐、味极鲜、鸡精、食用油到肉糜中，搅拌均匀，放一边腌制入味；取出蒲公英，攥干水，剁成细末放入肉糜中搅拌均匀成馅；取馄饨皮，包成大馅馄饨；水里放点食盐，水开入馄饨煮，水滚三滚馄饨即熟。捞出即可食用。本药膳具有行气宽胸、消肿清胃的功效，适用于胸脘时闷、偶有怕冷、胃中有热、血脂偏高等人群。

【现代研究】 现代研究发现，薤白主要含甾体皂苷类成分，如薤白苷 A~K 等，还含前列腺素、生物碱及含氮化合物等。本品具有抗泻下、抗血小板凝集、降低血脂、抗动脉粥样硬化、抗氧化、镇痛、抑菌、抗炎等作用。

【产品开发】

1.薤白佛手固体饮料。以薤白、佛手、荷叶、莱菔子、山楂为原料，红曲米（粉）、酵母、麦芽糊精为辅料，经提取、浓缩、烘干、粉碎、制粒（或不制粒）、分装、包装而成，具有健脾消食作用。

2.龙枣益智膏。由龙眼肉、酸枣仁、益智仁、佛手、薤白、肉桂组成。能益气温阳，养心安神。主治心阳虚证，症见心悸心慌，心胸憋闷疼痛，形寒肢冷，失眠多梦，心神不宁，舌淡胖或紫暗，苔白滑，脉弱或结代。

玫瑰花

【来源】 玫瑰花，为蔷薇科植物玫瑰 *Rosa rugosa* Thunb. 的干燥花蕾。

【性味归经】 甘、微苦，温。归肝、脾经。

【功效】 行气解郁，和血，止痛。

【主治】

1.肝胃气痛，食少呕恶。本品芳香行气，味苦疏泄，归肝、胃经，既能疏肝，又能宽中和胃。治疗肝胃不和之胸胁脘腹胀痛、呕恶食少，可与香附、佛手、砂仁等配伍。

2.月经不调，经前乳房胀痛。本品善于疏肝行气止痛，治肝郁气滞之月经不调，经前乳房胀痛，可与当归、川芎、白芍等配伍。

3.跌扑伤痛。本品味苦疏泄，性温通行，有活血止痛之功。治疗跌打损伤，瘀肿疼痛，可与当归、川芎、赤芍等配伍。

【食疗应用】

1.玫瑰花糕。玫瑰花初开时，清晨采摘下来，将花瓣轻轻撕下，洗净，分层加白糖放在小瓷罐或玻璃罐中，让糖吸收花瓣中的水分，融化后就成玫瑰花糕，日服 3 次，每次 10g，可以治疗胃痛、消化不良、肺结核咳血等。

2.玫瑰花糖浆。将 100g 玫瑰花蕾加清水 500mL 左右，煎煮 20 分钟后，滤去花渣，再熬成浓汁，加入 500 ～ 1000g 红糖，熬成膏状即可。每天服用 1 ～ 2 茶匙，可补血养气，滋养容颜，长期使用，效果更佳。

3. 玫瑰花粥。玫瑰花 5 朵，粳米 100g，樱桃 10 枚，白糖适量。将未全开的玫瑰花采下，轻轻撕下花瓣，用清水漂洗干净；粳米淘洗，常法煮成稀粥，加入玫瑰花、樱桃、白糖稍煮即可。本品可利气行血，散瘀止痛，用于妇女带下、痛经等。

4. 玫瑰沙拉。新鲜玫瑰花瓣，青瓜、小番茄、火龙果等水果，橄榄油、沙拉酱、柠檬汁适量。将新鲜玫瑰花瓣摘下，在清水中泡半小时待用。各种水果洗净，切成小块。将所有原料放盘中，加入沙拉酱，浇上橄榄油。加柠檬汁拌匀即可食用。

5. 玫瑰醋。干燥玫瑰花 6 朵，新鲜迷迭香 2 枝，白醋 300mL，装瓶后置于阴凉通风处。每天需轻摇晃一次。使香味均匀混合，3 ～ 4 周后将材料取出即可。存放期约半年，为食用醋的代替品。沙拉、料理调味皆可使用。

6. 玫瑰豆腐。玫瑰花 1 朵，豆腐 2 块，鸡蛋 1 枚，白糖、淀粉、青丝各适量。将豆腐块沾满干淀粉，挂上蛋糊，下油锅炸至金黄色，捞出沥油；炒勺内放少许清水，下入白糖搅炒，使其化开起大泡，放入炸好的豆腐块翻炒几下。再放入鲜玫瑰丝及青丝，糖发白时盛入盘内，撒上白糖即成。此菜具有益气和胃、活血散瘀的功效，适用于肝胃气痛、腹胀、消渴、乳痈、肿毒等病症。

7. 玫瑰花茶。干玫瑰花蕾或花瓣 5g，用开水冲泡 5 ～ 10 分钟后代茶饮用，可加糖或蜂蜜。此茶有理气和血、舒肝解郁、降脂减肥、润肤养颜等作用，对妇女痛经、月经不调有效。

8. 玫瑰玻璃肉。鲜玫瑰花 2 朵，猪肉 400g，熟芝麻、白糖各适量。猪肉切小条加湿淀粉拌匀；鲜玫瑰花洗净，切成粗丝。油热，将酱好的猪肉入锅中油炸好捞出沥油；锅内留底油少许，放入白糖，翻炒至能挂长丝。随即下肉条颠翻几下，待糖全裹在猪肉上面，投入芝麻、鲜玫瑰花丝，迅速翻炒几下，盛盘晾凉即可。此菜具有补肺健脾、理气活血功效，适用于脾胃虚弱、阴虚咳嗽、食欲不振、消化不良、便秘等病症。

9. 玫瑰四物酒。玫瑰花 100g，当归、熟地黄、炒白芍、枸杞子各 20g，白酒 1500mL。各种原料洗净，装入纱布袋，扎紧袋口。将配料袋与酒同置容器中，密封，浸泡半月，即可开封取用。每次饮 10 ～ 15mL，每日早晚各饮 1 次。

10. 玫瑰五花糕。玫瑰花 25g，红花、凌霄花、鸡冠花、野菊花各 15g，大米粉、糯米粉各 250g，白糖 100g。诸花揉碎备用，大米粉与糯米粉拌匀，糖用水溶开。米粉内拌入诸花，迅速搅拌，徐徐加糖水，使粉均匀受潮，并泛出半透明色，成糕粉。糕粉湿度为手捏则成团，放开则散开。糕粉放入糕模内，用武火蒸 12 ～ 15 分钟。放凉当点心食用，每次 30 ～ 50g，一日 1 次。

11. 玫瑰番木瓜。玫瑰酱 40g，番木瓜 1 个，蜂蜜 20g，冰糖 40g。木瓜洗净削去外皮，去籽，切成厚片装盘。锅洗净加水 100mL，加冰糖、蜂蜜熬成浓汁加玫瑰酱搅匀关火，待糖浆晾凉后浇在木瓜上即可食用。本品具有理气解郁、活血散瘀、调经止痛、健脾消食、除湿通络之功。

12. 玫瑰金橘饼饮。玫瑰花瓣 6g，金橘饼半块（切碎），沸水冲泡，闷 15 分钟，代茶饮，可冲泡 3～5 次，一日饮完，嚼服玫瑰花瓣、金橘饼。本品适用于情绪忧郁兼有胸胁胀痛等。

【现代研究】玫瑰主要含挥发油，挥发油中主要成分为香茅醇、牻牛儿醇、橙花醇、丁香油酚、苯乙醇等，还含有槲皮苷、鞣质、脂肪油、有机酸等。玫瑰油对大鼠有促进胆汁分泌作用。

【产品开发】

1. 玫瑰红茶。玫瑰红茶除了具有促进胃肠消化、促进食欲、利尿、消除水肿、强壮心脏等功能外，还有理气活血、疏肝解郁、美容、调经、利尿、缓和肠胃神经、防皱纹、防冻伤等功能。

2. 玫瑰精油、玫瑰纯露和玫瑰花水。玫瑰花经过蒸馏即可获得玫瑰精油、玫瑰纯露、玫瑰花水、玫瑰渣、玫瑰浓缩液等产品。市场上最常见的有 100% 纯单方玫瑰精油、口服级玫瑰精油、玫瑰纯露、玫瑰花水等。玫瑰精油还可以直接用于高档薰香及食品、饮料、糖果、烟酒等的调香剂，是绝大多数高档化妆品不可或缺的芳香剂之一。

3. 玫瑰茯苓固体饮料。由玫瑰花、茯苓、大枣、槐花、覆盆子、佛手、桃仁、生姜、甘草组成。本品能调经祛斑，主治月经不调、面部色素斑。

荜　茇

【来源】荜茇，为胡椒科植物荜茇 *Piper betle* L. 的果穗。

【性味归经】辛，热。归胃、大肠经。

【功效】温中散寒，下气止痛。

【主治】

1. 脘腹冷痛，呕吐，泄泻。治久寒积冷，脘腹冷痛、泄泻，可与高良姜、干姜、肉桂等配伍。

2. 寒凝气滞，胸痹心痛，头痛，牙痛。本品辛散温通，功能散寒止痛。治疗寒凝气滞之胸痹心痛，常与檀香、延胡索、高良姜等同用。治疗寒凝头痛，与川芎、藁本等配伍。

【食疗应用】

1. 荜茇粥。荜茇 3g，白胡椒 3g，肉桂 3g，粳米 300g。将荜茇、白胡椒、肉桂筛选干净，打成细末。将米淘净后倒入锅内，加入 2000mL 水，煮至米烂汤稠成粥。把药末撒进粥里，边撒边搅。撒完、搅匀后即可起锅，可略加盐调味。功能温脾胃，通心阳，调气机，止疼痛。适用于脾胃阳虚而致的阴寒内盛之胸闷心痛、脘腹冷痛、食少腹胀、呕吐清水、寒凝痛经等病症。

2. 荜茇羊蹄。羊头1个，羊蹄4只。洗净，去毛，放大铝锅中，加水适量，炖五成熟，再加荜茇、干姜各30g，胡椒10g，葱白50g，豆豉少许，食盐适量，再以小火继续炖至熟烂即可。分顿连续食用，有温脾胃、补虚劳功效。适用于久病体弱、脾胃虚寒经常腹痛患者食用。

3. 砂仁荜茇鲫鱼汤。砂仁10g，荜茇10g，陈皮10g，鲫鱼1000g，大蒜2头，胡椒10g，辣椒、葱、食盐、酱油、菜油适量。将鲫鱼去鳞、鳃和内脏，洗净；在鲫鱼腹内，装入陈皮、砂仁、荜茇、大蒜、胡椒、辣椒、葱、盐，将鱼腹以线缝合；取锅1只，放入菜油烧热，将鲫鱼入油中煎3分钟，加入酱油和水适量，炖熟即成。弃药，吃肉喝汤，佐膳酌量食用。功能温中散寒，健脾和胃，止呕，补虚。主治寒性腹痛，适合虚性腹痛患者食用。

4. 荜茇鹿头汤。鹿头1只，鹿蹄4只，荜茇15g，生姜3g，食盐、八角、小茴香、味精、胡椒各适量。将鹿头、鹿蹄除去毛洗净，荜茇、生姜洗净，拍破。将鹿头、鹿蹄放入砂锅内，加水适量。放入生姜、荜茇、八角、小茴香，置旺火上烧沸，移小火上熬熟。熬熟后的鹿头、鹿蹄取出，剖下鹿肉，切成粗条，再置汤中烧沸，放入食盐、味精、胡椒粉即成。功能壮阳益精，适用于阳虚体弱、肾精亏虚所出现的腰膝酸软、畏寒怯冷、阳痿早泄等症。

5. 荜茇烧黄鱼。鲜黄鱼1条，荜茇、砂仁、陈皮、胡椒各10g，调料适量。将鱼洗净，药装入鱼腹，并入葱、盐、酱油各适量，待素油烧热时入锅煎熟，加水适量炖羹食用。功能益气补中，行气开胃。可用于食道癌、胃癌之辅助治疗。

6. 乳煎荜茇。牛乳250mL，荜茇15g。将荜茇放牛乳中煎煮，适用于"气痢"病。

【现代研究】荜茇含有挥发油、胡椒碱、棕榈酸、四氢胡椒酸等成分。其挥发油对白色和金黄色葡萄球菌、枯草杆菌、大肠杆菌、痢疾杆菌及流感病毒等均有较强的抑制或杀灭作用。现代研究还发现一些其他的药理作用，包括调节血脂、抗炎、抗肿瘤、保护肝脏等作用。

【产品开发】摩洛哥香料由孜然、香菜籽、丁香、荜茇胡椒、白胡椒、肉豆蔻干皮、小豆蔻、八角、小茴香、姜粉、辣椒粉、肉桂、姜黄、肉豆蔻组成，研磨成粉使用。

第十章 消食药

山 楂

【来源】山楂，为蔷薇科植物山里红 *Crataegus pinnatifida* Bge. var. *major* N. E. Br. 或山楂 *Crataegus pinnatifida* Bge. 的干燥成熟果实。

【性味归经】酸、甘，微温。归脾、胃、肝经。

【功效】消食健胃，行气散瘀，化浊降脂。

【主治】

1.肉食积滞证。善消食化积，治各种饮食积滞，为消化油腻肉食积滞之要药。治食肉不消，以单味山楂煎服，配莱菔子、神曲、炒麦芽等，可加强消食化积之功；治积滞脘腹胀痛，可与木香、青皮、枳实等配伍，以行气消滞。

2.泻痢疝气。治泻痢腹痛，单用焦山楂水煎内服；治疝气疼痛，常与橘核、荔枝核等配伍。

3.血瘀诸证。治瘀滞胸胁，常与川芎、桃仁、红花等配伍；治产后瘀阻腹痛、恶露不尽或血滞痛经、经闭，可单用本品加糖水煎服，亦可与当归、香附、红花等配伍。

除此以外，可治高脂血症以及冠心病、高血压病，单用生山楂或与丹参、三七、葛根等配伍使用。

【使用注意】脾胃虚弱而无积滞、胃酸分泌过多者慎用。

【食疗应用】

1.山楂红糖粥。山楂 30 ～ 40g 水煎取汁，与洗净的粳米 60g、红糖 10g 共入锅煮成粥。每日分 2 次食用。适用于食积停滞。

2.山楂怀药饼。鲜山楂（去核）、怀山药各等份，将山楂、山药分别蒸熟，冷却后压成泥，再把山楂泥、山药泥和白糖搅拌均匀，揉成长条，用刀切成厚薄一致的片，即可食用。适用于小儿脾虚久泻、食后腹胀、不思饮食、消化不良等症。

3.山楂止痢膏。山楂 500g 洗净，去果柄、核，放入砂锅中，加清水适量，煎至七成熟。水将干时加入蜂蜜 250g，再以文火煎煮熬透。收汁即成。待冷后入容器备用。每日 3 次，每次适量。具有健脾开胃、消食止痢之功效，适用于痢疾，饭后食用可治肉食不消。

4. 山楂红糖饮。山楂肉 30g，水煎取汁，加红糖 20g，热服。适用于月经量少者。

5. 山楂益母膏。山楂、益母草各 50g，红糖 100g。山楂切片，与益母草加水煎煮，去渣，加红糖收膏。适用于产后受寒、恶露不尽、量少色紫、腹痛拒按等，对产后血瘀型恶露不绝效果较好。

6. 山楂健脑液。山楂、核桃肉、蜂蜜各 30g。将山楂加适量清水煮熟，去渣，取滤液；将核桃肉加水浸泡 30 分钟，研磨成浆。取山楂汁倒入锅中，置火上煮，加入蜂蜜搅拌均匀，再缓缓倒入核桃浆，煮沸，即成。适宜于中老年动脉硬化、高血压病、冠心病、脑卒中后遗症患者，平常可用作脑力劳动者健脑饮料。

7. 山楂三七粥。山楂（带核）15g，三七 3g，粳米 50g，共煮粥，熟后加蜂蜜适量。每天早晨食用，每日 1 次，15 天为 1 个疗程。适用于高脂血症以及冠心病、高血压病。

8. 山楂决明荷叶汤。山楂、决明子各 15g，荷叶半张。山楂切片，荷叶切丝，与决明子加水共煎，取汁代茶饮。适用于冠心病、高血压、高血脂、肥胖症等。

【现代研究】山楂主要含有有机酸类成分、黄酮类、三萜类，还含胡萝卜素、维生素 C、维生素 B$_1$ 等。其所含脂肪酸能促进脂肪消化，并增加胃消化酶的分泌而促进消化，且对胃肠功能有一定调整作用。其提取物能扩张冠状动脉，增加冠脉流量，保护缺血缺氧的心肌，并可强心、降血压及抗心律失常；可降血脂，抗动脉粥样硬化，还能抗血小板聚集、抗氧化、增强免疫、收缩子宫、抑菌等。

【产品开发】随着人们生活水平的提高和健康意识的不断加强，在食品中加入更多的营养和功能性成分是市场消费的主流观念，而山楂作为药食两用的中药材，正好符合这种市场需求。因其毒性小、不良反应少，具有消食化气功能的同时还具有降低"三高"、提升人体免疫力、抗癌等作用，不仅有望以各种有效部位或成分开发成中药新药，还可充分利用其色泽鲜艳、味道独特的特点，在功能性食品上多做点工作。因此，以山楂为原料的药食同源食品的开发前景广阔。

1. 山楂复合果酱、软糖及果冻。山楂中含有多种有机酸，可提高胃蛋白酶活性，促进蛋白质的消化；含有的淀粉酶，能增强胰脂肪酶活性，促进脂肪的消化，达到消食开胃、增进食欲的作用。山楂果胶含量丰富，是提取果胶的好原料，而果胶所具有的凝胶特性赋予了山楂独特的加工性能，提取出的果胶可以根据需要与其他水果制成复合果酱，增加果酱的黏稠度，组织状态均匀，流动性好，改善果酱的口感和风味，不但能增进食欲，而且有益于心脑血管的健康，符合消费者的需求，另外山楂果胶也可用于制作软糖和果冻。

2. 山楂营养保健饮品。山楂中含有较多的黄酮类化合物和脂肪酸等有效成分，具有较好的保健作用。其中，黄酮类化合物能改善心肌缺血，增强心搏能力，增加冠状动脉血流量，具有显著的保护心肌和降压作用。可用于研制营养保健品，风味独特，营养价值高，并有很好的药用价值。

3. 山楂果酒、果醋、酸奶。以鲜山楂为主要原料酿制山楂酒、山楂果醋，或者在酸奶的制作过程中加入山楂，将山楂的营养成分充分释放，集美味与保健于一体，具有预防疾病的功效和较高的保健价值，是一种天然健康的饮品开发方向。

4. 山楂其他类产品。山楂还可以制成糖葫芦、山楂糕、雪花片、果丹皮等产品。另外，山楂红糖粥、山楂怀药饼、山楂荷叶汤、山楂菊花决明茶等也都是简单易行的山楂烹制方法，美味、简便且保健功效显著。

总之，山楂作为传统消食中药，含有多种对人体有益的活性成分和营养物质，对人体功能存在广泛的作用。以上只是山楂部分功效的研究，其还具有许多未探知到的功效作用。作为药食两用、养生保健的佳品，老少皆宜，具有十分广阔的市场前景。

鸡内金

【来源】鸡内金，为雉科动物家鸡 *Gallus gallus domesticus* Brisson. 的干燥沙囊内壁。

【性味归经】甘，平。归脾、胃、小肠、膀胱经。

【功效】健胃消食，涩精止遗，通淋化石。

【主治】

1. 饮食积滞证。本品消食化积作用较强，并可健运脾胃，广泛用于米面薯芋乳肉等各种食积证。治消化不良引起的反胃吐食，病情较轻可单味研末服；治疗食积较重者，可与山楂、麦芽等配伍，增强消食化积作用；治小儿脾虚疳积，与白术、山药、使君子等配伍。

2. 遗精、遗尿。治遗精，以鸡内金单味炒焦研末，温酒送服；治遗尿，常与菟丝子、桑螵蛸、覆盆子等配伍。

3. 石淋证，胆结石。治石淋或胆结石，常与金钱草、虎杖等配伍。

【使用注意】脾虚无积滞者慎用。

【食疗应用】

1. 鸡内金粥。鸡内金 5g，大米 50g。将鸡内金择净，研为细末备用；取大米淘净，放入锅内，加清水适量煮粥，待沸后调入鸡内金末，煮至粥成即可服食。每日 1 剂，连续 3～5 日。用于消化不良、食积不化、小儿疳积、遗尿、遗精及泌尿系结石等。

2. 砂仁鸡内金橘皮粥。鸡内金、干橘皮各 5g，砂仁 3g，粳米 60g，白糖适量。将鸡内金、砂仁、干橘皮共研成细末，等到粳米粥快熟时加入锅中，煮到粥熟烂时离火，调入白糖即成。每日 1 剂，连用 7～10 日。用于小儿食积，见胃纳减少、恶心呕吐、消化不良、烦躁哭闹等症。

3. 红枣益脾糕。红枣 30g，白术、鸡内金各 10g，干姜 1g，面粉 500g，白糖 300g，发面、碱水各适量。将红枣、白术、鸡内金、干姜水煎取汁；加入面粉、白糖、发面等，揉成面团；待发酵后，加入碱水，试好酸碱度，做成糕坯，上笼蒸熟。每日 1 次，作早餐食用。本品可益脾健脾消食，适用于食欲不振、食后腹痛、肠鸣腹泻等。

4. 益脾饼。红枣 250g，白术 30g，鸡内金 15g，面粉 500g，干姜 6g，食盐、植物油适量。鸡内金研为细粉，将白术、干姜用布包，同红枣一起煮约 1 小时；去除枣核，将枣肉压成泥，同面粉、鸡内金粉、食盐放入盆内，加入药汁适量，揉成面团；分为若干小团，做成薄饼，放入油锅中烙热服食。用于脾胃亏虚、饮食积滞、纳差、食少、食后腹胀、腹痛等。

5. 鸡内金赤豆粥。鸡内金 20g，赤小豆 40g，粳米 30g，白糖适量。将鸡内金洗净、研粉；赤小豆、粳米洗净，放入锅内，加水适量，武火煮沸后改用文火，待粥成时放鸡内金粉、白糖，搅拌均匀再煮沸即可。本品可健脾益胃，利湿排石。

6. 鸡内金安神粥。鸡内金 20g，蝉蜕 10g，粳米 100g，白糖适量。将蝉蜕、鸡内金共研细粉备用；粳米洗净，入锅加水适量，煮粥至稠，调入药粉 3g，再煮 5 分钟，放白糖调味即可。本品可健脾益胃，补中益气。

【现代研究】现代研究表明，鸡内金含胃激素、角蛋白、微量胃蛋白酶、淀粉酶、多种维生素与微量元素、氨基酸等。可提高胃液分泌量、酸度和消化力，增强胃蠕动，加快胃排空速率；增强胃蛋白酶、胰脂肪酶活性；加强膀胱括约肌收缩，减少尿量。

【产品开发】消化、吸收是人体，特别是儿童生长发育过程中最重要的功能。消化吸收一旦受阻、停滞，人体各项机能就会停滞，免疫力也随之下降，各种病症也就随之而来。鸡内金作为传统的消食药，是具有促消化功能的天然物质，利用该天然物质开发健康的功能性产品，具有重要的研究意义。

1. 生物活性肽。鸡内金质地坚韧，有效成分难以煎出，但其富含蛋白质，因此可以参考罗非鱼皮蛋白多肽，大鲵、鱼类胶原蛋白肽等的研究，利用酶水解等一系列方法制备生物活性肽。酶解法制备低聚肽具有成本低、易获得、反应温和可控等优点。制备食源性低聚肽，研究其生理活性不仅是一种可行的鸡内金综合利用途径，还可以满足人们的健康需求，具有广阔的应用前景。

2. 消食果糕。鸡内金消食化积作用较强，并可健运脾胃，以山楂、鸡内金、陈皮为原料制作的果糕，色泽鲜亮，糕体通透，口感软，酸甜可口，满足人们对食品的方便健康以及口感怡人的双重要求。

3. 促消化面包。面包口感香醇、携带方便且价格低廉，是一种老少皆宜的食品，在制作面包基本配方的基础上加入鸡内金等具有促消化功能的天然物质，做出一种色、香、味、形、组织状态良好且具有促消化功能的面包，发展前景广阔。鸡内金和普通的促消化药物不同，具有天然、无毒副作用的优点，使用起来放心可靠。

4.促消化饲料。研究表明，鸡内金不仅可以对人体起到消积化食的作用，在治疗动物食积方面也有显著效果。鸡内金炒焦为末，用葡萄糖水灌服 10g，每天 2 次，可治疗牛犊消化不良及过食腹痛。此外，在饲料中添加鸡内金还可以治疗猪消化不良、胃积食等疾病。由此可见，鸡内金在饲料添加剂等方面的开发与利用有很好的发展前景。

总之，鸡内金作为药食两用的中药材，健康安全，作为传统的消食药，能显著增强胃蛋白酶、胰脂肪酶活性，还含有多种对人体有益的活性成分，对调节人体免疫功能具有明显的作用。以上只是针对鸡内金的部分功效进行了探索，还有许多功效作用未能涉及，鸡内金在开发功能性产品方面的应用前景广阔。

麦　芽

【来源】麦芽，为禾本科植物大麦 *Hordeum vulgare* L. 的成熟果实经发芽干燥的炮制加工品。

【性味归经】甘，平。归脾、胃经。

【功效】行气消食，健脾开胃，回乳消胀。

【主治】

1.饮食积滞。本品尤善促进淀粉性食物的消化。治米面薯芋类饮食积滞，常与山楂、神曲、鸡内金等配伍；治小儿乳食停滞，单用本品煎服或研末服；治脾虚食少，食后脘腹胀满，常与白术、陈皮等配伍。

2.乳汁郁积。治妇女断乳、乳汁郁积之乳房胀痛，可大剂量单用。

3.肝郁胁痛。治肝气郁滞之胁肋、脘腹疼痛，常与柴胡、香附等配伍。

【使用注意】授乳期妇女不宜使用。

【食疗应用】

1.益气清心茶。山楂 15g，生麦芽 30g，太子参 15g，淡竹叶 10g。将山楂、生麦芽、太子参、淡竹叶洗净，用水煮沸，浸泡 15 分钟即成。代茶饮，随意饮用，有益气清心、健脾消滞的功效。

2.降脂茶。麦芽 40g，山楂 50g，丹参 30g，延胡索 15g，菊花 15g，红花 15g。每日 1 剂，水煎，早、晚各服 1 次。本品有活血降脂的效果。

3.麦芽散。麦芽 200g，神曲 150g，山楂 50g，甘草 50g。诸药共研成细末，每次 5g，小儿每次 2g，每日 3 次。本品可助消化，经常服用可以治疗食积。

4.麦芽回乳茶。生麦芽 100 ～ 200g，洗净，加水大火煮沸，改用小火煮 30 分钟，取汁，分 3 ~ 4 次服用。连续 5 日。本品有回乳作用，对乳房胀痛、乳汁难回有疗效。

5.麦芽谷芽牛肚汤。谷芽、麦芽、怀山药各 50g，陈皮 14 个，八角 5g，红枣 6 个，生姜 3 片，牛肚一个。各料洗净，加入清水 3L，武火煲沸后改文火煲约 3 小时，调入适量食盐和生油便可。本品用于健胃益脾、消食化滞，温补而不滞。

6.麦芽茶。麦芽 10g，绿茶 1g。将麦芽用冷水快速洗净，倒入锅中，加水半碗，中火烧沸后，立即冲入预先放好茶叶的杯中，加盖，5 分钟后可饮。以后均用沸水冲服，随冲随饮，直至药茶饮淡为止。适用于肝郁气滞，两胁胀痛，食欲不振者，对身体肥胖的患者尤宜。患者体质虚弱慎用，或将用量减半饮服。孕妇及哺乳期妇女忌用。

7.麦芽山药粥。麦芽 15g，山药 10g，大米适量。将麦芽、山药、大米放入锅中，加适量水，按常规煮粥食用。本品用于脾胃虚弱引起的消化不良。

8.麦芽鸡汤。炒麦芽 120g，植物油 10g，母鸡 1 只，清汤 2L，精盐 10g，胡椒粉 1g，葱 5g，姜 5g。将鸡洗净，切成 3cm 见方的块；炒麦芽用纱布包好；植物油入锅，烧热，放葱、姜、鸡块煸炒几下，再加清汤、麦芽包，用小火炖 1 ~ 2 小时；最后放入精盐、胡椒粉调味，取出麦芽包即可。本品能消食回乳，用于哺乳期妇女回乳。

【现代研究】现代研究表明，麦芽主要含 α - 淀粉酶、β - 淀粉酶、催化酶、麦芽酶、大麦芽碱、大麦芽胍碱、腺嘌呤、胆碱、蛋白质、氨基酸、维生素 B、维生素 D、维生素 E、细胞色素 C 等成分，具有助消化、降血糖、抗真菌等作用。此外，麦芽还具有回乳和催乳的双向作用，其作关键不在于生用或炒用，而在于剂量的大小，即小剂量催乳，大剂量回乳。

【产品开发】麦芽作为药食同源的中药材，全国大部分地区均产，取材便利，功效明确，与不同食物搭配，有不同的临床功效。随着现代人生活和工作压力增大，快节奏的生活方式，饮食作息不规律，越来越多的人患有脾胃相关慢性疾病。脾胃健康，才能为人体各组织器官提供必要的物质及能量，可以说脾胃就是人生存的根本，正常的脾胃功能守护着人的生命健康，作为传统的消食药，麦芽的开发与利用值得研究与推广。

1.麦芽饼干、面包。麦芽塌饼是苏州市吴江区乡村农家在春季时节制作的一种较为古老的特色乡土美食，深受广大游客喜爱，因麦芽具有开胃、健脾、消食等功效，不仅味道鲜美而且具有一定的保健作用。根据麦芽塌饼的制作工艺，可以开发麦芽饼干、面包相关产品，在原有饼干、面包制作工艺中，加入新鲜麦芽，新鲜麦芽含有淀粉酶，可以将淀粉转化为糖，并散发出特殊的香味。

2.麦芽茶品、饮料。麦芽含淀粉分解酶，有促进消化作用。越嫩、越短的芽含酶量越高，微炒对酶无影响，且可提高其释出率，如炒焦则降低其酶的活力。茶叶苦寒，可清火、解毒、消食、利湿、止痢，对腹泻、痢疾均有良好的治疗效果。将麦芽与其他药食同源的代用茶原料拼配形成新型的麦芽茶品和饮料，或许是未来茶饮料的一种创新。利用麦芽开发的茶品不仅具有麦芽的香气，而且可以发挥麦芽开胃、健脾、消食的功效，满足现代人追求养生保健的需求。

3. 麦芽啤酒、果酒相关产品。纯麦芽啤酒、果酒相比普通啤酒香气更浓郁，营养价值更高，酒精含量更低，适合的人群更为广泛。麦芽的酶活性好，糖化时可减少酶制剂用量；无水浸出物含量高，可提高糖化麦汁产量；酿制的啤酒泡沫持久性、醇厚感更强。

4. 麦芽酸奶。选用麦芽与纯牛奶为主要原料制作酸奶，酸奶酸甜适宜，口感细腻爽滑，并具有麦芽特有的香气和酸奶独特的滋味，而且具有抗氧化作用。

总之，麦芽作为传统的消食药，含有多种对人体有益的活性成分和营养物质，对调节人体脾胃功能具有明显的作用。以上只是针对麦芽的部分功效进行了探索，还有许多功效作用未能涉及。作为药食两用的中药，随着人们保健意识的增强，麦芽具有更为广阔的市场前景。

枳椇子

【来源】枳椇子，别名木蜜、树蜜、拐枣，为鼠李科植物枳椇 *Hovenia dulcis* Thunb. 的干燥成熟种子。

【性味归经】甘、酸，平，归胃经。

【功效】利水消肿，解酒毒，止渴除烦，止呕。

【主治】

1. 水肿。水湿停蓄所致的水肿，小便不利，可与茯苓、猪苓、泽泻等同用。

2. 醉酒。本品善解酒毒，清胸膈之热。治醉酒，烦热口渴，可将本品与麝香为末，面糊为丸，盐汤送服；饮酒过度，成痨吐血，可配伍白茅根、白及、甘蔗等。

【食疗应用】

1. 冬瓜轻身汤。冬瓜 300g，茯苓 10g，菠菜 100g，玉米粒 20g，黑木耳 4g，枳椇子 10g，薏苡仁 20g，山药 200g，陈皮 5g。本品可用于妇女产后服用，以达到产后瘦身的效果。

2. 枳椇萝卜花草饮。枳椇子 15g，白萝卜 100g，金银花 30g，灯心草 5g。将除白萝卜以外的所有药材一起用纱布包裹住，再放入锅中，加入适量清水，小火慢煮，去渣取汁；白萝卜洗净后切块，放入锅中，加入适量清水，大火烧开后倒入药汁，继续煮 15 分钟即可。本品可清热解毒，润肺止咳。

3. 竹叶灯心枳汤。鲜竹叶 50g，灯心草 15g，枳椇子 100g。将三者清洗干净，后两者放入锅中，加水以大火煮开，改小火煮半小时，加入竹叶，续煮 30 分钟即可。本品可清心除烦，利水导热。

【现代研究】枳椇子含黑麦草碱、枳椇苷、葡萄糖及苹果酸钾等。本品具有显著的利尿、降压、保肝解酒、抗脂质过氧化作用和增强耐寒和耐热能力。

【产品开发】

1. 枳椇沙棘黑茶固体饮料。枳椇子、沙棘、新会陈皮、黑茶。将黑茶与中药饮片一起发酵、提取、过滤、浓缩、喷雾干燥、包装。枳椇沙棘黑茶固体饮料具有降血糖作用。

2. 植物型饮料。本饮料选用蒲公英、玉竹、马齿苋、葛根、莱菔子、栀子、枳椇子、山楂、火麻仁、砂仁、决明子、桃仁、玫瑰茄、佛手、桑椹、橘皮，分别实施浸泡、蒸制、煎煮，再混合煎煮的工艺方法制得饮料，具有清爽的药香且香气持久，质感清澈、透明，具有清热解毒的功效。

3. 发酵型枳椇子黄酒。淘洗糯米 5kg，用无菌水浸泡 20 小时后投入蒸锅内蒸熟，用无菌水淋饭使糯米快速降温至 37℃后投入恒温发酵桶中，加入 36g 白色小曲和 600g 枳椇子粉与米饭搅拌均匀，压紧搭窝，30℃发酵 3 天。拌入大曲 500g，压紧，30℃发酵 5 天，每天开耙。前发酵结束后加入 900g 枳椇子粉、1g 氯化铵和 5L 无菌水，25℃密闭发酵 15 天。后发酵结束后，压榨过滤，将酒液灌入陈酿罐中，70℃灭菌 20 分钟。将药食两用的枳椇子和糯米作为主要原料，在原有的黄酒制备工艺中采用分批补料法加入枳椇子粉一起发酵，制备枳椇子黄酒并研究其活性物质和抗氧化能力，极大地促进了枳椇子中营养因子的富集和黄酒保健功能的开发。

4. 益生菌解酒剂。综合枳椇子、葛根、牛磺酸、酵母、益生菌解酒配方产品的醒酒及肝损伤保护作用，研制出益生菌解酒剂，为健康提供帮助。

总而言之，枳椇子作为传统中药，其疗效得到广泛认同，通过不同手段对枳椇子进行开发和利用，为进一步开发中药，寻找其药理活性成分，提供了思路和途径。

布渣叶

【来源】布渣叶，又名破布叶、瓜布木叶。为椴树科植物破布树 *Microcos paniculata* L. 的叶。

【性味归经】酸，凉。归脾、胃经。

【功效】消食化滞，清热利湿。

【主治】

1.饮食积滞。常与番石榴叶、辣蓼等配伍。

2.湿热黄疸。常与田基黄、茵陈蒿等配伍。

3.热滞腹痛。取布渣叶、鸭脚木叶、黄牛木叶、路兜簕根、岗梅根各药等量，煎水作茶饮。一般因湿热盛而身体不舒者也可服用。

此外，布渣叶还可治蜈蚣咬伤。

【食疗应用】

1.布渣叶茶。布渣叶10g，绿茶适量。将布渣叶和绿茶同置于热水瓶内，冲入开水1000mL，代茶饮，每日数次。此茶有较好的消滞除积、和胃降逆的功效。小儿发生呃逆，常饮此茶可见效。

2.布渣叶夏枯草雪梨汤。布渣叶半两，夏枯草半两，雪梨4个，木瓜1斤半，瘦肉8两，蜜枣4个，盐适量。洗净布渣叶、夏枯草、蜜枣、雪梨，木瓜去皮、去核，瘦肉洗净。将清水放入瓦煲内，放入全部材料煲约2个小时，下盐调味即可。此汤有清肝火作用。

3.木棉花布渣叶桑叶水。木棉花40g，布渣叶20g，桑叶15g，冰糖适量。木棉花、布渣叶、桑叶洗净，加清水4碗煲至将好，加入冰糖，片刻汤成，去渣饮汤。

4.火炭母布渣叶汤。火炭母15g，布渣叶9g，谷芽9g，麦芽9g。将药材置煲中，加清水4碗，以中火煎40分钟，浓缩成一碗温服。本品具有助消化作用，急性肠胃炎、痢疾均可服用。

5.布渣脚金鸭肾汤。鸭肾1个，布渣叶15g，独脚金15g，蜜枣5枚，白萝卜1个。将布渣叶、独脚金、蜜枣洗净，白萝卜去皮厚切，备用；将鸭肾洗净，但不要剥去黏附在鸭肾内壁上的一片金黄色厚膜；加水两大碗，先用武火煲至水沸，然后放入所有材料，水开后改用中火煲1.5小时，下盐调味即可饮用。

6.布渣叶党参炖鹌鹑。布渣叶10g，党参15g，桂枝6g，白术15g，鹌鹑2只。布渣叶、党参、桂枝、白术洗净，鹌鹑洗净、切块。将全部用料一起放入锅内，加清水适量，武火煮沸后，文火煮2～3小时，加葱、姜、盐调味，随量饮用。

7.布渣叶枳术粳米粥。布渣叶15g，白术15g，枳壳15g，麦芽15g，党参15g，粳米200g。将布渣叶、白术、枳壳、麦芽、党参洗净，粳米另外淘净。将上述诸药放入煲内，武火煮沸后，加入粳米，文火煎煮半小时后，加葱、姜、盐调味，随量饮用。

【现代研究】布渣叶主要含有黄酮类成分，如异鼠李黄素、山柰酚、槲皮素等化合物，还含有生物碱、挥发油、有机酸等成分。本品具有解热、退黄、镇痛、抗炎、抗衰老、增加冠状血流量、降血压等药理作用。

【产品开发】

1.饮料。布渣叶是岭南特色药材，为南方药材市场上的常销产品，素有"凉茶瑰宝"的美誉。清热除湿是它最重要的功效，加上清暑、消食、化痰等功效，成为凉茶配方的主要原料之一。如王老吉凉茶，便是以布渣叶为原料，有保健功能的植物功能性饮料。

2.胶囊剂。布渣叶含有黄酮类、生物碱类、挥发油等成分，为布芍调脂胶囊的主要成分，主要用于食滞瘀热型高脂血症的治疗。另布渣叶还可制为浸膏细粉，是肝舒胶囊的主要原料药之一。

3.口服液。布渣叶性酸，可健胃消滞。常与白芍配伍使用，如保儿增食液、健脾胃口服液，主要用于治疗小儿厌食，如奥福得口服液，具有补中益气、健胃开脾的功效。

布渣叶作为岭南特色药食同源的药材之一，应用前景广阔。在凉茶方面，有着独特优势，已是多款畅销凉茶的原材料，拥有极大的市场潜力。作为传统中药，布渣叶清热利湿，健胃消滞，兼顾口感的同时清暑健胃，有较好的保健作用。

第十一章 驱虫药

榧　子

【来源】榧子，为红豆杉科植物榧 *Torreya grandis* Fort. 的干燥成熟种子。

【性味归经】甘、涩，平。归胃、大肠经。

【功效】杀虫消积，润肺止咳，润肠通便。

【主治】

1. 虫积腹痛证。本品能杀虫消积，且甘平而不伤胃，对蛔虫、钩虫、绦虫、姜片虫等多种肠道寄生虫引起的虫积腹痛均有效。治蛔虫病，常与使君子、苦楝皮、鹤虱等同用；治钩虫病，可单用，亦可配伍贯众、槟榔等；治绦虫病，可与槟榔、南瓜子等配伍。

2. 小儿疳积。治疗小儿疳积，面色萎黄、形瘦腹大、腹痛有虫者，可与使君子、槟榔、木香等同用。

3. 肺燥咳嗽。本品甘润入肺，能润肺燥、止咳嗽，但力弱。治肺燥咳嗽，病情较轻者可单用嚼服，亦可配伍沙参、桑叶、川贝母等增强疗效。

4. 肠燥便秘。治痔疮便秘，单用炒熟嚼服；治疗肠燥便秘，常配伍火麻仁、郁李仁、瓜蒌仁等。

【使用注意】大便溏薄者不宜用。

【食疗应用】

1. 熟榧子。榧子炒熟，每日早晨空腹时嚼食50g左右，可用于蛔虫、蛲虫、姜片虫、绦虫等肠道蛔虫症。

2. 椒盐香榧子。榧子500g，精盐50g。将榧子用水洗净，沥干水分备用。将铁锅置于大火上烧热，倒入粗沙炒烫，然后放入备好的香榧子，改用小火迅速翻炒8～10分钟即可，再用筛子筛去粗沙。本品有健脾益气、消积杀虫之功。

【现代研究】榧子主要含脂肪油，如亚油酸、硬脂酸、油酸；还含有麦朊、甾醇、草酸、葡萄糖、多糖、挥发油、鞣质等。本品具有驱杀钩虫、绦虫等寄生虫，收缩子宫等作用。

【**产品开发**】香榧子营养丰富，风味香醇，具有很高的保健、药用价值。《神农本草经》《药典》及《名医别录》等多种书籍中均记载了香榧子具有很好的药效，随着香榧种植产业的扩大，香榧资源的开发必会成为趋势。

1. 榧子饮料。香榧子具有很高的食用、药用价值，每百克约含脂肪44g、蛋白质10g、水6.4g、碳水化合物29.8g、粗纤维6.8g、灰分2.9g，且含有丰富的氨基酸、维生素及矿物质元素等多种对人体有益的营养物质。其饼粕中仍含有丰富的蛋白、糖类、萜类、矿物质、多酚等活性物质，具有抗氧化和抗菌等多种生物活性功能，可利用现代工艺技术，将香榧子提取液与其他辅料混合，得到功能性香榧子风味饮料，该工艺生产周期短，制备高效。

2. 不同风味的榧子。将香榧子与其他食材结合，可制成集咸、甜、酥、脆、营养丰富、味美可口等特点于一体的产品，如竹炭香榧子、抹茶香榧子、紫薯香榧子等产品。

3. 香榧子葡萄酒。现代工艺提取的榧子提取液无色无味，不会影响到红酒本身的口感，可以与红酒很好地互补，形成营养价值高的榧子产品，充分挖掘了榧子本身的营养保健价值，扩大了榧子本身的应用面，并且通过与其他营养成分配伍后提升了榧子本身的营养价值，更利于其效果的发挥，这也是香榧子综合开发利用的重要途径。

4. 榧子的其他产品。榧子与糯米粉、糖粉、核桃仁等原料制作成的糕点，具有口感好、营养丰富的特点，有食疗保健之功效；与黑豆、花生仁等可以制成香榧子酱；与牛奶、砂糖等可以制成榧子牛轧糖。

第十二章　止血药

小　蓟

【来源】小蓟，又名刺儿菜，为菊科植物刺儿菜 *Cirsium setosum*（Willd.）MB. 的干燥地上部分。

【性味归经】甘、苦，凉。归心、肝经。

【功效】凉血止血，散瘀解毒消痈。

【主治】

1. 血热出血证。本品性寒凉，善清血分之热而凉血止血，凡血热妄行之证皆可。单用本品捣汁服，可治九窍出血；本品捣烂外涂，可治金疮出血；与大蓟、侧柏叶、茅根等配伍，可用于多种血热出血证，如十灰散；治尿血、血淋，可单独应用，或配伍生地黄、滑石、山栀等清热利尿通淋。因本品兼能利尿通淋，兼清心火，故尤善治尿血、血淋，可单味应用，亦可配伍生地黄、栀子、淡竹叶等，如小蓟饮子。

2. 痈肿疮毒。治热毒疮疡初起肿痛，可单用鲜品捣烂敷患处，亦可与蒲公英、紫花地丁等同用。

【食疗应用】

1. 小蓟茶。小蓟20g，洗净，清水500mL，水煎代茶饮，可用于尿血的辅助治疗。

2. 刺儿菜豆腐。小蓟50g，豆腐100g，葱花、味精、食用盐、素油适量。豆腐切片，备用，小蓟加清水煮沸后小火煎20分钟，去渣留汁，加入豆腐再煮5分钟，加入葱花、味精、食用盐、素油调味。本品可清热凉血止血，用于疮痈、血淋、鼻衄等的食疗。

3. 刺儿菜黑木耳羹。小蓟15g，黑木耳100g。小蓟洗净，加清水煮沸再小火煎20分钟，去渣留汁，加入黑木耳再煮10分钟即成。本品常饮可清热解毒，凉血化瘀，降低血液黏稠度，适合心脑血管疾病患者服用。

4. 刺儿菜汁。大蓟、小蓟鲜品适量，捣烂绞汁，温水和服，可用于传染性肝炎的预防。

5. 小蓟马兰根饮。小蓟15g，马兰根15g，水煎服，用于热淋、血淋，即尿路感染的食疗。

【现代研究】 小蓟主要含蒙花苷、芸香苷、原儿茶酸、绿原酸、咖啡酸、蒲公英甾醇、蒲公英甾醇乙酸酯等。本品具有止血、抗菌、抗肿瘤、降脂、利尿、强心、升压等作用。

【产品开发】

1. 小蓟保健品。小蓟为传统的中药，具有凉血止血，祛瘀消肿之功效。近年来，关于小蓟药效的研究越来越多。研究证实，小蓟全株含胆碱、儿茶酚胺类、皂苷、生物碱等成分，其提取物有明显的收缩血管、缩短凝血时间的作用。目前小蓟类保健品有小蓟保健肉制品、小蓟保健面点等。

2. 小蓟保鲜膜。小蓟作为天然的植物药，其提取物与海藻酸钠、壳聚糖等，制成小蓟保鲜膜，该类保鲜膜由天然产物配置而成，包覆于果蔬外表面，在其外表面会形成一层保护膜，从而对其起到隔离保护、抑制水分挥发等作用，且成本低、保鲜效果优异。

3. 小蓟鲜榨粉末。小蓟采收后，净选、淋洗，并趁鲜压榨，滤取药汁。所得药汁合并后减压浓缩，真空干燥，干燥物粉碎后真空包装，饮片利于储运，方便调剂，同时最大限度地保留了药材中的极性和非极性有效成分，对保障其临床疗效具有重要的意义。

4. 参胶蓟槐膏。组成为小蓟、槐米、人参、阿胶、鲜白茅根、龙眼肉、枸杞子、茯苓、甘草、低聚异麦芽糖、山梨酸钾。中药饮片加重量8倍量饮用水煎煮2小时，滤过；药渣再加6倍量饮用水煎煮1小时，滤过；将药液低温浓缩成稠膏，加入辅料炼膏、包装。具有止血补血、健脾益气之效，主治崩漏证，症见月经骤然量大，颜色紫红或深红，质稠黏，或有小血块；或月经每月毫无规律，淋沥不止或骤然量多；或色紫黑有块；或见头晕目眩，面色苍白。

5. 小蓟其他产品。小蓟与酿酒技术结合，可以制作成小蓟养生酒；与金银花、夏枯草等中药配伍，可以开发成具有抑菌消炎，软化包块的中药饮品；利用小蓟的止血特性，与壳聚糖季铵盐、保湿剂、超纯水等结合可以制成抗菌敷料。

槐花（槐米）

【来源】 槐花，为豆科植物槐 *Sophora japoncia* L. 的干燥花及花蕾。花开放时采收称为"槐花"，花蕾时采收称"槐米"。

【性味归经】 苦，微寒。归肝、大肠经。

【功效】 凉血止血，清肝泻火。

【主治】

1. 血热出血证。本品性属寒凉，苦降下行，善清泄大肠火热，故对大肠火盛之便血、痔血、血痢最为适宜。治新久痔血，常配伍黄连、地榆等，如榆槐脏连丸；用治血热便血，常与荆芥穗、枳壳等配伍，如槐花散。

2. 肝热目疾。本品味苦性寒，长于清泻肝火。治肝火上炎所致的目赤、头胀头痛及眩晕等，可单味煎汤代茶饮，或配伍夏枯草、菊花等药。

【使用注意】脾胃虚寒及阴虚发热而无实火者慎用。

【食疗应用】

1. 大黄槐花蜜饮。生大黄 4g，槐花 30g，蜂蜜 15g，绿茶 2g。生大黄加水煎煮 5 分钟，去渣留汁，槐花、茶叶加清水煮沸，倒入生大黄汁，拌入蜂蜜即成。本品凉血止血、泄热通便，适用于肝火热盛之大便秘结、烦躁易怒，甚则便血者。

2. 马齿苋槐花粥。鲜马齿苋、粳米各 100g，槐花 30g，红糖 20g。槐花晾干研成极细末，鲜马齿苋入沸水焯软，捞出切碎；粳米洗干净，加水适量，熬成稀粥，粥成时加入槐花、马齿苋、红糖即成。本品可清热解毒，凉血止血止痢，适用于血热妄行之便血、下痢者。

3. 地榆槐花蜜饮。地榆 60g，槐花、蜂蜜各 30g。地榆洗净切片，用清水煎煮，再加入槐花煎煮 10 分钟，去渣留汁，加入蜂蜜即成。本品有清热凉血止血之功，可用于血热妄行之痔血、便血、子宫出血等下焦出血证。

4. 两地槐花粥。生地黄、地骨皮、槐花各 10g，粳米 100g。将生地黄、地骨皮、槐花洗净煎水，去渣取汁，与粳米共煮为粥。本品可清热凉血、固经止崩，可用于血热型月经过多或崩漏。

【现代研究】槐花主要含黄酮类成分，如槲皮素、芸香苷、异鼠李素等，还有三萜皂苷类成分。本品有止血作用，可缩短凝血时间，并可增加毛细血管稳定性，降低其通透性和脆性；另有抗炎、抗菌、保护心功能、降血压等作用。

【产品开发】

1. 槐花大米。槐花不但具有良好的观赏价值，还有很好的营养保健作用。槐花味道清香甘甜，富含维生素、多种矿物质以及对人体有益的微量元素。将大米和鲜槐花置于预定温度的环境中，并持续预定时间，鲜槐花的挥发物部分和全部被大米所吸收，利用现代工艺制成槐花大米，集合大米和鲜槐花的有益成分，使人们不受季节限制汲取槐花中的营养物质。

2. 槐花茶。槐花香气浓郁、滋味甘甜，采摘即将盛开的槐花，去梗留花，并剔除霉变、有异味、干枯凋谢的花朵，通过与茶艺工艺进行融合，制成槐花茶，具有较高的食用价值和药用价值，加工方法简单易行。利用槐花茶制品作为原料，将原料磨成粉末后，用胶囊分装机可制成槐花茶胶囊，携带食用方便。

3. 槐花酒。随着人们对健康饮食的重视，以葡萄、石榴等水果和蜂蜜为原料酿造的低度型营养红酒逐渐走俏，低度红酒的独特风味和营养保健功能，被越来越多的消费者所喜爱，特别是被高消费者和成功人士所青睐。槐花富含芸香苷（芦丁）、桦皮醇、槐二醇及鞣质等重要药用成分，具有凉血止血、降血压的功效。采集新鲜槐花，经自然风干或用道风干燥设备烘干，提取槐花液，通过发酵、过滤、灭菌等步骤制成槐花酒，既保持了槐花的清香，又具有果酒的独特风味。

4. 蒲英金槐固体饮料。组成为蒲公英、鸡内金、槐米、枸杞子、山楂、陈皮、枳椇子、白茅根、马齿苋、薏苡仁、决明子、香橼、佛手、肉桂。具有疏肝养肝之效，适用于肝病、肝损伤人群的护肝养生。

5. 槐葛三仁固体饮料。组成为槐米、葛根、薏苡仁、酸枣仁、火麻仁、山楂、茯苓、决明子、莱菔子、昆布、菊花、肉豆蔻、甘草。具有化湿降浊之效，适用于"三高"和肥胖人群的健康养生。

6. 槐花其他产品。鲜槐花与小米、小麦等一起，可以制成槐花面粉、槐花馒头等产品；槐花干燥，研磨制成槐花粉末，与晶体木糖醇等结合可以制成槐花含片；槐花通过腌制、发酵等步骤，还可以制成槐花饼。

白茅根

【来源】白茅根，为禾本科植物白茅 *Imperatacylindrica* Beauv. var. *major*（Nees）C.E.Hubb. 的根茎。

【性味归经】甘，寒。入肺、胃、膀胱经。

【功效】凉血止血，清热利尿。

【主治】

1. 血热出血证。本品甘寒入血分，可用于吐血、咯血、尿血、血淋、崩漏等多种血热出血。如《妇人良方》治鼻衄出血，《千金翼方》治吐血不止，皆以白茅根煎汁或鲜品捣汁服用。咳血，可与藕同用，均取鲜品煮汁服。其性寒降，入膀胱经，能清热利尿，故对血热之尿血、血淋尤宜。如治小便出血，可单用本品煎服，或配伍小蓟、黄芩、血余炭等药。

2. 肺胃热证。本品甘寒，善清肺胃之热，既能清胃热而止呕，又能清肺热而止咳。治热病津伤口渴，可单用鲜品煎汤代茶饮，或与石斛、天花粉等药同用；治胃热呕逆，常与芦根、竹茹等清胃止呕药同用；治肺热咳喘，常与桑白皮、地骨皮同用。

3. 下焦湿热证。本品能清热利尿以除湿退黄、消肿、通淋。治湿热黄疸，常与茵陈、栀子等同用；治热淋，水肿，小便不利，可单用本品煎服，也可配伍茯苓、泽泻等药。

【食疗应用】

1. 茅根赤豆粥。鲜白茅根 200g，粳米、赤小豆各 20g。鲜白茅根加水煎汁去渣后，加入粳米、赤小豆熬成稀粥即成。本品清热凉血、利水消肿，适用于慢性肾炎水肿、血尿患者的食疗。

2. 黄花白茅饮。黄花菜（干品）100g，白茅根 50g，加水 200mL，煎服。本品可清热利尿、凉血止血，可用于慢性肾炎之血尿、蛋白尿患者的食疗。

3. 白茅根红枣粥。白茅根 50g，藕节 30g，红枣 15 枚，粳米 100g。将藕节、白茅根洗净，切碎，加水煎煮 20 分钟，过滤取汁，备用。红枣、粳米淘洗干净，大火煮沸，改用小火煨煮成稠粥，粥将成时加入藕节、白茅根浓煎汁，拌匀，再煨煮至沸即成。本品可清热凉血，健脾和中，可用于脾虚型便血、咳血、咯血、血小板减少性紫癜等的食疗。

【现代研究】 白茅根含芦竹素、白茅素、印白茅素、薏苡素、白头翁素，尚含有机酸、甾醇及糖类等。本品具有止血、利尿、抗炎、增强免疫等作用。

【产品开发】

1. 白茅根蜂蜜。白茅根有凉血止血，清热利尿的功效，用于血热吐血、衄血、尿血等病症。但是由于鲜白茅根汁的制作及保存比较麻烦，不能随用随取，而且白茅根汁口感不好。提取白茅根汁，进行浓缩，将浓缩白茅根汁用蜂蜜调和，可以改善白茅根汁的口感，保留鲜白茅根的营养成分，而且增加蜂蜜的有益效果。

2. 白茅根茶、饮料及口服液。随着人们生活水平的提高，饮料越来越受到人们的青睐，市场上销售的饮料品种也越来越多。特别是以天然植物为原料的饮品，因其既含有对人体有益的一些天然活性成分，又可生津止渴而备受推崇。白茅根富含三萜类、木脂素类、糖类、内酯类、甾醇类和有机酸类等化合物，可药食两用。近年来，发现白茅根具有降血压、增强免疫力、抗肿瘤等作用，可利用现代生产技术将这些保健成分制成保健茶、营养口服液以及其他饮料。

3. 白茅根清酒。采用药用价值高的白茅根为原料，经酒浸渍、破壁粉碎、蒸熟糊化、加料、前发酵、后发酵、混合、澄清、包装等加工工序，制成白茅根保健酒，能够有效保留原料的活性物质，提高原料的利用率，保留原料的原始风味，使加工出来的保健酒醇香柔和、纯正保健，还具有增强免疫力、活血止痛等保健功效。

4. 白茅根其他产品。以白茅根为原料，与其他药食两用的中药配伍，还可以制成白茅根保健脯；白茅根鲜榨后真空包装，可以制成干燥粉末饮片；在甜酒糟中加入鲜白茅根，可以制成白茅根甜酒，既没有破坏甜酒糟本身的口感，又达到了保健养生的功效。

松花粉

【来源】松花粉，为松科植物马尾松 *Pinus massoniana* Lamb.、油松 *Pinus tabuli formis* Carr. 或同属数种植物的干燥花粉。

【性味归经】甘，温。归肝、脾经。

【功效】收敛止血，燥湿敛疮。

【主治】

1. 外伤出血。《本草纲目》记载其"润心肺，益气，除风止血"，对外伤出血，松花粉外用治疗效果良好。

2. 湿疹湿疮。《本草从新》记载松花粉外用治疗"诸痘疮伤损，并湿烂不痂"。治疗湿疹、黄水疮、皮肤糜烂、脓水流漓等，可研末撒敷患处。

【食疗应用】

1. 松花粉白酒。松花粉 100g，白酒 2 斤。将松花粉用绢布袋装好，扎紧封口，浸于酒中，密封浸泡 10～15 天，经常摇动，启封去袋即可。本品有养血祛风、延年益寿之功效。

2. 松花粉汤。《饮膳正要》记载羊肉适量，草果 5 个，回回豆子半升，同熬成汤，滤净，熟羊胸子一个切片，松花粉汁二合，生姜汁半合，同熬成汤，一同下锅炒，葱、盐、醋、芫荽叶，调和匀。本品可补中益气，壮筋骨，用于脾胃气虚之面色萎黄、倦怠乏力、大便溏稀、腰膝酸软诸症。

【现代研究】作为优良的保健食品，松花粉不仅含有磷脂、甾醇、维生素、微量元素等营养物质，而且还含有很多酶类和多种植物激素等生物活性物质。本品具有抗疲劳、调节血糖血脂、抗氧化、保肝护肝等作用。

【产品开发】

1. 松花粉软胶囊。松花粉自古以来为食疗珍品，在我国民间有食用松花粉原料的习惯，但其不易被人体所吸收。松花粉富含 β-谷甾醇、三萜皂苷和甾体皂苷，具有抗疲劳、调节血脂功效。以松花粉为原料，采用 CO_2 超临界萃取工艺可将松花粉中的某些特定的营养物质提取出来，通过压丸、配胶、干燥、清洁等步骤，制成松花粉软胶囊，这样能有效保存松花粉中的活性成分。

2. 松花粉肽。松花粉作为生命的遗传物质，含有丰富的蛋白质、微量元素、黄酮及必需脂肪酸等营养成分及生物活性物质。目前松花粉水提物的制备技术已相对成熟，对松花粉水提物制备过程中产生的大量松花粉粕利用，结合现代工艺技术，制备松花粉肽，有着广阔的市场前景。

3. 松花粉牛奶。牛奶是众所周知的接近全营养的食品，世界卫生组织也把人均乳品消费量列为衡量一个国家人民生活水平的主要指标。不含膳食纤维是牛乳唯一的不足之处，因此近年来市场上已经出现补充膳食纤维的牛奶制品，松花粉富含膳食纤维、蛋白质、维生素、微量元素及黄酮类物质，是一种天然的保健食品，将富含膳食纤维并具有保健功效的松花粉与牛奶结合，开发一种具有一定营养保健作用、口感良好的调味液态奶制品，具有良好的应用前景。

4. 松花粉其他产品。松花粉还可以制成松花粉酒、松花粉面条等。松花粉与大豆蛋白粉、牛奶搅碎，通过分解发酵等可以制成松花粉面膜，应用于护肤、化妆品等领域。

第十三章　活血化瘀药

桃　仁

【来源】桃仁，为蔷薇科植物桃 *Prunus persica*（L.）Batsch 或山桃 *Prunes davidiana*（Carr.）Franch. 的干燥成熟种子。

【性味归经】苦、甘，平。归心、肝、大肠经。

【功效】活血祛瘀，润肠通便，止咳平喘。

【主治】

1.血瘀证。本品苦泄性平，入心肝血分，祛瘀力强，为治疗多种瘀血阻滞病证的常用药。治血瘀痛经，闭经，产后瘀滞腹痛，常与红花、当归、川芎等配伍，如桃红四物汤；治产后恶露不尽，小腹冷痛，常与川芎、炮姜等配伍，如生化汤；治跌打损伤，瘀血刺痛，常与大黄、红花同用，如复元活血汤；治瘀血蓄积之癥瘕痞块，常与桂枝、牡丹皮配伍，如桂枝茯苓丸。

2.肺痈、肠痈。治肺痈，可与苇茎、冬瓜仁、鱼腥草等清肺排脓之品配伍，如苇茎汤；治肠痈，可与大黄、牡丹皮等配伍，如大黄牡丹皮汤。

3.肠燥便秘。本品富含油脂，能润燥滑肠，治疗肠燥便秘，可与火麻仁、郁李仁等配伍，如润肠丸。

4.咳嗽气喘。本品味苦，能降肺气，有止咳平喘之功，治咳嗽气喘，常与苦杏仁配伍，如双仁丸。

【使用注意】孕妇及便溏者慎用。

【食疗应用】

1.桃仁粥。桃仁 10g，粳米 100g。桃仁水洗后去皮、尖，打碎，和淘洗干净的粳米同煮粥食用。本品功能宽胸止咳、化瘀止痛，用于咳嗽喘满、胸胁痞满等症。

2.桃仁生地粥。桃仁 10g，生地黄 30g，桂心 3g，生姜 6g，粳米 100g，黄酒适量。将桃仁、生地黄加水适量同煎半小时，取汁去渣，再加入粳米煮粥，粥将熟时入桂心粉、生姜、黄酒即可。本品可活血化瘀、通经止痛、润肠通便，用于血瘀型腹痛症见疼痛如刺、固定不移，或各种类型慢性肝病偏气滞血瘀型的食疗。

3. 三仁粥。松子仁 10g，桃仁 10g，郁李仁 10g，粳米 30g。松子仁去皮，桃仁去皮、尖，郁李仁去皮，三味共捣烂，加水共煎后取汁，加入粳米煮成粥即可。本品可活血止痛、润肠通便、润肺止咳，用于津血亏虚型肠燥便秘、瘀血型头痛腹痛、大便秘结者。

4. 四仁粥。桃仁、杏仁、生薏苡仁、冬瓜仁各 10g，粳米 100g。先以桃仁、杏仁、冬瓜仁加水煮 30 分钟后，过滤取汁，再与生薏苡仁共煮成粥。本品可清热解毒、活血止痛、止咳平喘、润肠通便，用于痈肿疮疡、瘀血型头身痛、咳喘胸闷、腹痛兼大便秘结诸症。

5. 香桃鸭方。鸭 1 只，虾仁 150g，桃仁 50g，鸡蛋白 60g，调味料适量。鸭宰杀洗净后加香料，蒸熟，去鸭油、骨，撕成块状；桃仁浸后去皮、炸熟，虾仁剁成泥；鸡蛋白打成雪花状铺于盆底，放上鸭肉，在鸭肉上涂上一层"虾泥"，虾泥上放桃仁，搭配成型后，放入油锅中炸熟成型。本品富含营养，具有补虚祛邪之效，用于年老体弱者。

6. 奶油桃仁菱米。桃仁 50g，菱角 150g，牛奶 150g，鸡汤、鸡油、葱、姜、料酒、味精、淀粉、盐适量。桃仁用水加少许盐浸泡后去皮，菱角去皮后入开水中略烫后晾干；锅内放鸡油、葱、姜炒出香味后加入料酒、鸡汤，煮沸去渣；再放入桃仁、菱角，调入盐、味精，煮熟入味后，撇去浮沫，倒入牛奶，用湿淀粉勾芡，淋上鸡油即可。本品有活血化瘀、润肠通便、润肺止咳、益气健脾之功。

【现代研究】桃仁中主要化学成分包括脂类成分，如甘油三酯等；苷类成分，如苦杏仁苷；另含糖类、蛋白质、氨基酸、苦杏仁酶、尿囊素酶等。本品具有增加脑血流量、降低血管阻力、抑制血小板聚集、镇痛、抗炎、抗菌、抗过敏、抗肺纤维化、镇咳平喘等药理作用。

【产品开发】桃仁中含有丰富的蛋白质、维生素和矿物质，加工后气味芳香怡人。

1. 桃仁蛋白粉。桃仁中蛋白含量高，且桃仁蛋白中富含赖氨酸、亮氨酸、异亮氨酸、缬氨酸、苏氨酸等必需氨基酸。研究表明，桃仁蛋白可改善机体异常的免疫状态，调节免疫系统的失衡，并促进肿瘤细胞凋亡；桃仁蛋白还能促进抗体形成细胞的产生、血清溶血素的生成，具有相当强的超氧化物歧化酶（superoxide dismutase，SOD）样活性。桃仁蛋白的利用，拓宽了植物蛋白的来源，将其转化为人类可食用的优质植物蛋白资源，具有重要的社会价值和经济价值。

2. 桃仁罐头。国内目前核桃产品多以未经深加工的原生态进入流通市场，供消费者购买食用。核桃仁中脂肪含量高达 60%～72%，而核桃仁衣中含有单宁，咀嚼在口中感觉油腻而苦涩，中医养生虽多推崇人们日食多枚核桃以满足人体的养生需求，但其油腻及苦涩的味感却又减少人们的食用兴趣。近年来，随着人们收入的增长，餐饮习惯已经从温饱裹腹转向营养养生。在收获季节不经干燥加工的鲜核桃开始进入市场，鲜核桃仁咀嚼口感爽脆，受到消费者的喜爱，以鲜核桃仁和鲜核桃仁原浆为原料加工生产的鲜核桃仁罐头也受到人们欢迎。

3.桃仁营养口服液、复合饮料。桃仁中含有大量的碳水化合物及钙、磷、铁、镁等多种人体所需矿物质和微量元素，各种维生素、胡萝卜素、核黄素、磷脂、烟酸等也十分丰富，赋予核桃极强的抗氧化能力，具有抗衰老、抗癌、预防神经退变、强身补脑、增强记忆力等作用。将桃仁加工成饮料能够充分利用桃仁的营养保健价值，有利于开发桃仁蛋白资源，还可以有效缓解核桃鲜果因采后呼吸强度大、含水量高、不饱和脂肪酸丰富、酶活性较高而引起的果仁易失水、霉变等不耐贮藏现象。

4.桃仁香芷膏。组成为佛手、香橼、橘皮、白芷、桃仁、山楂、葛根、肉桂、干姜。本品具有活血化瘀、和络止痛的功效，适用于瘀阻胞宫者，症见少腹疼痛，月经不调，痛经，经色紫黑有块，舌质紫暗或有瘀斑、瘀点，脉弦涩。

5.桃仁固体饮料。桑荷栀桃固体饮料的组成为荷叶、桃仁、桑叶、栀子、决明子、橘皮、薏苡仁、山药、橘红、西番莲粉、鳄梨粉，具有降低皮下脂肪的作用。橘红桃葛固体饮料的组成为橘红、桃仁、葛根、决明子、荷叶、薏苡仁、沙棘、山楂、西番莲粉、鳄梨粉，具有降血脂作用。

6.桃仁其他产品。以桃仁为原料制备桃仁蛋白、多糖及低聚糖，并有效用于制备增强免疫力的药物、保健品、美白类化妆品和食品添加剂，实现了桃仁多糖在制备增强免疫力的药物和保健品中的应用，桃仁低聚糖、桃仁蛋白在制备抗氧化药物、保健品、食品添加剂及化妆品中的应用。

西红花

【来源】西红花，又名番红花、藏红花，为鸢尾科植物番红花 Crocus sativus L. 的干燥花柱头。

【性味归经】甘，微寒。归心、肝经。

【功效】活血化瘀，凉血解毒，解郁安神。

【主治】

1.血瘀诸证。治血瘀引起的月经不调，痛经，闭经，可配益母草、丹参等；产后恶露不尽，可配伍当归、赤芍等；胸痹心痛，常配伍瓜蒌、丹参等；瘀滞腹痛，常配伍桃仁、川芎等；胁肋刺痛，配伍桃仁、柴胡等。

2.忧郁痞闷。忧思郁结所致的胸膈满闷，惊恐恍惚，可与郁金、香附同用，以行气解郁。

3.温毒发斑。治麻疹热盛血瘀，疹透不快，疹出过密，或疹色晦暗不鲜着，可与紫草、赤芍配伍，以增活血凉血透疹之功。

【使用注意】 本品孕妇慎用。

【食疗应用】

1. 西红花粥。西红花 3g，大米 100g，白糖适量。将西红花研为细末备用；取大米淘净，加水煮沸后纳入西红花粉，煮至粥成调入白糖服食。本品可活血行气、和中止痛，适用于气滞血瘀所致的胸痛、腹痛、头身痛、痛经、产后腹痛等。

2. 西红花酒。西红花 5g，白酒 500mL，蜂蜜适量。将西红花洗净，加入白酒，纳入蜂蜜，浸泡 1 周即成。本品可活血化瘀，行气止痛，适用于跌打损伤、风湿痹痛、心胸腹痛等气滞血瘀诸痛证。

3. 西红花茶。西红花 5～10 根，枸杞子 6g。将西红花、枸杞子洗净，加入茶杯中，冲入沸水，浸泡片刻，频频饮服。本品有补益肝肾、活血化瘀、美容养颜之效，适用于妇女月经不调、痛经、乳房胀痛、面部生斑者。

4. 西红花糖水。西红花 3g，红糖 30g。开水冲泡服即可。本品可行气活血、化瘀止痛，用于血瘀型月经不调、经闭、痛经者。

5. 西红花乳鸽汤。西红花 3g，藏雪莲 3 朵，香菇 3 个，木耳 3 朵，山药 20g，枸杞子 6g，大枣 6 个，乳鸽 1 只，葱、姜、盐适量。将乳鸽放入锅中加水煮沸，去血水去沫，捞出待用；另将锅中放水加热至沸腾，放入姜、葱、大枣、香菇、乳鸽，转小火炖 90 分钟，之后放入枸杞子、木耳，炖 20 分钟；后放入山药，小火炖 20 分钟至山药酥烂，放入西红花、雪莲，加盐调味即可。本品可温经止痛、温肾助阳，用于脾肾阳虚之男子阳痿遗精，女子宫寒不孕、经闭痛经、产后瘀阻腹痛者。

6. 雪莲红花酒。藏雪莲 20 朵，西红花 10g，党参 60g，枸杞子 20g，五味子 10g，甘草 10g，大枣 9 个，红糖 30g，白酒 2500mL。将上述药材置于白酒中，密封浸泡 2 周，每日适量饮用。本品可补肝肾、祛风除湿、通经止痛，用于肝肾亏虚型风湿痹痛、腰膝酸软者。

【现代研究】 西红花的化学成分包括西红花素、西红花二甲酯、西红花苦素、挥发油、桉脑、蒎烯、胡萝卜苷、多种维生素等。本品具有调节血脂、降血压、免疫调节、抗肝脏纤维化、抗肿瘤等作用。

【产品开发】 西红花具有活血化瘀、散瘀开结、广谱抗癌的作用，在心血管疾病治疗中具有良好效果，至今仍被中外医学界广泛应用。西红花花丝极易腐烂，采摘后必须马上干燥，干燥温度直接决定有效成分的含量。随着微波干燥技艺的精进，西红花的产量稳步提升，应加大西红花相关产品的深加工和产业化研究，扩大西红花的应用范围。

1. 西红花固体饮料。西红花中的西红花酸具有活血化瘀、抗菌消炎的功效，能增强机体耐力，增强淋巴细胞增殖反应，有效地降低体内总胆固醇和低密度脂蛋白，提高高密度脂蛋白，降低胆固醇和增加脂肪代谢，因此常作为有效成分添加进固体饮料中。人们对固体饮料的需求越来越大，同时对饮料品质的要求也越来越严，希望所饮用的固体饮料具备一定的保健功效。西红花固体饮料具有保护心脑血管、免疫调节、缓解压力等健康功能。

2. 西红花参茶。西红花的活性成分羟基红花黄色素 A 既具有活血、化瘀、通经、凉血解毒、促进睡眠、提高免疫力、抗肿瘤等功效，又具有活血养血、养颜美容、祛斑美白的功效。现有的西红花直接浸泡饮用，浸泡时间短，有效成分羟基红花黄色素 A 提取率低，会造成浪费。现有的参片直接咀嚼困难，给食用带来麻烦；使用煮泡的方法时间长，食用不方便。而以西洋参片、人参片为主体成分，将西红花活性成分羟基红花黄色素 A 嫁接在参片上，制成融合一体的西红花参茶，具有事半功倍的保健功效。

3. 西红花洗面奶。自由基损害学说认为有氧代谢产生的氧自由基积累损害各种生物大分子，最终导致衰老，一些抗氧化剂可以清除自由基，如维生素 E、维生素 C、胡萝卜素等。含西红花萃取液的洁面产品，能彻底清洁毛孔内的不洁物，提高肌肤抗氧化、抗衰老能力。

4. 西红花面膜。西红花的热水萃取物对血液凝固有明显的抑制作用，其有效成分为腺苷，可延长凝血酶原的生成时间和活化时间，降低全血比黏度。含西红花萃取液的补水保湿霜，在收细毛孔的同时可为肌肤补充水分；此外，还能发挥其活血耐低氧的功效，明显改善血液微循环。

5. 西红花化妆品。西红花含有西红花苷，能溶于水，也可用作口红等化妆品的原材料。

6. 西红花食品。西红花柱头含有胡萝卜素、西红花素、顺红花酸二甲酯等有效成分，浓郁芳香，可提高食欲。将其用作高档食品佐料，点缀或染色可使食品色香味大增，长期食用可改善肠胃消化不良。西红花用于干果、点心、米饭、奶制品、冰激凌中，可使产品呈现金黄色。

7. 藏红花味·青佛杞精膏。组成为黄精、葛根、牡蛎、金银花、山药、鲜芦根、芡实、佛手、乌梅、青钱柳叶、枸杞子、高良姜、砂仁、苦瓜粉、肉桂、苦荞粉、西红花等。中药饮片加重量 8 倍量饮用水煎煮 2 小时，滤过；药渣再加 6 倍量饮用水煎煮 1 小时，滤过；将药液低温浓缩成稠膏，加入粉碎好的西红花炼膏、包装。全方益气养阴，止渴生津，通络化浊，适用于糖尿病患者的日常养生保健，可改善糖尿病"三多一少"的消渴症状，改善代谢，延缓糖尿病并发症的发生发展。

我国在西红花药理研究领域的发展相当迅速，但是在新产品开发研究方面相对薄弱，相关基础理论的研究比例远远大于应用创新的研究比例。西红花在保健、美容方面有很大的发展前景，应在继续加强西红花药理研究的同时，加大其相关新产品的开发应用，深度开发其药用价值以便广泛应用于医疗美容各个领域。

姜 黄

【来源】姜黄，为姜科植物姜黄 *Curcuma longa.* L. 的干燥根茎。

【性味归经】辛、苦，温。归肝、脾经。

【功效】破血行气，通经止痛。

【主治】

1. 血瘀气滞诸痛证。本品辛散温通，即入血分又入气分，长于止痛，善治气滞血瘀诸痛证。治心血瘀滞之心胸刺痛，常配伍当归、木香、乌药等，如姜黄散；治肝胃寒凝气滞之胸胁疼痛，常配伍枳壳、桂心，如推气散；治气滞血瘀之痛经，经闭，产后腹痛，常配伍当归、川芎、红花等，如姜黄散；治跌打损伤，瘀肿疼痛，常配伍苏木、乳香、没药等，如姜黄汤。

2. 风湿肩臂痛。本品温通经脉，通经止痛，尤长于行肢臂而除痹痛。治风寒湿痹，肩臂疼痛，常与羌活、防风、当归等配伍，如蠲痹汤。

【使用注意】孕妇慎用。

【食疗应用】

1. 姜黄粥。姜黄 10g，大米 100g，白糖适量。将姜黄洗净，加入适量清水，浸泡 5～10 分钟后，水煮取汁，加入大米煮粥，待熟时，调入白糖，再煮一二沸即成，每日 1 剂。本粥可行气止痛、益气和胃，适用于气滞血瘀所致的胸胁疼痛、腹痛、痛经诸症。

2. 姜黄茶。姜黄 3g。将姜黄择净，冲入沸水，浸泡片刻，频频饮服。本茶可活血行气、化瘀止痛，适用于气滞血瘀诸痛证者。

3. 姜黄煎饼。姜黄 10g，燕麦片 100g，面粉 40g，牛奶 60g，去核大枣 5 个，亚麻仁粉 5g。上述食材研碎混合，加适量清水和成面团，制成小饼放到烤盘上，烤箱 150℃烤 15 分钟即可。本品可活血止痛、健脾和中。

4. 姜黄蛋。姜黄 10g，鸡蛋 1 个，红糖适量。姜黄、鸡蛋同入锅中，加清水适量煮至鸡蛋熟后，去壳再煮片刻，加入红糖，食蛋饮汤。本品可活血化瘀、调经止痛，适用于血瘀型经闭、痛经、产后腹痛、恶露不净者。

5. 姜黄猪心。姜黄 10g，猪心 1 个，调料适量。将姜黄研为细末，猪心洗净；纳姜黄于猪心中，扎紧，置锅中，加清水适量武火煮沸后，改文火煮至猪心烂熟，取出切片，调味服食。本品可益气养心、化瘀止痛，用于气虚血滞型胸痹心痛。

【现代研究】姜黄主要化学成分包括姜黄酮、莪术酮、莪术醇、丁香烯龙脑、樟脑等挥发油及姜黄素等。本品具有抗凝血、降低血黏度、降血糖、降血脂、降血压、抗炎、抗菌、利胆、护肝、保护胃黏膜、改善记忆力、抗肿瘤、调节免疫等作用。

【产品开发】姜黄为姜科植物姜黄的干燥根茎，南亚国家如泰国、印度、印度尼西亚等有大量种植，我国四川等地亦有种植。在中国，姜黄最早记载于《新修本草》，属活血化瘀药。在泰国，姜黄主要用以消食、保健和美容，泰医认为姜黄内服可以治疗消化不良和消化道溃疡，外用可治疗皮肤瘙痒和伤口感染。南亚国家对姜黄的应用比中国广泛得多，不仅可作为药物，还广泛用于食物、香料、染料和美容等。姜黄的功效是破血行气、通络止痛，主要用于气滞血瘀诸痛证和风湿肩臂疼痛。在南亚国家，姜黄常用来消食、利胆、化痰和促进伤口愈合，用于治疗消化不良、黄疸、咳嗽、气喘、皮肤病、外伤等。研究发现，我国产的姜黄与南亚产的姜黄化学成分有区别，这可能是两个地区应用不同的原因之一。姜黄在汉方中一直作为药食两用的药材，具有破血行气、通经止痛等作用，还可治疗胸胁刺痛、闭经、风湿、肩臂疼痛、咽喉肿痛等。近年来，中药越来越受到国外人群的认同与欢迎，国外相继报道了许多有关姜黄素生理功能的文章，国内外很多人开始研究姜黄素的药用机制，并研究开发防癌、抗癌药物及保健品，取得了较快的进展。姜黄素的分子结构特性导致其自身溶解度不高、制剂困难、稳定性差、吸收率低，在肠道中容易转化为葡萄糖醛酸苷和磺酸等复合物，代谢速度快、半衰期短。这些问题导致姜黄素生物利用率低，限制了其在药品、食品和保健品领域的应用。因此，对以姜黄为主要原料产品的开发，将是姜黄产品功效和形式多元化，并逐步走向国际市场的关键。

1. 姜黄精油。姜黄主要成分姜黄素具有抗炎，保护神经，抗氧化，保护心脏，助消化，修复骨骼、关节和肌肉的作用。姜黄素的效果虽好，但其分子较大，不易吸收，生物利用率不高。而姜黄精油中的姜黄酮分子小，生物利用率较高，可以穿透细胞膜，还能帮助姜黄素吸收；姜黄精油中的活性成分可以阻断炎性因子和酶，对于调理类风湿关节炎有帮助；同时姜黄酮可以增加神经干细胞数量，对于改善神经系统的一些疾病，如阿尔茨海默病、帕金森等有辅助作用。姜黄精油在皮肤美白上也有不俗的表现，它可以帮助减少面部色素沉着、细纹，并对改善痤疮有帮助。

2. 姜黄香皂。由于姜黄的保健功效及美容功能，其广泛应用于肥皂中，但不是以添加姜黄素的形式，而是以姜黄提取物的形式添加，再配以其他植物有效成分制成各种肥皂。姜黄提取物包括姜黄，主要有效成分如总姜黄素和姜黄精油，这些化合物具有抗菌、润肤、抗氧化、美白、增香等作用，可促进肥皂的保健功效。

3. 姜黄食品添加剂。姜黄素是有效且高效的抗癌物，可阻断癌细胞增殖，对预防癌症，特别是预防白血病效果显著，也具有保健作用，能降低血液中胆固醇的含量，减少脏器脂质沉积。同时，姜黄素具有很好的抗氧化、抗炎抑菌作用，可保护胃黏膜，促进胃黏膜修复，从而起到护胃养胃的作用。因此，姜黄可以用作食品添加剂或者调味品，增添食物的味道和颜色。

　　姜黄素是姜黄的重要化学成分，有抗氧化和抗炎作用，可改善血糖平衡、血脂代谢、血管内皮功能和抗脑血管 β – 淀粉蛋白沉淀，可能是 2 型糖尿病、高脂血症、脑血管疾病和神经退行性疾病的潜在治疗药物。泰国人常把姜黄作为治疗糖尿病的食物使用。体内和体外实验均显示姜黄素可抑制氧化应激而有神经保护作用，从而可用来治疗痴呆等年龄相关性神经退行性疾病，或用来预防衰老。相关研究显示，经常食用咖喱的老年人比很少食用者的大脑意识功能好，这可能和咖喱含有姜黄有关。给健康中老年人服用低剂量的姜黄素，发现其可提高受试者的健康状态。印尼人用姜黄、酸豆角、肉豆蔻、肉桂和红糖熬制成饮料 Kunyit Asem，其能治疗痛经，还有减肥和美容之效。姜黄产品的应用范围广，可以结合姜黄日益流行的脑部定位和有效配方进行市场开发。

第十四章　化痰止咳平喘药

白　果

【来源】白果，为银杏科植物银杏 *Ginkgo biloba* L. 的干燥成熟种子。

【性味归经】甘、苦、涩，平；有毒。归肺、肾经。

【功效】敛肺定喘，收涩止带，缩尿。

【主治】

1. 喘咳痰多。本品味涩收敛，善于敛肺定喘，且有一定的化痰之功，为治哮喘痰嗽之常用药。治风寒喘咳，常与麻黄、甘草同用，如鸭掌散；若外感风寒而内有蕴热者，常与麻黄、黄芩、桑白皮等同用，如定喘汤；若肺热燥咳，喘闷无痰，常与天冬、麦冬、款冬花等配伍；若肺肾两虚之喘咳，常与五味子同用。

2. 带下遗尿。本品味苦除湿，味涩收敛，故能除湿泄浊，收涩止带，固精，缩尿，止遗。治下元虚衰之带下色清质稀，常配伍莲子、山药等；若脾虚夹湿热下注，带下色黄腥臭，常配伍芡实、山药、黄柏等，如易黄汤；治小便白浊，常与萆薢、益智仁等同用；治肾气不固而梦遗滑精、小便频数、遗尿，可单用或与熟地黄、山茱萸、覆盆子等药同用。

此外，将生品捣烂涂敷，可用于手足皲裂、酒糟鼻、头面和手部癣疮等。

【使用注意】本品生食有毒，不可多用，小儿尤当注意。

【食疗应用】

1. 薏米白果粥。薏米 100g，白果 5 颗，大米 50g，百合 30g，枸杞子、冰糖适量。将白果去壳，入热水稍泡，去内膜和胚芽；往锅中加 1L 水，放入洗净的薏米、大米、百合，用中火煮开后改小火煮约 20 分钟，放入白果续煮 20 分钟；放入冰糖、枸杞子，煮约 2 分钟盛出。本品可健脾止泻、生津和胃，用于脾虚食少、泄泻等症。

2. 白果腐竹粥。白果 100g，腐竹 200g，大米 300g，白糖适量。白果去壳，放入开水中煮 3～5 分钟，除去种皮；腐竹泡发，切段；大米淘洗干净，同入砂锅，加适量清水，用文火煮 30 分钟成粥，加入适量白糖调味即成。本品可止咳定喘、缩尿止带，用于肺虚喘嗽、肾虚遗尿、小便频数、妇女体虚、白带过多等症。

3.蜜汁白果。白果250g，去除外壳，放入开水锅中煮3～5分钟，去除种皮，洗净，晾干；然后倒入沸油炸至黄色时捞出，沥干，再倒入蜂蜜100g拌匀即成。每日服3次，每次15～20g，用温开水送服。本品可敛肺定喘，适用于肺结核久咳。

4.白果蒸鸭。白果200g，鸭1只，高汤、猪油、姜、葱、料酒、花椒、精盐、胡椒面适量。白果去壳，放开水中煮5分钟，然后洗净沥干水，再倒入沸猪油锅中炸至微黄，捞出待用；鸭子除去头、足，从脊背部剖开，去骨，用精盐、胡椒面涂抹鸭肉，再加入姜、葱、料酒、花椒等；将鸭肉放入容器，放入白果，浇上适量高汤，上笼蒸30分钟即可。本品可益气定喘，适用于哮喘、痰喘、咳嗽等症。

5.白果鸡丁。白果200g，无骨嫩鸡肉500g，鸡蛋1个，猪油、黄酒、葱、淀粉、味精、麻油、精盐等适量。将白果放入开水锅中煮3～5分钟，去除种皮，晾干；鸡肉切丁，加入鸡蛋清，加精盐、淀粉，拌匀；锅烧热，放猪油50g，烧至六成热时，放入鸡丁、白果炒匀，至熟后倒入漏勺内；原锅加猪油，放入葱煸炒，随后加入黄酒、精盐和味精，再倒入白果、鸡丁，用湿淀粉勾薄芡，推匀后淋上麻油即成。本品可作为年老体弱之痰多久咳、小便频数，以及妇女脾肾亏虚之带下量多的辅助食疗。

6.白果煨猪肚。白果30g，猪肚1只。白果去壳，浸泡清水中，去除种皮，待用；猪肚洗净，白果放入猪肚，装入砂锅，用文火煨熟或炖熟即可。本品有固肾气、固精止遗之功，尤宜于小儿遗尿。

7.白果煮黑枣。白果200g，黑豆500g，大枣500g。白果去壳，去种衣，黑豆、大枣分别泡发洗净；三者用文火同煮至熟，食时将白果捡出，黑豆、大枣同食，并喝汤。本品能补脾肾气，止带下，用于脾虚妇女带下清稀量多者。

【现代研究】白果的主要化学成分包括黄酮类、银杏萜内酯类、酚酸类、有机酸类、多糖等。本品具有平喘、祛痰、抗菌、抗氧化、抗炎、保护神经、抗肿瘤、免疫调节等作用。

【产品开发】我国是银杏种植、利用、研究最早、成果最丰富的国家。白果营养物质含量丰富、自带清香，具有极佳的纯天然保健效果。虽然白果也有毒性，但随着科技的进步，白果脱毒技术的成功开发也指日可待，白果食品未来具有广阔的发展前景。

1.熟脆白果零食。通过微波膨化技术对白果进行加工可得到营养丰富的白果脆皮，膨化后的白果质地疏松且食用后易被人体消化吸收。

2.白果罐头制品。以新鲜白果为原料，葡萄糖粉、柠檬酸、精致食盐、乳酸链球菌为辅料制成的水煮白果罐头可极大程度地保留白果的营养成分，其中乳酸链球菌的加入还能有效解决白果因高温加热杀菌而引起的果肉皲裂问题。

3.白果面制品。以白果为原辅料制成的糕点或面包，不仅能提高点心的营养价值，还能使其携带白果特有的清香和风味。

4. 白果饮料产品。白果饮料产品可分为白果固体饮料、茶饮料、运动饮料和复合饮料四类。

5. 白果酒产品。白果酒产品因其保健功能丰富而在市场上更为常见，在所有银杏加工产品中市场份额占比最大，研究也最多。白果酒类产品有以白果为单一原料发酵而成的纯白果酒，也有白果与其他植物或者微生物原料进行混合发酵而成的复合白果酒。

6. 白果其他类产品。白果可以制成白果粉、白果山药粉、白果早餐粉、白果酱等产品。另外，白果汤、白果粥、白果牛奶饮、白果冰淇淋也是简单易行的白果烹制法。

近年来，白果的产量逐渐上升，国内种植规模呈现上升趋势，具有丰富营养成分和特殊保健作用的白果生产出的食品的市场需求也会越来越高，迫切地需要从业者们加强现代食品加工技术在白果食品综合加工中的应用研究，将白果的保健养生价值应用到各式各样的食品中，使白果食品真正成为人们的日常食品。

苦杏仁

【来源】苦杏仁，为蔷薇科植物山杏（野杏）*Prunus armeniaca* L.var. *ansu* Maxim.、西伯利亚杏 *Prunus sibirica* L.、东北杏 *Prunus mandshurica*（Maxim.）Koehne 或杏 *Prunus armeniaca* L. 的干燥成熟种子。

【性味归经】苦，微温；有小毒。归肺、大肠经。

【功效】降气止咳平喘，润肠通便。

【主治】

1. 咳嗽喘满。本品具有苦降之性，长于降泄上逆之肺气，又兼宣发壅闭之肺气，为治咳喘要药，凡咳嗽喘满，无论新久、寒热，皆可配伍用之。如风寒咳喘，鼻塞胸闷，常与麻黄、甘草同用，如三拗汤；若风热咳嗽，发热口干，常与桑叶、菊花、薄荷等同用，如桑菊饮；若外感凉燥，恶寒，咳嗽痰稀，常与苏叶、半夏、桔梗等同用，如杏苏散；若邪热壅肺，发热咳喘，常与石膏、麻黄、甘草同用，如麻杏石甘汤；若燥热咳嗽，干咳无痰或少痰，病情较轻，配伍桑叶、浙贝母、沙参等，如桑杏汤；病情较重，身热甚，咳逆而喘，常与桑叶、石膏、麦冬等同用，如清燥救肺汤。

2. 肠燥便秘。治津枯肠燥便秘，常与柏子仁、桃仁等同用，如五仁丸；若血虚便秘，常与当归、生地黄等同用，以补血养阴，润肠通便，如润肠丸。

【使用注意】内服不宜过量，以免中毒。大便溏泻者慎用，婴儿慎用。

【食疗应用】

1.杏仁核桃糊。苦杏仁 8g，核桃 30g，蜂蜜适量。将苦杏仁去皮、尖，核桃肉去皮，二者炒熟研末；砂锅中放入清水 400mL，大火煮沸，加入杏仁、核桃粉末，拌匀，煮熟成糊状，调入蜂蜜即成。本品具有补益肺肾、润肺止咳、润肠通便的功效，适用于久咳、干咳、老年人习惯性便秘、妇女产后便秘。

2.杏仁豆腐汤。苦杏仁 8g，麻黄 3g，豆腐 125g，加水共煮 1 小时，去渣后，吃豆腐喝汤。本品可润肺止咳平喘，用于咳喘诸证。

3.杏仁天冬猪肺汤。苦杏仁 8g，天冬 15g，猪肺 1 具，葱、姜、五香粉、麻油、精盐适量。将天冬洗净晾干，切成片，杏仁去皮、尖，备用；将猪肺放入清水中漂洗 1 小时，除杂后切成块状。将猪肺、天冬、苦杏仁同放入砂锅，加足量清水，大火煮沸，烹入黄酒，改用小火煨炖 1.5 小时，待猪肺熟烂时加葱花、姜末、精盐、五香粉，拌匀，再煮至沸，淋入麻油即成。本品可滋阴润肺、止咳平喘，适用于慢性肺部疾患所致的气阴两虚之久咳、燥咳、咯痰不利者。

4.杏仁雪梨汤。苦杏仁 10g，雪梨 1 个，冰糖适量。将苦杏仁、雪梨洗净，放入锅内，隔水炖 1 小时，然后以冰糖调味，食雪梨饮汤。本品清热润肺，化痰平喘，适用于秋燥干咳或口干咽燥者，也适用于秋令燥结便秘者。

5.杏仁薏仁粥。苦杏仁 10g，薏苡仁 15g，陈皮 3g，小米 60g。将上述用料洗净，放入砂锅，加适量清水，大火煮沸，小火熬成粥。本粥可止咳化痰，健脾利水，适宜咳嗽有痰、脾虚水肿者食用。

6.杏仁川贝炖瘦肉。苦杏仁 10g，川贝母 5g，猪瘦肉 350g，生姜 3 片，精盐适量。将猪瘦肉洗净切块，苦杏仁、川贝母洗净，与生姜一同放入炖锅，隔水炖煮 1 小时，调入精盐即成。本品具有润肺、化痰、止咳之功，适合咳嗽痰黏、干咳无痰的慢性肺病患者食用。

7.杏仁水鱼汤。苦杏仁 10g，水鱼 1 只。将苦杏仁洗净，水鱼宰杀，清水洗净、切块，一同放入锅内，加清水适量，武火煮沸后，文火煮 2 小时，调味即成，饮汤食肉。本品具有滋阴降火、化痰止咳之功，适用于慢性阻塞性肺病、肺结核等肺部疾患证属肺肾阴虚型，症见午后潮热、咳嗽咯血、咽干口燥、腰酸耳鸣者。

8.杏仁紫苏饮。苦杏仁 10g，紫苏叶 10g，生姜 3 片，红糖适量。将苦杏仁、紫苏叶、生姜一同放入砂锅，加适量清水，大火煮沸后小火煎煮 10 分钟，调入红糖即成。本品具有发散风寒、化痰止咳之功，适宜风寒感冒后头痛、咳嗽、怕冷、无汗、咳白稀痰的人群饮用。

【现代研究】苦杏仁主要含有苦杏仁苷、苦杏仁苷酶、樱叶酶、醇腈酶、油酸、亚油酸、棕榈酸等化学成分。本品具有镇咳、平喘、抗炎、抗菌、镇痛、增强机体免疫、抗消化性溃疡、抗肿瘤、抗脑缺血、降血糖等作用。杏仁中的苦杏仁苷在体内分解产生氢氰酸，氢氰酸有剧毒，故食用杏仁不可过量，以免中毒。一般煎服 5 ～ 10g。

【产品开发】苦杏仁是一种优良的药食两用资源，具有丰富的营养和较高的经济价值。现代医学研究发现，苦杏仁具有显著的止咳、祛痰作用，而且苦杏仁中富含苦杏仁油、苦杏仁蛋白、苦杏仁苷，具有多种营养保健价值。因此，苦杏仁有着很好的市场前景。

1. 苦杏仁茶。苦杏仁中除含有维生素 A 原、儿茶酚、黄酮类等物质外，还富含维生素 B_{17}，其主要成分是氰化物、苯甲醛和葡萄糖。这种氰化物化学性质并不活泼，对正常的人体细胞不起破坏作用，但却对癌细胞能产生较强的杀伤力。将杏仁和绿茶结合研制出杏仁茶，可用于预防肺癌、乳腺癌、肠癌等。

2. 苦杏仁油。苦杏仁含脂肪 44.8%，是一种很好的油料来源。苦杏仁油含有大量的不饱和脂肪酸，对人体具有重要的生理和药用价值。除可开发为食用油解决国家油脂短缺、依赖进口的问题外，在医药及轻化工等方面也具有很高的应用价值，可以用作护肤、化妆品的原料，如润肤剂和保湿剂；还可作为精密仪器的润滑油、医药工业用油和食品添加剂等。

3. 苦杏仁蛋白相关产品。苦杏仁蛋白的开发利用，目前主要是将脱脂杏仁经超微粉碎或将杏仁蛋白经喷雾干燥或冷冻升华干燥制成杏仁蛋白粉，作为蛋白质营养强化剂。苦杏仁经磨浆、过滤、均质等工艺制备的杏仁蛋白乳主要用于饮料的开发，包括杏仁乳、杏仁固体饮料、复合果汁饮料、发酵酸奶制品等。

4. 苦杏仁精油。苦杏仁精油具有自然独特的香气，平和而无刺激，属于苦杏仁加工副产物。研究表明，苦杏仁精油具有广谱杀虫效果，对黏虫、白纹伊蚊、家蝇等具有很强的熏蒸杀虫活性；具有作用浓度低、时间快的特点，可用于开发高效低毒的卫生害虫熏蒸剂及农田害虫熏蒸剂。此外，对家蝇、黏虫、玉米象等昆虫的触杀、拒食、驱避、生长发育抑制、种群抑制等活性也有一定作用。

5. 杏仁山棘膏。组成为苦杏仁、山楂、桃仁、沙棘、甘草、百合、生姜、桔梗。具有活血行瘀、理气通络之效，主治瘀阻于肺者，症见胸痛咳嗽，气促，甚者喘息不能平卧，胸闷如塞，心悸不宁，舌质紫暗或有瘀斑、瘀点，脉弦涩。

总之，对于苦杏仁的开发利用应注重其加工副产物的回收及高值化利用和产品的创新研究，同时提高苦杏仁产业的融合度，进而提升其加工产品的市场价值和经济效益，最终促进苦杏仁行业良性发展。

［附：甜杏仁］为蔷薇科植物杏 *Prunues armeniaca* L. 及其栽培种的干燥成熟味甜的种子。性味甘、平；归肺、大肠经。功能润肺止咳，润肠通便。适用于虚劳咳嗽，肠燥便秘。煎服，5 ～ 10g。甜杏仁的食疗应用可参照苦杏仁，但性更平和，更安全。

昆　布

【来源】昆布，为海带科植物海带 *Laminaria japonica* Aresch. 或翅藻科植物昆布 *Ecklonia kurome* Okam. 的干燥叶状体。

【性味归经】咸，寒。归肝、胃、肾经。

【功效】消痰软坚散结，利水消肿。

【主治】

1. 瘿瘤瘰疬。治瘿瘤初起，常与海藻、浙贝母、青皮等同用，如海藻玉壶汤；兼肝火旺者，可配伍芦荟、青皮、川芎等，如清肝芦荟丸；瘿瘤日久，气血虚弱者，常与人参、当归、熟地黄等同用。治瘰疬初起，恶寒发热者，配伍羌活、防风、海藻等，如防风羌活汤；或瘰疬属肝气郁结，气血不足者，常与人参、当归、香附等同用；瘰疬遍生下颏或至颊车，坚而不溃者，常与柴胡、龙胆、三棱等同用，如散肿溃坚汤。治睾丸肿硬疼痛，可与橘核、延胡索等同用，如橘核丸。

2. 痰饮水肿。常与利湿之防己、大腹皮、车前子等同用，以增强利水消肿之功。

【食疗应用】

1. 昆布绿豆糖水。昆布 60g，切丝；绿豆 150g，同煮汤，加适量红糖调味用。本品有清心利尿消肿、消痰软坚散结之功，适用于各种水肿、小儿暑天热痱、瘿瘤瘰疬等证。

2. 昆布冬瓜薏米汤。昆布 30g，冬瓜 100g，薏苡仁 10g，同煮汤，加适量糖或盐调味即食。本品可清暑消肿、健脾利湿，有降血压、降血脂之功，可用于暑热烦渴、水肿、高血压、高血脂等。

3. 蚝昆布汤。昆布 25g，蚝 100g，发菜 10g，同煮汤，食用。本品可用于缺碘性及青春期甲状腺肿大。

4. 昆布海藻茴香汤。昆布 15g，海藻 15g，小茴香 6g，水煎服，每日 1 次。本品可软坚散结、疏肝止痛，可用于少腹痛、疝气痛、睾丸肿痛诸症。

5. 昆布绿豆粥。昆布 60g，绿豆 70g，粳米 100g，陈皮 4g，同煮粥，用适量白糖调味食。本品清热解毒、消瘿散结，可用于皮肤热痱、单纯性甲状腺肿。

6. 海草昆布煲老鸡。老母鸡 1 只，海草 15g，昆布 20g，姜片、盐、鸡粉、胡椒粉适量。将老母鸡去杂、洗净、切块，海草、昆布洗净；将鸡块、海草、昆布、姜片放入砂锅，大火烧开，转文火煲约 5 个小时，放盐、鸡粉、胡椒粉，改大火煲 10 分钟即成。本品具有清热益气、消痰软坚的功效。

7. 昆布炖鲫鱼。昆布 20g，鲫鱼 1 条，生姜、葱、花椒、油、盐、料酒适量。水发昆布切成丝，鲫鱼去鳃和肠杂，留鳞；把鲫鱼放入油锅煎至略黄，加入少许盐、生姜、葱、花椒、料酒，再加入昆布丝炖煮40分钟，调味即可。本品具有消痰软坚、健脾利水的功效。

【现代研究】昆布主要含多糖、氨基酸、挥发油及碘等多种微量元素。本品具有抗肿瘤、抗辐射、降血压、降血脂、降血糖、镇咳、增强免疫功能等作用。

【产品开发】昆布是一种保健价值很高的海洋生物，是原卫生部规定的既可做药物，也可做食品的原料，而且昆布中富含多种生物活性物质、矿物质和维生素，具有很高的保健价值。因此，将昆布作为保健食品开发，有着很好的市场前景。

1. 醋泡昆布丝。昆布含有丰富的褐藻酸，是食物纤维的一种，其能隔绝身体对脂肪的吸收，使脂肪不容易囤积，能有效地将腰腹部脂肪消除，达到瘦腰腹的功效。昆布还含有瘦身的成分，有丰富的维生素 B_1 和 B_2，能提升新陈代谢，也含有丰富的钾，能减轻浮肿。醋和昆布都有非常强的减肥功效，不仅能消耗体内赘肉，还对美化皮肤、促进身体健康有一定的好处。

2. 即食调味昆布卷。昆布所含的蛋白质和碳水化合物是菠菜的几倍到几十倍，该产品低热量、高蛋白、高纤维，富含碘、钙、磷、硒等人体必需的微量元素，具有帮助消化、防止肥胖和便秘等功能，是一种理想的天然海洋食品。

3. 日化产品研发。昆布中分离出的岩藻黄素可以降低黑色素瘤细胞中的黑色素含量，改善中波紫外线皮肤色素沉着，还可以吸收紫外线，起到护肤作用。目前已开发多种具有美白功效的日化产品，如面膜、爽肤水等。

4. 药用辅料。从昆布中提取得到的褐藻胶、卡拉胶、琼胶及衍生物等，已经作为药用辅料显示出独特的优势，具有良好的机械强度和较宽的 pH 值范围，通透性可以调节，还具有较好的成膜性和缓释作用。

5. 木瓜昆苓固体饮料。组成为黄芥子、佛手、山药、茯苓、干姜、肉桂、高良姜、覆盆子、山楂、桃仁、乌梅、肉豆蔻、昆布、木瓜。本品具有补肝肾、强筋骨、活血祛瘀、温经除风、软坚散结功效，适用于老年足跟痛及腰酸、腰冷、腰痛人群。

6. 昆玉芷酸膏。组成为玉米须、炒酸枣仁、白芷、昆布、赤小豆、鲜白茅根、薏苡仁、金银花、栀子、桃仁、荷叶、山楂、佛手、淡竹叶、香辛料。本品具有降尿酸作用，适用于痛风人群。

昆布在农业、医药、食品等行业应用都很广泛，昆布多糖是昆布的主要成分，可以作为保健食品的原料和辅料，是一种物美价廉、取材方便的材料，可进一步大力开发。

罗汉果

【来源】罗汉果，为葫芦科植物罗汉果 *Siraitia grosvenorii*（Swingle）C. Jeffrey ex A. M. Lu et Z. Y. Zhang. 的干燥果实。

【性味归经】甘，凉。归肺、大肠经。

【功效】清热润肺，利咽开音，滑肠通便。

【主治】

1. 肺热燥咳。治久咳肺虚有热或肺痨咳嗽，可配伍川贝母、麦冬等；治咳嗽痰少，咽喉不利，常与胖大海、冰糖同用。

2. 咽痛失音。咳嗽咽干、声嘶者，可配伍蝉蜕、玄参、胖大海等；咽喉肿痛、热毒盛，可配伍牛蒡子、山豆根等。

3. 肠燥便秘。治肠燥便秘，常与黑芝麻、决明子同用。

【食疗应用】

1. 罗汉果煲猪肺。罗汉果 1 枚，猪肺 1 个，白菜叶 120g，葱、姜、陈皮、料酒、味精、盐适量。将罗汉果去掉外壳后切成小块，猪肺切成小块焯水，加入葱、姜、陈皮和料酒，中火加热 1 小时，然后加入白菜叶，煮 5 分钟，最后加入盐、味精调味即成。本品具有滋补肺阴之功，可治疗肺气阴两虚的久咳，适用于慢性气管炎、肺结核患者。

2. 橄榄罗汉果汤。罗汉果 1 枚，橄榄 30g，加水煮沸 10 ～ 20 分钟，取汁代茶饮。本品具有清热解毒、化痰利咽之功，可用于急慢性咽炎、扁桃体炎。

3. 罗汉果陈皮猪肉汤。罗汉果半个，陈皮 6g，瘦猪肉 100g。将陈皮浸透，刮去橘白，然后与罗汉果、瘦猪肉共煮汤，熟后去罗汉果、陈皮，饮汤食肉。本品化痰止咳、利咽，用于咳嗽痰多、咽痛。

4. 罗汉果雪梨饮。罗汉果 1 枚，雪梨 2 个，放进砂锅中，加入净水，放在火上，先用大火，待其开锅后，改微火，煮 20 ～ 30 分钟，将水沥干，待其温度适宜，即可饮用。本品润肺止咳利咽，适用于急慢性咽炎、咳嗽的食疗。

5. 罗汉果杷参桔梗汤。罗汉果 100g，枇杷叶 150g，南沙参 150g，桔梗 150g，蔗糖适量。加水煎煮 2 次，合并煎液，滤过，滤液静置 24 小时，取上清液浓缩至适量，加入蔗糖，再适当浓缩即可。本品滋养肺阴、化痰利咽，可用于阴虚燥咳、咯痰不爽、咽痛声嘶者。

【现代研究】罗汉果主要含三萜皂苷类、黄酮类、多糖类、油脂类、无机盐类化合物，以及氨基酸和蛋白质，还含有丰富的维生素 C、维生素 E 及 D- 甘露醇等。本品具有止咳祛痰、润肠通便、活血化瘀、抗氧化损伤、保护肝脏、抗衰老、抗糖尿病、调节血脂紊乱等作用。

【产品开发】罗汉果具有丰富的营养价值和保健功能，有关研究表明，罗汉果还含有抗肿瘤、抗氧化、降血糖和调节免疫等活性成分。通过对罗汉果成分检测显示，罗汉果甜苷是甜度极高的混合物，不产生热量，在食品行业普遍作为天然甜味剂使用。在健康食品行业的产值和销量显著增长的现状下，兼具药用和营养价值的罗汉果大健康产品的开发和应用呈现迅速增长的趋势。

1.罗汉果低糖饮料。利用罗汉果高甜度、低热量的特性，以枸杞子、甘草辅以饮料添加剂，制成低糖、可乐型保健饮料。该饮料含有 17 种氨基酸，微量元素锌、硒及维生素 B_2，具有滋阴润肺、健脾解暑、防老抗衰等保健功效，适合肥胖者及糖尿病患者饮用。

2.罗汉果酸奶。利用罗汉果的低热甜味和改善奶乳味道的特点，进行罗汉果酸奶的研制。将罗汉果提取液、发酵乳酸杆菌、球菌和增稠、增黏的复合稳定剂搅拌制得酸奶，其口感、风味、稳定性均取得满意效果。

3.罗汉果单晶冰糖。罗汉果单晶冰糖是采用现代科学方法，使罗汉果与冰糖共结晶而成，形状似琥珀，呈多面体，晶柱均匀，甜度适中，抗湿性强，无污染，除可直接作糖果食用还可熬煮高级滋补品。

4.罗汉果发酵酒。利用罗汉果浸取液加入糖类和一定量的麸皮进行发酵而成，具有止咳、定喘、降低胆固醇等作用，无辛辣刺激味，老幼皆宜。

5.罗汉果降脂减肥食品。罗汉果中含有丰富的甜苷，其不含热量，不直接参与体内糖代谢，是肥胖症、高血压、糖尿病、心脏病等患者适用的甜味剂及最佳保健品，是人工甜味剂的理想代替品。其食用安全、性质稳定、甜度高。罗汉果的甜味并非来自糖类，但比蔗糖甜 300 倍左右，以其作甜味剂可杜绝糖分的摄取。只要控制了糖分，就能抑制皮下脂肪同化，促进异化而消除皮下脂肪，达到减肥效果。

6.百合罗汉果固体饮料。组成为百合、罗汉果、蒲公英、玉竹、乌梅、白果、苦杏仁、鱼腥草、桔梗、紫苏子、橘皮、金银花。本品具有清热化痰、宣肺平喘之效，适用于痰热蕴肺所致的咳喘。

7.百葛精罗膏。组成为百合、葛根、黄精、罗汉果、鲜芦根、胖大海、桑椹、余甘子、乌梅。本品具有滋阴润肺、生津止渴之效，用于燥邪伤肺，咽干口燥，内热消渴，干咳少痰，皮肤干燥，便秘；或虚烦惊悸，失眠多梦，精神恍惚；或肝肾阴虚，眩晕耳鸣，心悸失眠，须发早白，津伤口渴。

8.罗汉果其他类产品。罗汉果果实中含有 Scavenger（净化剂）物质，并具有与超氧化物歧化酶同样作用的成分，能有效清除人体内的自由基，有助于改善人体肌肤。罗汉果可用于防治雀斑、黄褐斑、痤疮、肥胖，以及皮疹、脱发的治疗，还可以预防龋齿，据此可以开发出多种相应的产品。

总之，罗汉果不管是作为原材料生产还是作为天然甜味剂加入产品中，都具有广泛的应用前景。但罗汉果食品的研究成果能够成功转化为市场认可的产品，主要还是在作为天然甜味剂的应用上，以健康功效为主的罗汉果功能型食品得到市场认可的还比较少。因此，将产品的研制有效转化为实际的食品应用经济效益，将是今后科研工作者和产品生产者的重要研究方向。随着人们对健康认识的日益深入，罗汉果这一传统药食同源药材会在食品加工行业焕发出新的光彩。

胖大海

【来源】胖大海，为梧桐科植物胖大海 *Sterculia lychnophora* Hance. 的干燥成熟种子。

【性味归经】甘，寒。归肺、大肠经。

【功效】清热润肺，利咽开音，润肠通便。

【主治】

1.肺燥阴虚证。本品甘寒质轻，能宣肺气，润肺燥，利咽开音，常单味泡服。治肺阴虚有热之声哑，咽喉干痛，干咳无痰，可单用或配伍甘草；外感风热，咳嗽声嘶者，可与蝉蜕同用，如海蝉散；肺热之咳嗽痰稠，咯吐不利，可配伍桑白皮、地骨皮等。

2.肠燥便秘证。本品质滑性润，宣上润下，能润肠通便。肠燥便秘，头痛目赤，单味泡服，或配知母、玄参等。

【食疗应用】

1.胖大海甘桔饮。胖大海 2 枚，甘草 6g，桔梗 10g。加入适量清水，煎煮 20 分钟后即可饮用。本品以胖大海清肺化痰、利咽开音，桔梗理气、化痰、止咳，甘草清热解毒、化痰止咳。可用于肺热之咳嗽咯痰、咽痛声嘶诸症。

2.胖大海蜂蜜茶。胖大海 2 枚，蜂蜜适量。将胖大海用温水浸泡至膨胀后再加入蜂蜜代茶饮用。本品可利咽开音、润肺止咳、润肠通便，可用于肺燥咳喘、咽痛、肠燥大便秘结诸症。

3.胖大海橄榄蜂蜜茶。橄榄 5 枚，胖大海 2 枚，蜂蜜 20mL，绿茶适量。先将橄榄煎水 500mL，再泡入绿茶、胖大海、蜂蜜。本品具有清肺利咽、生津解毒之功，可用于肺热或阴虚的咽喉肿痛，尤其适合于慢性咽炎。

4.胖大海陈皮茶。胖大海 2 枚，陈皮 3g。用开水泡 30 分钟，可加少量蜂蜜。本品可用于咽痛痰多、食滞胃痛、便秘等。

5.梅欢海饮。绿茶、绿萼梅花、合欢花各 3g，胖大海 2 枚，冲泡饮用。绿萼梅花能理气化痰、舒利咽喉，合欢花可疏肝理气、活血化瘀，胖大海清热解毒、润肺开音，配以绿茶清降之性，四品共用，对于肺热、肺燥之咽痛、咳嗽咯痰，痰气交阻之梅核气、肝气郁结之咳喘均可适用。

【现代研究】 胖大海主要成分包括多糖，如 D- 半乳糖、L- 鼠李糖、蔗糖等；有机酸类，如 2,4- 二羟基苯甲酸、胡萝卜苷类等。本品具有缓泻、降血压、抗病毒、抗菌、抗炎、利尿、镇痛、免疫调节等作用。

【产品开发】 胖大海是我国重要的进口南药之一，具有清热润肺、利咽、清肠通便的传统功效。现代药理研究表明，胖大海具有抗炎、通便、镇痛抑菌、免疫调节等作用，对慢性咽炎具有良好的临床疗效，有着很好的市场前景，关于胖大海的开发与应用也很广泛。

1. 胖大海润喉糖。主要由胖大海、罗汉果、薄荷、金银花、青果、甘草、西洋参、菊花、陈皮制备而成。将上述原料混合后，加热灭菌，作为发酵基料，然后加入混合菌，通过一系列发酵后，将发酵液过滤、浓缩、划切。制成的胖大海清咽润喉糖具有益气生津、润肺止咳、清热解毒、祛痰去火的功效，且口味酸甜，清爽可口。

2. 胖大海保健饮料。以胖大海、金银花和罗汉果为主要原料，通过提取、调配及杀菌等工序，制得清咽利喉的饮料。复合饮料的成品色泽为鲜亮透明的棕黄色，带有淡淡药香，甜味适中，组织细腻、均匀、无杂质、口感清新绵和，带有余味。

3. 胖大海发酵固体饮料。由胖大海、罗汉果、薄荷、金银花、青果、甘草、西洋参、菊花、陈皮制备而成。将上述原料混合后，加热灭菌，作为发酵基料，加入混合菌，通过一系列发酵、干燥后得发酵液浸膏粉；再经粗粉碎和超微粉碎，所得固体饮料质量稳定，含多种对人体有益的中药成分，对肺火燥咳、咽痛失音、急性气管炎、咽喉炎等都有很好的疗效。

4. 胖大海肉制品。胖大海经浸泡后会形成一种强吸水性海绵胶团物质——胖大海胶。将胖大海胶加入肉糜中，可明显减小肉糜的蒸煮损失，提高肉制品产率，减少肉糜的硬度，增强弹性。

5. 胖大海其他产品。圆粒胖大海含有一种多糖，可制成皮肤保湿凝胶，具有良好的效果。

总之，胖大海作为一种应用广泛的清热润肺药，对咽喉、肺等部位作用明显，在国内外都有较为广泛的应用，但其相关文献研究不多。随着对胖大海研究的深入，其药效和保健价值必定能得到更大的开发。

桔　梗

【来源】桔梗，为桔梗科植物桔梗 *Platycodon grandiflorum*（Jacq.）A. DC. 的干燥根。

【性味归经】苦、辛，平。归肺经。

【功效】宣肺，祛痰，利咽，排脓。

【主治】

1. 咳嗽痰多。本品辛散苦泄，开宣肺气，祛痰力强，为肺经之要药。治咳嗽痰多，咯痰不爽，胸闷不畅，无论寒热皆宜。属风寒者，常配伍紫苏、苦杏仁等，如杏苏散；属风热者，常配伍桑叶、菊花、苦杏仁等，如桑菊饮。寒重，咳痰质稀，遇寒加重者，可配伍半夏、干姜、款冬花等；热重，痰黄稠胸痛者，则与瓜蒌、浙贝母等同用。

2. 咽痛音哑。本品能宣肺泄邪以利咽开音。外邪犯肺，咽痛失音者，常与甘草同用，如桔梗汤；热盛之咽喉肿痛，可配伍射干、马勃、板蓝根等。

3. 肺痈吐脓。本品性散上行，能利肺气以排壅肺之脓痰。治肺痈咳嗽胸痛，咳痰腥臭者，可配伍鱼腥草、冬瓜仁、芦根等。

此外，本品还可开宣肺气而通利二便，用治癃闭、便秘。

【使用注意】本品性升散，凡气机上逆，呕吐、呛咳、眩晕、咳血等不宜用。用量过大易致恶心呕吐。

【食疗应用】

1. 桔梗凉拌菜。鲜桔梗 180g，白芝麻、香油、醋、糖、蒜末、盐各适量。将鲜桔梗洗净，加入盐、糖、醋、蒜末、白芝麻，倒入香油，搅拌均匀，放至入味即可。本品宽胸下气、利咽消肿、化痰止咳，适合咳嗽有痰、咽喉肿痛者食用。

2. 桔梗陈皮粥。桔梗 30g，陈皮 15g，大米 120g，冰糖适量。将桔梗泡软，洗净，切薄片；陈皮洗净，切细丝；大米淘洗干净。将大米、陈皮、桔梗同时放入锅内，加入适量水，武火煮沸，去浮沫，转文火炖煮 30 分钟，加入冰糖调味即可。本品理气健脾、化痰止咳、利咽，适合咳嗽有痰、咽痛音哑、脘腹胀满者食用。

3. 桔梗胖大海茶。桔梗 10g，胖大海 1 枚，甘草 6 片。先将胖大海敲碎，开水泡发，去核；再放入桔梗、甘草，加盖焖 5 分钟，即可饮用。本品利咽开音、清热止咳，适合外感后咽喉燥痛、声音嘶哑、牙龈肿痛者饮用。

4. 桔梗蜂蜜茶。桔梗 10g，蜂蜜适量。将桔梗放入茶杯中，纳入蜂蜜，冲入沸水适量，浸泡 5～10 分钟后饮服，每日 1 剂。本品可润肺化痰、利咽开音，适用于慢性咽炎、咽痒不适、干咳等人群。

5. 桔梗冬瓜汤。冬瓜 150g，桔梗、杏仁各 9g，甘草 6g，食盐、大蒜、食用油各适量。将冬瓜洗净、切块放入锅中，加入食用油、食盐稍炒后加适量清水，再将杏仁、桔梗、甘草一并煎煮，至熟后加食盐、大蒜等调味即可饮汤，每日 1 剂。此汤适用于咳喘痰多、水肿人群。

6. 桔梗百部萝卜汤。白萝卜 1 个，百部 10g，桔梗 6g，生姜 3 小块，蜂蜜适量。将白萝卜、生姜、百部、桔梗切片置锅内，加水 1 碗，煮沸 20 分钟，去渣，加入蜂蜜，趁热代茶频饮。本品可化痰止咳、润肺利咽。

7. 桔梗炖猪肺。桔梗 15g，地骨皮、西洋参、紫菀各 10g，杏仁 6g，猪肺 1 个，姜 2 片。将猪肺洗净，与各药材一并放入锅中，加水慢炖 3 ～ 4 小时即成。本汤有益气化痰、清肺利咽、润肺止咳之功。

【现代研究】桔梗主要含有三萜皂苷类成分，如桔梗皂苷 A、桔梗皂苷 D、远志皂苷等，还含由果糖组成的桔梗聚糖。本品具有祛痰、止咳平喘、抗溃疡、降血糖、降血压、降胆固醇、镇静镇痛、解热、抗过敏、抗菌、抗炎、免疫增强、抗癌、抗氧化等作用。

【产品开发】桔梗具有很高的应用价值，但其产业发展仍具有规模不足、人才稀少等问题。通过对桔梗产品的优化升级，可以进一步促进桔梗产业的发展，为桔梗这一药食同源品提供更多的可能。

1. 桔梗吸入溶液制剂。以桔梗、蜜远志、蜜款冬花、甘草为原材料，按一定用量比调配，制成复方桔梗止咳溶液制剂，通过雾化器可以快速形成气溶胶，直接快速作用于病患处，药物可快速被吸收，不仅使用剂量少，而且起效快、疗效好，无其他毒副作用。

2. 桔梗腌制物。桔梗酱菜可以由多种配料配比制成，制备工艺简单，易于工业化生产，能够批量生产，满足人们对佐餐小菜的需求，且对桔梗的营养和风味物质的破坏较小；腌制而成的桔梗酱菜色泽清亮、口感脆爽，具有抗病和保健功能。还可加入富含大蒜素、硫化物、硒、大蒜精油等物质的大蒜，使产品具有增强免疫力、抗菌消炎、抗肿瘤、降血脂、降低和平衡血压等功能。

3. 桔梗复合保健粉。通过选料、粉碎、浸提、过滤、浓缩、干燥、包装、成品加工等工艺流程，可以将桔梗制成桔梗保健粉。产品色泽淡黄，易溶，清香适口，具有桔梗的清香风味；营养价值较高，具有开宣肺气、祛痰排脓的功效，老少皆宜，绿色保健。

4. 桔梗桑椹膏。组成为桔梗、桑椹、黄芥子、苦杏仁、橘皮、佛手、生姜、榧子、橘红、沙棘、罗汉果。具有止咳化痰平喘、温肺豁痰利气的功效，用治咳嗽痰多、胸闷不畅、咽痛音哑，或肺热燥咳、咽痛失音，或咳嗽气喘、呼吸紧迫等。

5. 枣仁桔梗膏。组成为酸枣仁、桔梗、百合、茯苓、甘草、栀子、沙棘、罗汉果。

具有清热痰、安心神的功效，主治心烦不寐，胸闷脘痞，泛恶嗳气，伴有头重、目眩，舌偏红、苔黄腻，脉滑数。

6. 桔梗其他产品。还有多种桔梗食用产品，如桔梗粥、桔梗茶、凉拌桔梗等，制作简单，味道良好，保健功效显著。

总之，桔梗含有多种对人体有益的活性成分和营养物质，如桔梗维生素，以及多种人体必需的氨基酸和微量元素，对于肺部疾病有着良好的调养效果。以上产品只是桔梗现阶段的研究成果，还有许多加工方法尚待探索，其具有十分广阔的市场前景。

莱菔子

【**来源**】莱菔子，为十字花科植物萝卜 *Raphanus sativus* L. 的干燥成熟种子。

【**性味归经**】辛、甘，平。归脾、胃、肺经。

【**功效**】消食除胀，降气化痰。

【**主治**】

1. 饮食停滞证。本品味辛行散，消食化积之中尤善行气消胀。治食积气滞所致的脘腹胀满或疼痛，嗳气吞酸，大便秘结，或积滞泻痢，常与山楂、神曲、陈皮、白术等同用，如保和丸、大安丸等；若治食积气滞兼脾虚，可配白术，如大安丸。

2. 咳喘痰多。本品可降气化痰。治痰壅气逆，喘咳痰多，胸闷不舒，可单用，亦可配伍白芥子、苏子等，如三子养亲汤。

【**使用注意**】本品辛散耗气，故气虚及无食积、痰滞者慎用。

【**食疗应用**】

1. 炒莱菔子粥。粳米 100g，炒莱菔子 20g。粳米淘洗干净，用清水浸泡 30 分钟，备用；莱菔子洗净，炒至表面微鼓起，与粳米一同煮沸，小火煮至黏稠。本品消食除胀、降气化痰，适用于食积、痰多咳喘等。

2. 莱菔子萝卜汤。猪尾骨 400g，萝卜 1 根，莱菔子 15g，玉米 1 根，盐少许。猪尾骨洗净斩件，以滚水余烫，捞出；锅中加清水煮沸，下入莱菔子、猪尾骨同煮约 15 分钟；再将萝卜、玉米切块，同入锅中续煮至熟，加盐即可。本品可健脾消食、行气除满，可用于食积气滞。

3. 仙药莱金粥。山楂、麦芽、神曲、莱菔子各 15g，鸡内金粉 20g，山药 30g，薏苡仁 100g，冰糖 30g，醋 30mL。将麦芽、神曲和莱菔子纱布包好，与山楂、山药、薏苡仁一起下锅加水煮粥，待粥欲熟时加入冰糖、醋、鸡内金粉即可。本品健脾和胃、行气消积，可用于饮食积滞、脘腹胀满、脾虚食少诸症。

4. 莱菔子玉竹烩鸡蛋。鸡蛋 2 个，玉竹 9g，莱菔子 10g。将玉竹、莱菔子放入锅里，倒入清水，浸泡 20 分钟后放入鸡蛋，大火煎煮，鸡蛋煮熟后去壳，再煎煮片刻即可，喝汁，吃鸡蛋。本品有化痰行气、消胀和中之功。

【现代研究】莱菔子的化学成分有莱菔素、芥子碱、脂肪油、β–谷甾醇、糖类及多种氨基酸、维生素等。本品具有调节胃肠、祛痰、镇咳、平喘、改善排尿功能、降低胆固醇、防止动脉硬化等作用。

【产品开发】莱菔子不仅可榨油食用，也可入药，有悠久的药用历史，属于药食两用物质。莱菔子药性平和，味辛、甘，对肺部和胃部病变有较好的治疗效果。莱菔子选用炒、煎两道工序处理，是为了避免引起恶心等症状，且莱菔子炒制后有"杀酶保苷"的作用，能够阻止硫苷类成分——萝卜苷的分解，更好地发挥莱菔子药效。如何利用这些特性，是莱菔子产品开发的重点。

1. 莱菔子复合饮品。通过调控莱菔子浓度、发酵时间对红茶菌饮品的影响参数，以饮品中还原性糖含量、饮品 pH 值、感官评定得分为指标，在最佳发酵条件与发酵时间下制得复合饮品。此产品香味浓厚，具有莱菔子和红茶菌特有的风味，饮品色泽为淡黄色至黄色，质地清澈透明，沉淀量少，无异味，酸甜适宜，口感顺滑清爽。

2. 莱菔子养胃苏打饼干。本品是将莱菔子和一定重量的原料混合制备而成，对胃肠道有促进功能，为消化不良、胃肠功能紊乱人群提供了"以养为主，以治为辅"的全新产品，市场需求前景广阔。

3. 莱菔子冰糖配方食品。基础配方仅含莱菔子和冰糖两种成分，按一定重量配比制成；制备方法易于操作，制作过程清洁无污染，制成品方便保存和服用。该食品具有显著的化痰理气作用，可以疏通人体经络，适用于解决气血循环不畅及相关症状的亚健康问题，尤其适用于消除肺和胃部的慢性炎症，并可作为急性炎症的辅助治疗。该食品可单独长期服用，还可搭配其他食物或药物如黑芝麻、菟丝子或三七等使用。

4. 莱菔子保健酒。以山楂、莱菔子为原料，用相应配比的白酒浸泡、沉淀、过滤，弃去药渣，滤液即为保健酒成品。本品原料简单易得，制备工艺简单，生产成本低。长期服用可促进消化、通便、减肥，并能辅助降血压、降血脂。

紫苏子

【来源】紫苏子，为唇形科植物紫苏 *Perilla frutescens*（L.）Blitt. 的干燥成熟果实。

【性味归经】辛，温。归肺、大肠经。

【功效】降气化痰，止咳平喘，润肠通便。

【主治】

1. 咳喘痰多。本品性降质润，主入肺经，善于降肺气，化痰浊，止咳平喘。治痰壅气逆之咳喘痰多，常与白芥子、莱菔子同用，如三子养亲汤；若上盛下虚之久咳痰喘，配伍半夏、厚朴、肉桂等，如苏子降气汤；若风寒外束，痰热内蕴之咳喘，痰多色黄，常与麻黄、桑白皮、苦杏仁等同用，如定喘汤。

2.肠燥便秘。本品富含油脂，能润燥滑肠。治肠燥便秘，常与火麻仁、苦杏仁、瓜蒌仁等同用。

【使用注意】脾虚便溏者慎用。

【食疗应用】

1.苏子杏仁生姜粥。紫苏子10g，苦杏仁10g，生姜5g，粳米60g，冰糖少许。将紫苏子炒爆花，苦杏仁去皮、尖，与生姜分别捣烂混合备用；粳米淘净放锅内，加水适量，慢火煮至七成熟时加入以上三物，煮至熟烂成粥时加冰糖少许即成。本品降气化痰、止咳平喘、散寒和中，适合痰多咳喘、胸腹痞满者服用。

2.紫苏子酒。紫苏子50g，黄酒500g。上药捣碎，浸入酒中，浸7天后，少量饮之。本品可降气化痰，治疗各种呃逆。

3.紫苏子粳米粥。紫苏子20g，粳米100g，冰糖适量。将紫苏子捣烂如泥，加水煎成浓汁去渣，加粳米煮粥，再加冰糖调味，趁热服食。本品可行气化痰、和胃生津。

4.紫苏麻仁粥。紫苏子10g，麻子仁10～15g，粳米100g。先将紫苏子、麻子仁捣烂如泥，然后加水慢研，与粳米同煮为粥即可。本品具有较好的润肠通便之功，适用于肠燥津虚之老年人、产妇及体虚便秘患者。

5.紫苏子汤团。紫苏子300g，糯米粉1000g，白糖、猪油适量。将紫苏子淘洗干净，沥干水，放入锅内炒熟，出锅晾凉研碎，放入猪油、白糖拌匀成馅；将糯米粉用沸水和匀，做成一个个粉团，包入馅即成生汤团，入沸水锅煮熟，出锅即成。本品具有化痰宽胸、和胃宽中之功效，适用于咳喘痰多、胸膈满闷、食欲不佳、消化不良、便秘人群。

【现代研究】紫苏子主要化学成分为脂肪酸类成分，如油酸、亚油酸、亚麻酸等；酚酸类成分，如迷迭香酸等；还含氨基酸、维生素与微量元素等成分。本品具有镇咳、祛痰、平喘、抗炎、抗过敏、增强免疫、降血脂、抗氧化、改善学习记忆、抗肝损伤、抗肿瘤等作用。

【产品开发】

1.紫苏子油。紫苏子油是紫苏子加工所得的主要产品，其化学组成、药理作用和产品的开发利用已有较多研究报道。紫苏子油中不仅含不饱和脂肪酸，还含有甾醇、生育酚等多种活性成分，营养价值非常高。现代研究表明，紫苏子油具有促进视力及大脑发育、提高记忆力、降低胆固醇的作用，同时对心脑血管疾病有良好的预防及辅助治疗效果。

2.紫苏子油微胶囊和微乳液。微胶囊技术是指将一些具有敏感性、反应活性或挥发性的液体、固体或气体作为微胶囊的芯材，采用成膜材料将其包封成微小粒子，从而达到保护、缓释等效果。微乳液是油、水在表面活性剂和助表面活性剂存在下自发形成的粒径在 10 ～ 100nm 范围内透明或半透明的均一、稳定体系，不仅可以将油溶性营养成分溶解于水溶性的食品中，还能保护功能营养因子不被损坏，具有制备工艺简单、体系稳定的特点。

3. 杞菊明苏固体饮料。组成为枸杞子、菊花、决明子、紫苏子、栀子、桃仁、蒲公英、桑椹、黑芝麻、百合、山药、大枣、甘草。本品具有滋阴明目的功效，适用于眼疲劳、青光眼、视力弱等人群。

4. 紫苏子其他产品。近年来，还开发出紫苏酱、紫苏粉、发酵乳等新产品。如以紫苏子粕和豆粕为原料共同发酵生产的紫苏酱，既充分利用了紫苏子粕中的蛋白质、多糖和油脂，实现了紫苏子粕的全营养利用，且有传统豆酱的营养与风味，集调味、增香和保健为一体；以紫苏子粕为原料制备发酵紫苏粉，将发酵紫苏粉添加到面包粉中可生产紫苏粉面包，可以优化面包储藏期的保水性、老化度、淀粉老化焓值及脂肪氧化程度。另外，将紫苏子粕发酵用于生产具有紫苏特有香味的风味发酵乳，将紫苏子粕直接添加到桃酥原料中还可生产出紫苏子粕桃酥。

第十五章　安神药

酸枣仁

【来源】酸枣仁，为鼠李科植物酸枣 *Ziziphus jujuba* Mill. var. *spinosa*（Bunge）Hu ex H.F.Chou. 的干燥成熟种子。

【性味归经】甘、酸，平。归肝、胆、心经。

【功效】养心补肝，宁心安神，敛汗，生津。

【主治】

1.虚烦失眠。本品味甘，入心、肝经，能养心阴、益肝血，为养心安神之要药，尤宜于心肝阴血亏虚。治疗心失所养之虚烦不眠，惊悸多梦，常与知母、茯苓、川芎等同用，如酸枣仁汤；心脾两虚，惊悸不安，体倦失眠者，常与黄芪、当归、人参等配伍，如归脾汤；治阴虚血少，虚烦神疲，梦遗健忘，手足心热，口舌生疮，舌红少苔，常与生地黄、五味子、丹参等配伍，如天王补心丹。

2.体虚多汗。本品味酸能敛，有收敛止汗之效。治体虚自汗、盗汗，每与五味子、山茱萸、黄芪等药同用。

3.津伤口渴。本品味甘酸，有敛阴生津止渴之功。治津伤口渴者，常与生地黄、麦冬、天花粉等同用。

【食疗应用】

1.酸枣仁粥。酸枣仁500g，大米100g。先将酸枣仁研碎，加水煎煮40分钟后取汁；再将大米淘洗干净，与酸枣仁汁同入锅，煮成粥即可食用。本品具有益气镇惊、安神定志的作用，适用于心神不宁、胆怯心悸、气短倦怠者。

2.安神定志汤。远志肉20g，炒酸枣仁20g，石莲肉20g。三药加水共煎1小时，每日服2次。本品可补养心脾、交通心神，适用于失眠多梦、健忘梦遗、肢倦神疲、饮食无味、面色少华者。

3.三味安眠茶。酸枣仁15g，麦冬、远志各5g，加水500mL煎成50mL，于睡前饮用。本品具有养心、安神、敛汗之作用，对于血虚所引起的心烦不眠、盗汗者有良效。

【现代研究】现代研究表明，酸枣仁含有三萜类、生物碱、黄酮类成分，还含有挥发油、糖类、蛋白质及有机酸等。本品具有镇痛、镇静催眠、抗抑郁、抗心律失常、抗心肌缺血、降血压、降血脂、增强免疫功能、抗血小板聚集、抗肿瘤等作用。

【产品开发】

1. 槐葛三仁固体饮料。组成为槐米、葛根、薏苡仁、酸枣仁、火麻仁、山楂、茯苓、决明子、莱菔子、昆布、菊花、肉豆蔻、甘草。适用于三高人群和肥胖减肥人群。

2. 龙枣益智膏。组成为龙眼肉、酸枣仁、益智仁、佛手、薤白、肉桂。本品具有益气温阳、养心安神之功效，主治心阳虚证，症见心悸心慌，心胸憋闷疼痛，形寒肢冷，失眠多梦，心神不宁，舌淡胖或紫暗，苔白滑，脉弱或结代。

3. 枣仁玉杞膏。组成为酸枣仁、枸杞子、龙眼肉、玉竹。本品具有养心阴、清心热之功效，主治心阴虚证，症见失眠多梦，五心烦热，心悸，舌红少津，脉细数。

第十六章　平肝息风药

牡　蛎

【来源】牡蛎，为牡蛎科动物长牡蛎 *Ostrea gigas* Thunberg.、大连湾牡蛎 *Ostrea talienwhanensis* Crosse. 或近江牡蛎 *Ostrea rivularis* Gould. 的贝壳。

【性味归经】咸，微寒。归肝、胆、肾经。

【功效】潜阳补阴，重镇安神，软坚散结，收敛固涩，制酸止痛。

【主治】

1. 肝阳上亢证。本品咸寒质重，入肝经，可平肝潜阳，兼能益阴。治疗水不涵木，阴虚阳亢，眩晕耳鸣，常与龟甲、龙骨、白芍等同用，如镇肝熄风汤；治疗热病日久，灼烁真阴，虚风内动之症，则与龟甲、鳖甲、生地黄等同用，如大定风珠。

2. 惊悸失眠。本品质重能镇，有重镇安神之功。用治心神不安，惊悸怔忡，常与龙骨相须为用，如桂枝甘草龙骨牡蛎汤；亦可配伍朱砂、琥珀、酸枣仁等安神之品。

3. 瘰疬痰核，癥瘕痞块。本品味咸，能软坚散结。治疗痰火郁结之痰核、瘰疬、瘿瘤等，常与浙贝母、玄参等配伍，如消瘰丸；治疗气滞血瘀之癥瘕痞块，常与鳖甲、丹参、莪术等同用。

4. 滑脱诸证。本品煅后有与煅龙骨相似的收敛固涩作用，可用于多种滑脱不禁之证，如自汗、盗汗，常与麻黄根、浮小麦等同用，如牡蛎散；肾虚遗精、滑精，常与沙苑子、龙骨配伍，如金锁固精丸；治疗尿频、遗尿，可与桑螵蛸、菟丝子等同用；治疗崩漏、带下，又常与山茱萸、芡实等配伍。

5. 胃痛吐酸。煅牡蛎有制酸止痛的作用，用治胃痛泛酸，可与海螵蛸、瓦楞子、海蛤壳等同用。

【食疗应用】

1. 牡蛎猪肉汤。鸡汤或猪瘦肉汤适量，煮沸后，加入牡蛎250g，略煮沸即可，用食盐、味精调味食用。本品有养血宁心作用，适用于阴虚烦躁、夜睡不宁、血虚心悸、怔忡等症。

2. 麦冬牡蛎烩饭。麦冬20g，海带半条，牡蛎200g，煮熟后放入适量的米饭拌匀，煮成泡饭，用油、盐、香菇、芹菜、香葱调味食用。本品有滋补强壮作用，适用于虚弱体质者。

3. 牡蛎香菇汤。牡蛎 30g，香菇 20g，枸杞子 15g，米酒 20g，生姜丝 15g，食油 10g，盐、味精、胡椒粉适量。将牡蛎洗净，香菇洗净切成碎片；将锅置旺火上，倒入油，七成温时，入牡蛎，翻炒数下，倒入米酒，加适量水，再放入枸杞子、生姜丝、香菇、盐煮沸后，小火再煮 20 分钟，用味精、胡椒粉调味即可食用。本品适用于肿瘤患者术后、放化疗中脾胃虚弱者。

【现代研究】 现代研究表明，牡蛎主要含碳酸钙、磷酸钙及硫酸钙，还含有铜、铁、锌、锰、锶、铬等微量元素及多种氨基酸。本品有镇静、抗惊厥、抗癫痫、镇痛、抗肝损伤、增强免疫、抗肿瘤、抗氧化、抗衰老、抗胃溃疡、降血脂、抗血栓等作用。

【产品开发】

1. 葛根黄精膏。组成为葛根、黄精、决明子、煅牡蛎、山楂、桑椹、菊花。本品具有平肝潜阳的功效，适用于高血压伴头晕头痛、颈部不适者。

2. 杞桂益智固体饮料。组成为枸杞子、肉桂、益智仁、龙眼肉、黄精、酸枣仁、山药、覆盆子、白扁豆、干姜、黑芝麻、牡蛎、阿胶、蚕蛹。本品具有大补元气、延缓衰老的功效，适用于精力、体力、记忆力、性功能减退者，以及早衰、脱发、白发、脑萎缩、老年痴呆等身体机能衰老人群。

天　麻

【来源】 天麻，为兰科植物天麻 *Gastrodia elata* Bl. 的干燥块茎。

【性味归经】 甘，平。归肝经。

【功效】 息风止痉，平抑肝阳，祛风通络。

【主治】

1. 癫痫抽搐诸证。本品主入肝经，功擅息风止痉，且味甘质润，药性平和，故治疗肝风内动证，不论寒热虚实，皆可应用。治疗小儿急惊风，可配伍钩藤、全蝎等，如钩藤饮子；治疗小儿脾虚慢惊风，则与人参、白术等配伍；治疗破伤风，痉挛抽搐，角弓反张，可与天南星、白附子、防风等配伍，如玉真散。

2. 肝阳上亢证。本品既息肝风，又平肝阳，且为止眩晕良药。治疗肝阳上亢之眩晕、头痛，常与钩藤、石决明等同用，如天麻钩藤饮；治风痰上扰之眩晕、头痛、痰多胸闷者，常与半夏、茯苓等同用，如半夏白术天麻汤；治疗头风头痛、头晕欲倒者，可配等量川芎为丸，如天麻丸。

3. 手足不遂、风湿痹痛。本品既息内风，又祛外风，并能通经络、止痛。用治中风手足不遂，筋骨疼痛，可与没药、制乌头、麝香等药配伍；治疗风湿痹痛，肢体麻木，多与秦艽、羌活等药同用。

【食疗应用】

1. 天麻烧牛尾。牛尾 1000g，老母鸡 500g，天麻 20g，鲜汤 2000g，淀粉、香油适量。将老母鸡、牛尾炖煮 1～2 小时，天麻洗净蒸透后切成薄片放入鸡汤中，勾芡并淋上香油即成。本品汁浓味厚，肉质软烂，药膳兼有。本品能祛风湿、强筋骨、补益气血，可用于风湿痹证之腰膝痛、四肢麻木、手足不遂等。

2. 天麻猪脑。猪脑 300g，天麻 15g。将天麻片用温水浸泡使之回软，切片与猪脑同煮。本品可益精填髓、通经络，适用于偏正头痛、中风后遗症之肢体麻木、半身不遂人群。

3. 天麻酒。取天麻 30g，泡入白酒 500mL，密封 7 天后饮用。本品祛风除湿、通经活络，主治风湿痹痛、肢体麻木等症。

4. 天麻蛋。取天麻打粉，另取鸡蛋 1 枚打散，调入 2g 天麻粉，搅匀，蒸熟食。本品可用于神经衰弱、头痛头晕、肢体疼痛麻木等症。

5. 天麻鸽子汤。乳鸽 1 只，天麻 5g，火腿 10g，高汤、料酒、葱、姜、盐、味精适量。把宰杀洗净的乳鸽和火腿、天麻、高汤、料酒、葱、姜同放入碗内，放入蒸锅蒸 1 个小时取出，拣去葱、姜，再加入盐、味精调味即成。本品具有养血益肝、息风止痉的作用。

【现代研究】天麻主要含酚类、脂肪酸类、多糖、胡萝卜苷、多种氨基酸、多种微量元素等。本品具有镇静催眠、抗惊厥、抗焦虑、降血压、扩张血管、保护心肌细胞、抗凝血、抗炎、镇痛、抗衰老、抗氧化、抗缺氧、抗辐射、保肝、增强免疫的作用。

【产品开发】截至 2022 年 3 月，从国家特殊食品信息查询平台检索的数据显示，天麻、天麻提取物作为保健品原料获批的产品共有 111 个，其中以天麻为原料的产品数量为 75 个，以天麻提取物为原料的产品数量为 36 个。从产品功能声称来看，以有助于改善睡眠、维持血压健康水平、增强免疫力功能声称产品居多。除此以外，天麻目前在食品领域应用也非常广泛。

1. 鲜天麻饮品。以鲜天麻为原料，采用传统的压榨方法得到天麻原液。得到的产品在生产过程中不添加任何防腐剂、香精及色素，常温下避光保存，保质期可达 8～12 个月。其在保证色泽、口感、风味较佳的基础上，最大限度地保留天麻中的营养成分，并去除了天麻中不愉快的气味，提高了天麻饮品的口感。

2. 天麻苦瓜绿茶复合饮料。以天麻、苦瓜、绿茶等为原料，通过正交优化试验得到的最佳配方为 15% 的天麻浸提液、18% 的苦瓜浸提液、33% 的绿茶浸提液、7.5% 的木糖醇和 0.04% 的柠檬酸。此配方制作的天麻苦瓜绿茶复合饮料呈浅黄绿色，汁液清澈明亮，口感醇厚，具有天麻、苦瓜和绿茶的混合风味。

3. 天麻火锅底料。以火锅底料油脂品种、油脂复配比例、辣椒的添加量、豆瓣酱的添加量、天麻的添加量为影响因素，以感官品质为主要指标，进行单因素试验和正交试验，确定火锅底料的最佳制作配方。当大豆油和牛油的复配比例为 1 ： 3，辣椒的添加量为 6%，豆瓣酱的添加量为 15%，天麻的添加量为 3% 时制得的火锅底料口味最佳。产品表面光亮，凝固效果较佳，能维持固态块状，油香丰富扑鼻，辣度适中，与其他香辛料相辅相成，火锅颜色呈深玫瑰红，香咸十足，有少量固态悬浮物，草本植物香气明显，无其他酸苦等不良风味。

4. 天麻绿茶冻。以天麻、绿茶、冰粉籽浸出液等为原料制作天麻绿茶冻。最佳配方工艺条件为：天麻浸提液添加量 12.5%、混合糖添加量 4.0%、卡拉胶添加量 0.75%、$CaCl_2$ 溶液添加量 2.5%。在此配方下，产品呈黄褐色半透明均匀状，口感细腻，有良好的弹性、咀嚼性，酸甜可口，有淡淡的天麻味和绿茶香味，其多糖含量 34.84%、黄酮含量 6.66%、多酚含量 2.038%。

第十七章 补虚药

人 参

【来源】人参，为五加科多年生草本植物人参 *Panax ginseng* C. A. Mey. 的干燥根和根茎。野生者名"野山参"；播种在山林野生状态下自然生长的称"林下山参"；栽培者称"园参"。鲜参洗净后干燥者称"生晒参"，蒸制后干燥者称"红参"。

【性味归经】甘、微苦，微温。归脾、肺、心、肾经。

【功效】大补元气，复脉固脱，补脾益肺，生津养血，安神益智。

【主治】

1. 元气大虚证。本品甘温补虚，能大补元气，复脉固脱，为拯危救脱之要药。凡治大汗、大吐、大泻、大失血或大病久病所致元气虚极欲脱，气短神疲，脉微欲绝的危重证候，单用人参大量浓煎服，如独参汤；若气虚欲脱兼见汗出、四肢逆冷等亡阳征象者，与附子同用，如参附汤；气虚欲脱兼见汗出身暖、渴喜冷饮、舌红干燥等亡阴征象者，常与麦冬、五味子配伍，如生脉散。

2. 诸脏气虚证。本品归脾经，为补脾气之要药。治脾气虚衰，倦怠乏力，食少便溏，与白术、茯苓同用，如四君子汤；治脾气虚弱，不能统血，以致气血两虚，与黄芪、白术等配伍，如归脾汤。治肺气虚之短气喘促、懒言声微，与黄芪、五味子等配伍，如补肺汤；治肺肾两虚，肾不纳气之虚喘，可与蛤蚧、胡桃仁配伍，如人参蛤蚧散。治肾气不足所致阳痿，若兼肾阳虚衰、肾精亏虚，宜与鹿茸等补肾阳之品配伍。本品归心经，不但能补益心气，还能安神益智。心气虚弱，心悸怔忡，胸闷气短，失眠多梦，健忘，常与茯苓、酸枣仁等配伍。若心脾两虚，常配伍当归、龙眼肉，如归脾汤；若心肾不交，阴亏血少，心悸健忘者，则配伍生地黄、当归，如天王补心丹。

3. 气津两虚证。本品既能补气，又能生津。治热病伤津耗气，气津两伤，口渴，脉大无力，常与知母、石膏等配伍，如白虎加人参汤；治消渴之气阴两伤，可配伍知母、天花粉等。

4. 气血两虚证。本品味甘，能补气以生血、养血。气血两虚，久病虚羸者，可与白术、当归、熟地黄等配伍，如八珍汤。

此外，本品还常与祛邪药配伍，有扶正祛邪之效。与解表药配伍，如人参败毒散；与攻下药配伍，如新加黄龙汤（《温病条辨》）。

【使用注意】不宜与藜芦、五灵脂同用。

【食疗应用】

1. 参姜小米养胃粥。小米 100g，鲜人参 10g，生姜 10g。将小米淘洗净，人参、生姜洗净，晾干，切片与小米一同入锅，加适量水熬煮成稀粥即可。本品益气健脾、养胃，可用于脾气虚食欲不振、疲倦乏力、便溏泄泻等症。

2. 人参三七鸡汤。人参切厚片，三七洗净捣碎，与鸡肉一齐放入炖盅内，加开水适量，炖盅加盖，置锅内用文火隔水炖 2 小时，调味即可。本品益气活血，适用于中风后遗症、风湿久痹、心脑血管病属气虚血滞型患者。

3. 参藿壮阳汤。鲜人参 10g，淫羊藿叶 10g，大枣 10g，姜片适量。将三者洗净，切片与姜片一同入锅，加入 6 小碗清水，先浸 15 分钟，大火至滚，文火煲 1 小时，加调味品即可。本品补肾气、壮肾阳，可用于肾虚阳痿早泄、性欲低下及宫冷不孕等。

4. 人参粥。人参 5g，大米 100g，白糖少许。将人参洗净，切薄片，用冷水浸半小时，水煎取汁后同大米煮粥，待熟时调入白糖即成；或将人参研为细末，将大米煮粥，待粥快熟时调入粥中。本品可用于脾、肺、心、肾诸脏气虚者，或大病久病后期，中老年人群亦可服用，可增强体质、延年益寿。

5. 安眠莲子人参汤。莲子 15g，鲜人参 10g，冰糖 30g（糖尿病患者去掉冰糖）。将莲子去心后与人参一同加入清水浸泡 15 分钟，然后大火沸后煮 1 小时即可。本品可养心安神益智，改善心气虚之失眠多梦、倦怠乏力诸症。

6. 人参黄芪粥。人参 6g，黄芪 60g，大米 100g，白糖适量。将人参研末，黄芪水煎 2 次，合并煎液；大米投入黄芪液中大火烧开，再投入人参末，小火煮粥，加白糖调味。本品补正气，疗虚损，抗衰老，适合五脏虚衰，久病体弱，气短自汗，或容易感冒的人群服用。

7. 参芪羊肉粥。羊肉 100g，粳米 100g，黄芪 10g，人参 10g，茯苓 10g，大枣 10g，盐、味精各适量。将黄芪、人参、茯苓煎汤去渣；羊肉切碎，与粳米、大枣同放入药汤煮粥，加盐、味精调味即可。本品有益气补阳的功效，适合气虚肢寒畏冷、脘腹冷痛者食用，是秋冬季节进补佳品。

人参具有独特的清香，入膳多用于煲汤、熬粥、泡酒，亦可炖服、嚼食、冲茶、磨粉。人参在食用时常常伴有一定的苦味，如果将人参和瘦肉、鸡肉、鱼等一起烹炖，可消除苦味，滋补强身。鲜人参泡酒保持了鲜人参原汁液浆的丰富营养成分，有提气调节血液循环、增加食欲的作用，是滋补气血的药膳佳肴。

【现代研究】现代研究表明，人参的主要化学成分包括多种人参皂苷、挥发油、氨基酸、微量元素、有机酸、糖类、维生素等。具有调节中枢神经系统、抗休克、抗疲劳、增强免疫功能、增强学习记忆力、促进造血功能、抗衰老、抗心肌缺血、抗脑缺血、抗心律失常、抗肿瘤、抗辐射、抗应激、降血脂、降血糖等作用。

【产品开发】人参主产于我国东北三省，有着悠久的药用、食用历史。《神农本草经》将人参列为上品，其药用价值和营养价值很高，是位居"东北三宝"之首的进补佳品。除生物医药外，人参在食品中的开发应用已成为研究的一大热潮，引起了人们的广泛关注，各式各样的人参食品、化妆品也不断以更为广大群众所能接受的产品形式涌向市场。

1. 人参牡蛎膏。主要由人参、牡蛎、山药、黄精、茯苓、枸杞子、芡实、覆盆子、牛蒡根、小茴香等组成。本品具有助阳益肾固精的功效，适用于肾虚体弱、夜尿频繁者。

2. 参胶仁枣固体饮料。主要由人参、阿胶、龙眼肉、大枣、百合、山药、黄精、酸枣仁、薏苡仁、覆盆子、桃仁、陈皮、肉桂等组成。本品具有补益气血、美容养颜等功效，适用于气虚、血虚、血瘀或气血双虚人群。

3. 人参玛咖压片糖果。主要由玛咖粉、人参、蛹虫草、芡实、益智仁、山药、覆盆子、枸杞子、桑椹、黄精、丁香、肉桂、水、复配包衣剂（羟丙基甲基纤维素、二氧化钛、聚乙二醇、靛蓝铝色淀）、硬脂酸镁等组成。本品具有补肾壮阳、固精止遗的功效，适用于肾虚阳痿、举而不坚、坚而不久、遗精早泄、体弱多病、夜尿频繁者。

4. 参胶蓟槐膏。主要由人参、小蓟、槐米、阿胶、鲜白茅根、龙眼肉、枸杞子、茯苓、甘草、低聚异麦芽糖、山梨酸钾等组成。本品具有补血止血、健脾益气的功效，主治崩漏，症见月经骤然量多，颜色紫红或深红，质稠黏，或有小血块；或月经每月毫无规律，淋沥不止或骤然量多；或色紫黑有块；或头晕目眩，面色苍白，食欲减退。

5. 参花玉叶黑茶固体饮料。主要由人参、桑叶、槐花、玉竹、新会陈皮、黑毛茶等组成，有降血糖的效果。

6. 参莲益盆膏。主要由人参、高良姜、杜仲雄花、雪莲培养物粉、覆盆子、桃仁、益智仁、白芷等组成。本品具有温阳暖宫、益气养血、活血止痛的功效，适用于痛经、月经量少、气血亏虚的人群，尤其适用于胞宫虚寒或气滞血瘀而致的痛经、月经量少、月经后期、闭经等。

7. 人参美容类产品。人参开始用于美容类化妆品是在 20 世纪 80 年代，人参润肤霜、人参美白霜等护肤品受到热捧，人参美白抗衰老效果得到大众认可。近年来，多位学者研究证实人参中的多种活性成分对皮肤有非常好的保护和保养作用，比如对于皮肤美白、抗氧化、清除自由基、防辐射都有着非常好的效果。目前，韩国对人参类美容化妆品的研究较为活跃，其研究人员证实人参护肤品能够促进皮肤润滑、柔软，对防治面部粉刺、痤疮、褐斑有良好的功效。此外，很多顶级化妆品品牌含有人参成分，在保湿润白系列护肤品市场占有率高，成果转化突出。

8. 人参饮料类产品。通过提取、压缩、超微粉碎等一系列科学工艺，利用人参中的人参皂苷、人参多糖等活性成分，辅以蜂蜜、柠檬酸、β-环糊精等物质矫味，开发出了人参多糖饮料、人参乳饮料、人参咖啡、人参可乐等产品，稳定性良好，无苦味，风味独特，营养丰富。

9. 人参保健酒类产品。人参应用于保健酒中已有数千年的历史。将人参与其他中药材配伍制成药酒，至今在广大民众尤其是中老年群体中仍十分盛行。现代以人参为原料经浸提、发酵、澄清、调配、灭菌、灌装等工艺制得人参发酵酒，具有温通血脉、补中益气、大补元气的功能，适合大多数人群服用，尤益老年或体虚者。

10. 人参糖果类产品。人参糖果类产品包括人参软糖、人参压片糖果、人参口香糖等。将人参添加到糖果中，既保证了营养，又改善了糖果的味道。人参糖果减少了人们进补人参时的复杂程序，在吃糖时就可以达到保健效果。

党　参

【来源】党参，为桔梗科植物党参 *Codonopsis pilosula*（Franch.）Nannf.、素花党参 *Codonopsis pilosula* Nannf. var. *modesta*（Nannf.）L.T.Shen. 或 川 党 参 *Codonopsis tangshen* Oliv. 的干燥根。

【性味归经】甘，平。归脾、肺经。

【功效】补脾益肺，养血生津。

【主治】

1. 肺脾气虚证。本品有与人参类似的补益肺脾之气的作用，但药力较弱，用于肺脾气虚轻症，可用本品代替古方中的人参。治脾气虚弱，症见倦怠乏力、食少便溏等，常与白术、茯苓等同用；治肺气亏虚，症见咳嗽气短、声低懒言等，可与黄芪、蛤蚧等同用。

2. 气血两虚证。本品有气血双补之功。治气血两虚之面色苍白或萎黄、乏力、头晕心悸，常配伍黄芪、当归、熟地黄等。

3. 气津两虚证。本品有补气生津的作用。治气津两伤之气短神疲、口渴，宜与麦冬、五味子等配伍。

【使用注意】不宜与藜芦同用。

【食疗应用】

1. 党参红枣糯米饭。党参 10g，红枣 10 个，糯米 150g，红糖适量。先将参、枣洗净，煎水取汁，另将糯米隔水蒸熟后反扣于碗中，上浇参、枣及其汁液，调入适量红糖，每日早晚食用。本品益气健脾，适用于脾胃虚弱、少食欲呕、消瘦乏力等症。

2.党参归七炖母鸡。党参 30g，当归 15g，三七 5g，母鸡 1 只，姜、葱、米酒、食盐、胡椒各适量。将党参、当归洗净，三七捣碎；母鸡宰杀后去毛及内脏，洗干净，三味药纳入鸡腹内，同时加入葱、姜、米酒、食盐，共置一瓦煲中，用文火炖至鸡肉烂熟，加入胡椒调味食用。本品具有益气养血、补虚强身之功效，适用于久病体衰、贫血乏力、食欲不振、精神困倦等患者，中老年人食之能保健强身。

3.党参灵芝猪肺汤。党参 25g，灵芝 50g，生姜 2 片，蜜枣 6 颗，猪肺 1 副，盐少许。党参、灵芝分别洗净；猪肺洗至白色，切成块状，放入沸水中煮 5 分钟。煮沸适量清水，放入全部材料，用中火煮约 1 小时，以盐调味即可。本品补益中气、益肺养心、强身健体，适合虚劳者见精神不振、面色不华，慢性肺病如支气管炎、哮喘病患者服用。

4.红枣党参桂圆茶。党参 30g，红枣 10 颗，桂圆 8 颗，生姜适量。党参和红枣洗净后用清水浸泡 20 分钟，桂圆洗净，生姜切片备用；全部食材加入汤煲中，再加清水 1500mL（约 6 碗），大火煮沸后转小火煲 45 分钟即可。本品补中健脾，益气安神，养血生津，适合脾胃虚弱、心神失养的人群。

5.益气提神茶。党参 10g，枸杞子 12g，麦芽 12g，山楂 10g，红茶 5g，红糖 20g。先将党参、麦芽研成粗末，用纱布包好备用；将山楂、枸杞子洗净备用；再将剩余材料与上述备好的材料一起放入杯中，以沸水冲泡，盖上盖焖大约 10 分钟即可。本茶可补气养血、健脾益肾、化浊降脂，是亚健康人群、体质虚弱者良好的保健饮品。

6.党参杞子猪肝粥。党参 20g，枸杞子 30g，猪肝 50g，粳米 60g，同煮粥食。本品可补气益精、补肝肾明目，适用于肝肾精亏型视物模糊、头晕耳鸣、腰腿酸软诸症。

党参补气作用虽不及人参，但它健脾、运脾而不燥，养血而不滋腻，适于久病体弱、气血两虚之人。虽然党参整体作用力度不及人参，但因其更加"亲民"的特点，许多药膳中都有党参的踪影，常见的如十全大补汤和党参烧鲤鱼、党参炖鳝鱼、党参青鱼汤、党参八宝饭等。

【现代研究】党参是常见的补益类中药，具有温补气血、防病治病的作用，对身体大有裨益，为补益气血之佳品。党参除广泛用于中医处方和中成药配方外，还在保健食品研发方面取得了许多成果，尤其在饮食保健方面，不热不寒，作用温和，较其他中药品种显现出独有的优势。

1.党参酒类产品。党参作为传统的补益药材，常用于泡制药酒。党参保健酒制备工序简单，操作方便，不添加任何添加剂，具有滋补健体、香气浓厚、味道甘甜、增强免疫力等作用。

2.党参饮料产品。以党参为主，玉竹、枸杞子及菊花等相关药材作为辅助，经过一系列的技术处理，生产出口味俱佳、功效稳定、安全可靠、绿色环保的健康饮品。党参保健饮料极大地保留了原料的营养成分，可作为日常补益身体之品，能提高机体免疫力，延缓衰老，饮用方便，可以满足不同消费群体的需求。其制备方法简单，适合规模化生产应用。

3. 党参调料产品。鉴于党参有增强食欲、抗疲劳等强身健体作用，可制成如鸡精、味精、胡椒粉、八角面那样的党参煲鸡（鸭、鱼）汤调料。

党参于 2018 年开始被列入药食同源物质目录，在限定使用范围和剂量内作为药食两用物质。开展党参的新型产品研究，对提高其资源的充分利用，开拓市场，刺激消费需求，扩大生产规模，辐射带动道地药材产区药农收入，从而进一步促进党参产业升级，发展地方经济和区域经济，都有着极其重要的意义。

西洋参

【**来源**】西洋参，为五加科多年生草本植物西洋参 *Panax quinquefolium* L. 的干燥根。

【**性味归经**】甘、微苦，寒。归肺、心、肾、脾经。

【**功效**】补气养阴，清热生津。

【**主治**】

1. 气阴两脱证。治热病或因大汗、吐泻、失血、耗伤元气阴津所致的神疲乏力、气短息促、自汗黏热、心烦口渴、尿短赤涩、大便干结、舌燥脉细数无力，常与麦冬、五味子等养阴生津、敛汗之品同用。

2. 气阴两虚证。治火热耗伤肺之气阴所致的喘促气短、咳嗽痰少，或痰中带血之肺气阴虚，常与养阴润肺、清肺化痰之玉竹、麦冬、川贝母等配伍；治心之气阴两虚所致的心悸气短、失眠多梦，常与甘草、麦冬、生地黄等配伍；治肾之气阴两虚所致的腰膝酸软、遗精滑精，常与枸杞子、沙苑子、山茱萸等配伍以补肾益精；治脾之气阴两虚所致的食滞纳呆、口渴思饮，常与山药、谷芽配伍以补脾消食。

3. 气虚伤津口渴及消渴证。治热伤气津所致的身热汗多、口渴心烦，常与西瓜翠衣、竹叶、麦冬等配伍，如清暑益气汤；治消渴气阴两伤，常与黄芪、山药、天花粉等配伍。

本品补益元气之力稍逊于人参，长于补肺气，亦能补心气、肾气，略能补脾气。中医学认为，人参是热"阳"，而西洋参则为冷"阴"，属"凉补"，在治疗热病耗伤气津之时，较人参更为适宜。

【**使用注意**】本品性寒凉，能伤阳助湿，故中阳衰微、胃有寒湿者不宜服用。忌与藜芦、莱菔子同用，脾阳虚者忌用。

第十七章　补虚药

【食疗应用】

1.燕窝炖西洋参。燕窝、西洋参各5g。将燕窝用水浸透，洗净，与西洋参同放入炖盅内，注入八成满的开水，加盖隔水炖3小时即可饮服。每日1次，西洋参可复用，至味尽为止。本品益肺止咳，适用于肺胃阴虚所致的干咳、咳血、潮热盗汗。

2.西洋参蜜片。西洋参150g，蔗糖适量。将西洋参水煎2次，二液合并，文火浓缩，加蔗糖烘干备用。每次10g，每日2次，温开水冲饮。本品益气养阴，适用于气阴两虚的调养。

3.西洋参蜜枣茶。西洋参10g（切片），蜜枣10个。将西洋参放入焖锅炖，待水滚后将蜜枣放入，用中火煲约1小时即可，喜冷饮者可将之放入冰箱作冷饮用。本品用于平肝火，清肠热，老少咸宜。

4.西洋参煲鱼汤。西洋参10g（切片），约250g鲫鱼1条，红枣、姜、盐少许。将鲫鱼洗净，放入锅中煎至半熟，盛出备用；焖锅水滚放入鲜鱼、红枣、西洋参、姜、盐再滚，收慢火煲约半小时。本品清热补虚，四季皆宜。

5.西洋参炖羊肉。西洋参10g（切片），羊肉500g，姜适量，陈皮1角，绍酒1汤匙。将羊肉洗净，放入沸水中滚一开，捞出，沥干，留用；将西洋参、姜、陈皮、绍酒、羊肉放入焖锅，加入适量滚水盖好，隔水慢火炖约1小时，盛出即可食用。本品补中、益气、健体。

6.西洋参莲子汤。西洋参10g，莲子（去芯）50g，冰糖适量。将西洋参、莲子放入小碗内，加水适量，浸泡半日，再加适量冰糖；将碗放于蒸锅中，蒸30分钟即可。西洋参可连续使用2～3次。莲子性平，具有健脾、益肾、养心的功效；配以西洋参，除可增强其益气之效外，还可生津止渴，防治冬燥。

7.西洋参瘦肉粥。西洋参10g（切片），瘦肉250g，大米250g。用焖锅将水滚后放入已洗净的米，猛火煲约5分钟；加入瘦肉及西洋参，待滚后再收慢火煲；煲半小时后取出瘦肉，用手撕成肉丝再放入煲约半小时即成。本品可补肾健脾，增强免疫。

8.西洋参枸杞当归汤。西洋参10g，当归10g，枸杞子10g，新鲜鱼尾（或猪肉、鸡或牛肉）。加水2～3杯，一起炖煮成清汤。本品可增强体力，补肝肾。

在东南亚一些国家，我国港、澳、台及南方部分地区，人们习惯于进补，特别是冬令进补，进补方式常采用药膳，即在饮食中加入有一定功能的，特别是有滋补强壮作用的中药，西洋参在此之列并名列前茅。

【现代研究】现代研究表明，西洋参的化学成分主要含西洋参皂苷，多种人参皂苷，另含多糖、氨基酸类、脂肪酸类、挥发油、甾醇类、黄酮类，以及维生素、酶、活性多酚类等。本品具有抗疲劳、抗衰老、抗休克、提高思维能力、改善记忆、调节内分泌、增强人体免疫力及改善心血管功能等药理作用。

【产品开发】西洋参原产于美国和加拿大，以往我国依靠进口供应市场，20世纪

· 181 ·

70 年代以来我国引种西洋参获得成功，现已大面积推广栽培。西洋参作为一种名贵中药材，其特点是药性稍凉，既有滋补作用，又无人参"燥"性，是滋补圣品，适合于长期进补，因此比较受消费者欢迎。近年来，西洋参市场需求逐渐增大，以西洋参为原料的保健品和药品数量也日益增加。据国家市场监督管理总局的保健食品注册数据，截至 2021 年以西洋参为主要原料的保健食品共 719 种，包括改善体力疲劳、增强免疫力、辅助降血糖、抗氧化、延缓衰老等 17 种保健功能。

1. 西洋参保健茶产品。按照常规茶叶袋装生产方法，将西洋参与其他中药搭配，如麦冬、玉竹、黄精等粉碎混合，装入无菌过滤纸袋，制成小袋包装茶。具有明目、黑发、疏肝益气、益肾脏、固精、生津止渴之功效，对神经衰弱、目昏不明、耳鸣心悸、烦躁失眠、贫血和便秘都有良好作用，还能增强自身体质，有效地抑制衰老，改善记忆力。

2. 西洋参含片产品。西洋参含片配方精简、合理，制备方法简单，制备得到的含片不但能很好地发挥西洋参的功效，而且具有疏肝解郁、理气化痰、降压降脂、补气养血及增强免疫力的功效；其口感好，风味独特，符合大众口味，具有较大的市场潜力。

3. 西洋参饮料产品。本品以鲜西洋参为主要原料，鲜无花果、山药、木瓜、菠萝等水果为辅料进行科学配伍，经匀浆、加热超声处理、过滤、脱气、灌装封口等现代工艺步骤，制成天然、高效、方便、安全、口感好的西洋参饮品，使人体更好地吸收。

4. 西洋参其他产品。西洋参其他类产品包括西洋参罐头、西洋参咖啡、西洋参奶茶、西洋参冻干粉、西洋参口香糖等。

2018 年，国家卫生健康委员会新增了西洋参在限定使用范围和剂量内作为药食两用物质。2020 年，国家卫生健康委员会、国家市场监督管理总局发布《关于对党参等9 种物质开展按照传统既是食品又是中药材的物质管理试点工作的通知》，西洋参名列其中，这些政策为西洋参作为食品的研发提供了新的契机。西洋参的茎叶、花蕾和须根都含有丰富的皂苷类成分，有的含量甚至高于主根，因此仿照人参的综合开发利用，合理开发利用西洋参的其他部位。相信在不远的将来，关于西洋参的保健食品研究开发将更加丰富。

黄　芪

【来源】黄芪，为豆科植物蒙古黄芪 Astragalus membranaceus（Fisch.）Bge. var. mongholicus（Bge.）Hsiao. 或膜荚黄芪 Astragalus membranaceus（Fisch.）Bge. 的干燥根。

【性味归经】甘，微温。归脾、肺经。

【功效】补气升阳，益卫固表，利水消肿，生津养血，行滞通痹，托毒排脓，敛疮生肌。

【主治】

1.脾虚中气下陷证。本品甘温，入脾经，能升阳举陷，补益脾气，尤其是治疗脾虚中气下陷之要药。治脾气虚弱，食少便溏者，可单用熬膏服，或与人参、白术等同用；脾虚中气下陷的久泻脱肛，内脏下垂，常配伍人参、升麻、柴胡等，如补中益气汤；脾虚水湿失运，浮肿尿少者，常与白术、茯苓等同用。本品还可补气摄血，治脾虚不能统血所致的失血证，常与人参、白术等补气摄血药同用，如归脾汤。

2.肺气虚证。本品入肺经，能补益肺气。治咳喘日久，肺气虚弱，气短神疲，常配伍人参、紫菀、五味子等，如补肺汤；肺肾两虚之咳喘，则与人参、蛤蚧同用。

3.气虚自汗证。本品能补肺脾之气，益卫固表以止汗。治脾肺气虚卫气不固，表虚自汗者，可与牡蛎、麻黄根等配伍，如牡蛎散；气虚易感风邪者，配伍白术、防风，如玉屏风散；阴虚盗汗，可配伍生地黄、黄柏等，如当归六黄汤。

4.气血两虚证。本品补气而生血，具有养血之功，故常用治血虚或气血两虚，症见面色萎黄，神倦脉虚，常与当归同用，如当归补血汤。

5.气虚血滞证。本品能补气以行血，补气以通痹。对于中风后遗症、痹证，因气虚血滞，肌肤、筋脉失养，症见半身不遂或痹痛、肌肤麻木者，常用本品治疗。治中风后遗症，筋脉失养，症见半身不遂或痹痛，常配伍当归、川芎、地龙等药，如补阳还五汤。气虚血滞不行的痹痛、肌肤麻木者，常配伍桂枝、芍药等，如黄芪桂枝五物汤。气虚血滞的胸痹心痛，常用本品配伍红花、丹参、三七等。

6.正虚之疮疡。本品有补气养血之功，可托毒排脓，生肌敛疮。治疮疡中期，正虚毒盛不能托毒外达，疮形平塌，根盘散漫，难溃难腐者，常配伍人参、当归、白芷等，如托里透脓散。治疮疡后期，脓水清稀，疮口难敛者，常与人参、当归、肉桂等配伍，如十全大补汤。

【使用注意】凡表实邪盛，内有积滞，阴虚阳亢，疮疡初起或溃后热毒尚盛等证，均不宜用。

【食疗应用】

1.砂仁黄芪猪肚。砂仁 6g，黄芪 20g，猪肚 1 个，花椒、八角、姜、盐、葱适量。猪肚洗净，将砂仁、黄芪装入猪肚内，加水炖熟，调味食用。本品益气健脾，消食开胃，适用于脾胃虚弱之食少便溏、胃脘疼痛，亦可用于胃下垂、子宫脱垂等中气下陷者。

2.黄芪羊肉汤。羊肉 1000g，黄芪 50g，花椒、八角、姜、盐、小葱适量。将羊肉洗净切小块，放入炖锅内，加入调料及黄芪，然后加入 3 倍于羊肉的水大火烧开，撇去浮沫，转用文火慢炖，2 小时左右即成。本品可补脾益肾，温中散寒，用于脾胃虚寒之脘腹冷痛诸症，或秋冬季节进补服用。

3. 黄芪内金粥。生黄芪 12g，生薏苡仁、赤小豆各 10g，鸡内金粉 7g，金橘饼 1个，糯米 80g。将生黄芪加水煮 20 分钟，取汁，加入薏苡仁、赤小豆、糯米煮成粥，加入鸡内金粉即可。本品健脾利湿，消食和胃，适用于脾虚湿滞食停所致的脘腹胀闷、食欲不振、便溏泄泻等症。

4. 黄芪红枣茶。红枣 20g，黄芪 10g。红枣用温水泡发洗净后，去核；黄芪和红枣用清水浸泡 20 分钟，大火煮开后转小火煮 20 分钟即可。本茶补益气血，药性平和，口感清甜，适合广大人群强身健体保健服用。

5. 当归黄芪乌鸡汤。乌鸡肉 250g 洗净、切块，当归 15g，黄芪 20g 洗净，一起置瓦锅内，加水适量，文火煮熟，调味服食。本品气血双补，固肾调精，可用于气血亏虚之月经不调，经少色淡，神疲气短，多梦失眠者。

【现代研究】黄芪主要含三萜皂苷类成分，如黄芪皂苷 Ⅰ、Ⅱ、Ⅲ、Ⅳ（黄芪甲苷），荚膜黄芪苷 Ⅰ、Ⅱ 等；黄酮类成分，如芒柄花素、毛蕊异黄酮葡萄糖苷等；还含多糖、氨基酸等。本品具有抗疲劳、抗流感病毒、促进造血、保护心肌、保护肾脏、抗衰老、抗辐射、抗炎、降血脂、降血糖、增强免疫、抗肿瘤和保肝等作用。

【产品开发】黄芪作为中医传统的补虚药，其所含化学成分多样，药理作用显著，在保健食品中被广为应用。利用黄芪的药理作用如抗衰老、抗疲劳、增强免疫力、双向降糖等研制开发了多种保健饮料与食品，如功能性复方饮料、饼干、酸奶等。

1. 黄芪酒类产品。通过改变黄芪和高粱的配比，可以有效改善黄芪酒的口感；在黄芪添加量较高的情况下，还能保证黄芪酒具有很高的出酒率。采用黄芪和高粱共同发酵的工艺，使得黄芪中有效的药物成分充分溶析和扩散出来，这样中药的特殊芳香和酒香充分协调、融合，口感细腻丰富，具有极佳的养生保健功效。

2. 黄芪功能性饮料产品。黄芪复合功能饮料具有增强免疫力、抗衰老、缓解疲劳等功能。市面上单一组分研制而成的饮料偏多，但是在功能和口感上往往达不到良好的效果，将黄芪与大枣、五味子、薄荷、生姜等中药搭配，能够研制出功能成分丰富、口味独特的黄芪复合功能饮料，经常饮用可增强人体免疫力。

3. 黄芪饼干产品。直接制成食品容易导致黄芪内含有的重要组分黄芪多糖等活性成分的稳定性降低。饼干作为常见的食品，具有携带方便、保质期长、口感甜酥可口、老少皆宜等特点，深受人们的喜爱，是休闲或充饥的必备食品。将黄芪与其他食疗材料进行组合并配合调味材料进行调味，可以生产出一种兼备保健功效和较佳口感的饼干。

4. 黄芪其他产品。黄芪其他类产品包括黄芪酸奶、黄芪泡菜、黄芪保健茶、黄芪保健膏等，具有增强免疫力、缓解疲劳、降糖等效果。

灵 芝

【来源】灵芝，为多孔菌科真菌赤芝 *Ganoderma lucidum*（Leyss.ex Fr.）Karst. 或紫芝 *Ganoderma sinense* Zhao，Xu et Zhang. 的干燥子实体。

【性味归经】甘，平。归心、肺、肝、肾经。

【功效】补气安神，止咳平喘。

【主治】

1. 心神不宁证。本品味甘性平，入心经，能补心血、益心气、安心神。气血不足、心神失养之心神不宁，失眠惊悸，多梦健忘，体倦神疲，可单用，或与当归、白芍、酸枣仁等同用。

2. 肺虚咳喘。本品味甘，入肺经，能补益肺肾之气，止咳平喘。肺虚咳喘，可单用，或与黄芪、党参、五味子等同用。

3. 虚劳证。本品味甘补气，用治虚劳短气，不思饮食，常与人参、山茱萸、山药等配伍。

【食疗应用】

1. 灵芝黄芪猪蹄汤。猪蹄 600g，灵芝 12g，黄芪 15g，盐 3g。将猪蹄洗净、斩块，灵芝洗净、切块，黄芪洗净；将灵芝、黄芪、猪蹄同放于砂锅中，加入适量清水，炖 3 小时，再加盐调味即可。此汤益气补虚，养心安神，可用于心脾两虚之体倦乏力、心悸气短、心神不宁者，适合中老年人神经衰弱、失眠的食疗。

2. 灵芝肉片汤。猪瘦肉 150g，党参 10g，灵芝 12g，食用油、盐、香油、葱、姜各 5g。将猪瘦肉洗净切片，党参、灵芝用温水略泡备用；净锅上火倒油，将葱、姜爆香，放入肉片煸炒，倒入水烧开，加入党参、灵芝，小火煲 1 小时，再调入盐，淋入香油即可。此汤健脾养胃、养心益智。

3. 灵芝粉葛猪肠汤。灵芝 6g，新鲜粉葛 300g，猪肠 200g，赤小豆 60g。洗净药材放入砂锅内，加清水浸泡 30 分钟；猪肠洗净放入锅内，煮沸后用文火保持沸腾 40 分钟即成，去药渣喝汤。本品可活血通络、养心安神，适用于项背强痛、失眠多梦者，亦可用于颈椎病、高血压、冠心病患者。

4. 灵芝莲子清鸡汤。灵芝 6g，莲子 50g，陈皮适量，鸡 1 只。先将药材洗净，放入砂锅内加清水浸泡 30 分钟；鸡洗净放入锅内，煮沸后用文火保持沸腾 2 小时即成。去药渣吃肉喝汤，宜长期服用。本品健脾开胃，宁心安神，适用于脾胃虚弱、心悸失眠患者。

5. 灵芝黑白木耳汤。灵芝、黑木耳、白木耳各 6g，蜜枣 6 枚，瘦猪肉 200g。洗净药材后放入砂锅内，加清水浸泡 30 分钟，猪肉洗净后放入锅内，大火煮沸后用文火煎煮 1 小时即成。本品能够增强免疫力，降血压，降血脂，适合大部分人群保健服用。

6. 灵芝山药汤。灵芝 15g，山药 30g。将药材洗净放入砂锅内，加水煎熬，用文火保持沸腾 1 小时后倒出头煎液，再加水煎熬取二煎液，将两次煎液合并即可。本品补脾气、益心气，安神益智，并可降血糖，用于心脾两虚，症见食欲不振、失眠多梦者，亦可用于糖尿病患者的辅助治疗。

【现代研究】灵芝主要含多糖，如葡聚糖 A～G、灵芝多糖；三萜类成分，如灵芝酸 A、B、C、C_2、D、E、F、K、M，齐墩果酸等；生物碱类成分，如甜菜碱、灵芝碱甲、灵芝碱乙；甾醇类成分，如麦角甾醇、麦角甾醇棕榈酸酯；核苷类成分，如腺苷、腺嘌呤；多种氨基酸、多肽及有机酸等。本品有提高机体免疫活性、抗肿瘤、抗病毒、抗氧化、抗衰老、抗放射线、增加冠状动脉血流量、镇静镇痛、改善睡眠质量、保肝、平喘止咳、祛痰等作用。

【产品开发】目前，市场上与灵芝相关的保健品及药品数量较多，产业价值巨大。灵芝及灵芝多糖常用于提升临床肿瘤患者的免疫力。目前，灵芝药食同源产品主要集中在子实体、液体发酵物、固体发酵物及孢子粉。灵芝人工栽培及液体深层发酵技术是近年来大规模工业化生产灵芝及其代谢产物的主要方法。

1. 灵芝蛋白奶。将灵芝接种到具有高蛋白的脱脂大豆液体培养基中，经三天发酵后，添加奶粉、糖、稳定剂，经均质、杀菌制得新型营养保健饮料——灵芝蛋白奶。本品风味好，亦具有免疫调节作用。此外，将灵芝发酵液及菌丝用于饮品中，增加了大豆游离氨基酸的含量，也可消除豆腥味。

2. 灵芝发酵液。灵芝发酵过程中，自身分泌的酶作用于发酵液组分可产生新的活性物质，因此灵芝发酵液可用于保健酒或饮料的发酵生产。学者采用灵芝深层培养液滤去菌丝体，再加入啤酒酵母发酵制成"双菌"发酵饮料。此外，采用灵芝深层培养液、乌鸡酶解工艺制备的酶解乌鸡液，可调配成"灵芝乌鸡老年保健饮料"等。

3. 灵芝子实体、菌丝体。提取灵芝子实体、菌丝体有效成分的方法基本相同，其活性物质主要有灵芝多糖、灵芝酸、生物碱、氨基酸等，目前灵芝多糖已成为调节免疫的主流药品。以灵芝菌丝体提取物为主要原料，佐以银耳、麦冬、党参、甘草等天然原料，可生产出灵芝银耳保健口服液。此外，人们利用灵芝菌丝体发酵还开发了灵芝片及增肌注射液等。近年来，有学者以小麦为培养基进行灵芝固体发酵，将灵芝菌丝体和一定比例的小麦进行加工处理，可生产出灵芝面粉。与普通面粉相比，灵芝面粉中的氨基酸、矿物质、维生素和多糖的含量都有较为明显的提高。

4. 灵芝孢子粉。近年来，"去壁"灵芝孢子粉成为网络电商销售的拳头保健产品。临床研究显示，灵芝孢子粉具有催眠、延长睡眠和增强免疫的功能。采用去壁浓缩工艺技术，可使产品有效成分含量得到富集，保健效果更显著。

总之，灵芝作为养生佳品，在抗衰老、免疫调节等方面具有巨大潜力。随着对灵芝研究的深入，探析其药理作用机制，深度开发灵芝药食同源产品，既可以扩大灵芝行业商业价值、提升灵芝种植户的经济收入，也有助于乡村振兴。

山 药

【来源】山药，又名薯预、薯蓣，为薯蓣科植物薯蓣 *Dioscorea opposita* Thunb. 的干燥根茎。

【性味归经】甘，平。归脾、肺、肾经。

【功效】益气养阴，补脾肺肾，涩精止带。

【主治】

1. 脾虚证。本品甘平，能补脾气，益脾阴，又兼涩性，可止泻止带。治脾虚食少，体倦便溏，常与人参、白术、茯苓等配伍，如参苓白术散；脾虚带下清稀，常配白术、人参，如完带汤。

2. 肺虚证。补肺气，兼能滋肺阴。治肺虚久咳或虚喘，可与党参、南沙参等同用。

3. 肾虚证。能滋肾阴，并兼收涩之性。治腰膝酸软，夜尿频多，滑精早泄，女子带下清稀，常与熟地黄、酒萸肉、牡丹皮配伍，如六味地黄丸、肾气丸。

4. 消渴证。本品既补脾肺肾之气，又补脾肺肾之阴。治消渴气阴两虚之口渴多饮，小便频数，常与黄芪、知母、天花粉等配伍，如玉液汤。

因其富含营养成分，又容易消化，可作为食品长期食用，对于慢性久病或病后虚弱羸瘦，需营养调补而脾运不健者，尤为适宜。

【使用注意】本品养阴能助湿，故湿盛中满或有积滞者不宜使用。

【食疗应用】

1. 山药羊肉粥。鲜山药 250g，羊肉、粳米各 150g。将山药切块，羊肉去筋膜切块、备用；粳米洗净下锅煮粥，片刻后纳入羊肉、山药，煮至汤稠肉香，调味即可。本品益气温阳、滋阴养血、健脾补肾，适合脾胃虚弱，体质虚弱的人群服用。

2. 山药炒蛋。鲜山药 500g，鸡蛋 2 个，生姜、油、盐等适量。先把山药去皮洗净，切片，鸡蛋磕破，打匀；锅内油加热至七成热时，放入生姜丝，煸至香气大出，下山药片，炒至软，将山药拨向一边，将鸡蛋倒入另一边，待结成块，再与山药一并炒匀，放入适量的盐和调味品后即可食用。山药炒蛋吃起来非常的可口，味道鲜美，具有健脾开胃、提升食欲的作用。

3. 山药黄瓜粥。怀山药 60g，黄瓜 150g，糯米 50g。先把备好的怀山药加工成细粉，黄瓜洗净，榨汁；糯米加水煮粥，粥将成时，加入山药粉、黄瓜汁，搅拌煮沸后即可食用。本品具有健脾养颜、滋润肌肤的作用，适合广大人群服用。

4.健脾清暑糕。山药粉 500g，绿豆粉 50g，荷叶 50g。山药粉、绿豆粉，蒸熟；荷叶煮水，用荷叶水和山药、绿豆粉，可适当加入白糖或木糖醇，蒸制即可。本品具有健脾、消暑、增强食欲的功效。

5.山药鲫鱼汤。山药 100g，薏苡仁 50g，砂仁 6g，鲫鱼 1 条，赤小豆、生姜、大蒜适量。鲫鱼收拾干净，去鳞，将赤小豆塞满鱼肚子，缝合；将塞好赤小豆的鲫鱼放入锅中，加入水、生姜、大蒜等佐料一起煮 2 小时；再加入山药、薏苡仁，煮 40 分钟；加入砂仁，继续煮 10 分钟。本品益气健脾、化湿利水，可用于脾胃气虚之食欲不振、大便溏泻者，或各种类型水肿患者。

【现代研究】山药的化学成分复杂，主要有多糖、尿囊素、皂苷、氨基酸、脂肪酸、山药素类化合物、微量元素、淀粉等。山药现代药理作用广泛，具有抗氧化、抗衰老、调节免疫、抗肿瘤、降血糖等作用，值得大力开发。

【产品开发】山药是天然滋补保健佳品，含有丰富的营养成分，经常食用对人体健康大有裨益。

1.山药枣甘固体饮料。主要由山药、大枣、甘草、木瓜、芡实、益智仁、黄精、百合、覆盆子、枸杞子、玉竹、龙眼肉、阿胶、桑椹等组成。本品能滋阴降火、补肾抗疲，适用于阴虚人群的健康养生，尤其适用于手脚心发热、口渴、咽干、虚汗等人群。

2.山药玉杞膏。主要由山药、玉竹、枸杞子、乌梅、山楂、麦芽等组成。本品能养阴和胃，清泄胃热，主治脾胃阴虚证，症见不思饮食、大便硬结、口干唇燥，甚或干呕，舌红少津，脉细数。

3.山药甘麦膏。主要由山药、甘草、山楂、麦芽、生姜、橘皮、肉豆蔻、砂仁、余甘子等组成。本品能健脾益气，主治脾胃气虚证，症见饮食减少，食后胃脘不适，大便溏薄，面色萎黄，舌淡苔白，脉缓弱。

4.山药茯杞膏。主要由山药、枸杞子、桑椹、茯苓、覆盆子等组成。本品能滋补肾阴，清下焦热，主治肾阴虚证，症见腰酸腿软，头晕耳鸣，遗精健忘，尿少，头发、皮肤干枯，舌红少津少苔或无苔，脉细数。

5.山药肉豆蔻膏。主要由山药、覆盆子、肉豆蔻、肉桂等组成。本品能温肾壮阳，固精止遗，主治肾阳虚证，症见腰背酸痛，形寒肢冷，下利清谷或五更泻泄，多尿，遗精，阳痿，舌淡苔白，脉沉迟细弱无力。

6.山药薏苓膏。主要由茯苓、薏苡仁、甘草、橘皮、砂仁、生姜、山药等组成。本品能清热燥湿，醒脾开胃，主治脾胃湿热证，症见脘闷腹满，恶心厌食，便溏稀，尿短赤，脉濡数。

7.莲藕山药鲢鱼丸。以莲藕、山药、鲢鱼为原料研制的莲藕山药鲢鱼丸。弹性好，色泽诱人，口感爽口。不仅丰富了鱼丸品种，还提高了鱼丸的营养价值。

8. 紫薯山药保健面包。面包粉用量100g，加入紫薯粉、山药粉、黄油、酵母粉、食盐、奶粉、面包改良剂、水、鸡蛋、白砂糖。发酵2小时，以170℃烘烤25分钟，再以215℃烘烤5分钟。将紫薯粉和山药粉添加到面包制作中，不仅使普通面包具有紫薯和山药的风味，还含有紫薯和山药的营养成分，达到保健的效果。

9. 南瓜山药酸奶。以南瓜、山药和牛乳为主要原料，南瓜浆的添加量为20%，山药浆的添加量为17%，蔗糖添加量为7%，接种4%的保加利亚乳杆菌和嗜热链球菌（体积比为1∶1）混合菌种发酵，可以得到口感细腻、风味独特的含有南瓜和山药双重营养的酸奶。

10. 山药其他产品。还可将山药制成山药罐头、山药片、山药粉及山药酱等产品，以及山药粟米粥、白鸽山药汤、白鸽山药参枣炖肉、五香山药鸡等药膳产品。

总之，山药作为传统补益中药，能药食两用，含有多种对人体有益的活性成分和营养物质，尤其在小儿健脾市场需求量甚大。

大 枣

【来源】大枣，为鼠李科枣属植物枣 *Ziziphus jujuba* Mall. 的干燥成熟果实。

【性味归经】甘，温。归脾、胃、心经。

【功效】补中益气，养血安神。

【主治】

1. 脾气虚证。本品甘温，归脾、胃经，能补脾益气。脾气虚弱，形体消瘦，倦怠乏力，食少便溏，可与黄芪、党参、白术等配伍，如四君子汤。

2. 妇人脏躁。本品能养心血，安心神。治心阴不足，肝气失和之妇人脏躁，精神恍惚，无故悲伤欲哭，心中烦乱，不能自主，常与小麦、甘草等同用，如甘麦大枣汤。

此外，本品与葶苈子、甘遂、大戟、芫花等药性峻烈或有毒的药物同用，有保护胃气，缓和其毒烈药性之效。

【使用注意】本品助湿生热，令人中满，故湿盛中满或有积滞、痰热者不宜服用。

【食疗应用】

1. 大枣水。大枣10枚，大麦100g，加水7倍，煎煮后服下。大枣水健脾益气、和中缓急，还可减少过敏介质的释放，缓解过敏症状。

2. 当归红枣粥。当归15g，红枣50g，白糖20g，粳米50g。先将当归用温水浸泡片刻，加水200g，先煎浓汁100g，去渣取汁，与粳米、红枣和白糖一同加水适量，煮至粥成。此粥具有补血活血、调经止痛、润肠通便之功，适用于气血不足兼血瘀之月经不调、闭经痛经、血虚头痛、眩晕及便秘等症。

3. 阿胶大枣乌鸡汤。乌鸡、阿胶、黄精、芡实、桂圆、大枣、枸杞子、桑椹适量，共炖煮 3 小时即成。本品益气补血、滋阴润燥，适合中老年人群秋冬季食用。

4. 木耳大枣汤。黑木耳 10g，大枣 50g，白糖适量。用适量的水把黑木耳和大枣煮熟后，加入白糖即可。黑木耳清肺滋阴、活血化瘀，大枣益气补血、养心安神，可用于气血亏虚兼瘀之月经不调、月经量多引起的慢性贫血诸症。

5. 大枣参杞膏。大枣 30 个，玄参 30g，乌梅 6 个，枸杞子 15g，加水 4 碗，煮沸 20 分钟后加入适量冰糖或红糖，煎至微稠，待稍凉后用容器装之备用。此膏可补中益气、滋阴补血，适合于大病恢复期、慢性疾病之气血亏虚型。

6. 首乌大枣粥。何首乌粉 25g，大枣 50g，冰糖 15g，粳米 50g。先将粳米、大枣一同入锅，熬煮成粥；待粥半熟时加入何首乌粉，边煮边搅匀，至粥黏稠即成，再加入冰糖调味。此粥有补肝肾、益精血、解毒、通便等功效，适用于肝肾两虚、精血不足所致的头昏眼花、失眠健忘、梦遗滑精等症，老年性高血压、血管硬化患者服用可延年益寿。

【现代研究】 大枣内主要含三萜酸类成分，如白桦脂酮酸、齐墩果酸等；皂苷类成分，如大枣皂苷 Ⅰ、Ⅱ、Ⅲ；生物碱类成分，如光千金藤碱、N- 去甲基荷叶碱等；黄酮类成分；还含多糖、氨基酸、微量元素等。本品具有抗疲劳、促进骨髓造血、增强免疫、改善肠道环境、镇静催眠、抗氧化、保肝、抗肿瘤、降血压、抗过敏、抗炎和降血脂等作用。

【产品开发】 中国枣产品相关的贸易投资规模庞大，老百姓对大枣十分熟悉。但目前大枣行业也存在生产要素单一的情况，从种植到采摘、加工，机械化程度较低。从枣产品的整个产业链来看，上游原材料的生产主要是由农民自主种植，原材料的供应较为分散，难以大规模普及先进的种植技术，且缺乏管理，难以保证产量的稳定性。同时，受制于品牌、资金等问题，产品的附加价值不高。应加强对大枣产业的支持，加强对大枣的加工技术，提高其附加值的能力，注重其品牌效应的培养，避免产品同质化。目前，大枣为其他药食同源产品的主要辅料之一，而以大枣为主要原料的大健康产品市场占有率不高，还有待开发。

1. 枣苓膏。主要由茯苓、大枣、沙棘、山药、百合、桑椹、黑木耳、香菇、花生、玉米、黄豆等组成。可增强免疫力。主要用于免疫力低下者，如易感冒、易患病、易过敏、体质虚弱、营养不良、精神萎靡、疲乏无力、食欲降低、睡眠障碍等。

2. 精枣葛根固体饮料。主要由黄精、大枣、葛根、山楂、覆盆子、酸枣仁、百合、山药、肉桂、高良姜、丁香、益智仁、枸杞子、芡实等组成。本品可温补肾阳，适用于阳虚人群，尤其对怕冷怕风、男性阳痿、无法勃起或勃起无力，女性手脚冰凉、小腹冷痛、性欲冷淡等人群的健康养生效果佳。

3. 龙杞大枣膏。主要由龙眼肉、枸杞子、大枣、甘草、黑芝麻、山药、山楂、黄精、白扁豆、桑椹、荔枝肉、黑木耳等组成。本品具有补益气血功效，主治气血亏虚者，症见神疲乏力，少气懒言，声音低微，自汗，面色淡白或萎黄，口唇、眼睑、爪甲色淡，心悸多梦，手足发麻，头晕眼花，妇女经血量少色淡、延期甚或闭经，舌淡脉细。

4. 姜枣膏。主要由大枣、干姜、小茴香、花椒等组成。本品对妇科暖宫效果较好。本品可用于女性下焦虚寒者，症见白带清长、长期痛经，妇女经期沾凉水即腹痛等，也可用于肠胃虚寒性腹泻、腹痛等。

5. 大枣膳食纤维饼干。面粉 8g，玉米淀粉 20g，大枣膳食纤维 15g，黄油 25g，鸡蛋 30g，小苏打 10g。本品口味纯正，无异味，无苦味，口感松脆，没有颗粒感，外形完整，具有大枣独特的香味，且含糖量很少，可适合糖尿病患者食用。

6. 大枣鸡蛋发糕。枣泥 45g，面粉 70g，蛋液 20g，酵母 0.5g，红糖 10g，食用油 8 滴，此条件下制作的大枣鸡蛋发糕品质最佳。大枣含有丰富的膳食纤维，能够缓解便秘，增强免疫力，改善胃肠道功能，减少毒性物质对肝脏的伤害。发糕是以面粉为主要材料，蒸制而成的一种传统美食，成品闻之鲜香扑鼻，食之甜而不腻，糯而不黏，老年人、儿童食用方便，也适合一般人群。

7. 大枣口味精酿啤酒。鲜大枣总糖含量可达 31.42%，干枣中总糖含量则要超过 60%，主要成分为葡萄糖、果糖和蔗糖，以及一些由单糖（如葡萄糖和果糖等）组成的低聚糖、半乳糖醛酸聚糖和阿拉伯聚糖等，是非粮发酵加工的优质原料，适合于大枣口味啤酒发酵。

8. 大枣其他产品。如怀山药大枣酸奶、蜜枣、枣泥、枣蓉等产品，还有许多药膳，如大枣炖兔肉、大枣肉丸汤、大枣耳芪汤等。

总之，大枣对人体具有广泛的保健作用。作为药食两用、养生保健的佳品，是老少皆宜的功能食品，尤其在补养气血方面具有良好的效果。随着对大枣研究的深入，其药理作用机制也进一步明朗，期待未来能开发出大枣更高的药效和保健价值。

黑　枣

【来源】黑枣，为柿科植物君迁子 *Diospyros lotus* L. var. Lotus 的干燥果实。

【性味归经】甘，平。归脾、胃经。

【功效】补中益气，滋阴养血，止渴。

【主治】

1. 脾气虚证。黑枣具有补益脾胃、滋养阴血之功效，可用于治疗脾气虚所导致的食少泄泻诸证。

2. 消渴证。《本草拾遗》记载黑枣可止渴，去烦躁，令人润泽。《海药本草》亦记载其主消渴，烦热，镇心。

【使用注意】不宜空腹食用，不与牛奶同食。

【食疗应用】

1. 黑枣醋。黑枣 100g，陈年醋适量。将黑枣放入玻璃罐中，加陈年醋，密封 4 个月后即可饮用。本品可滋润心肺，生津止渴。

2. 黑枣酒。黑枣、冰糖、黄酒适量。将黑枣洗净后晾干，放入玻璃容器内，向容器内加入适量冰糖和黄酒，密封，放于室内阴凉处。一周后即可饮用。本品可补益中气，滋阴润肺。

3. 芹菜黑枣汤。水芹菜 500g，黑枣 250g。芹菜洗净切段，黑枣洗净去核，同煮汤食用。本品具有补肝益肾、降压调脂的功效，适用于高血脂人群。

4. 生地枸杞黑枣瘦肉汤。猪瘦肉 60g，生地黄 30g，枸杞子 15g，黑枣 5 颗。将猪瘦肉洗净，切片，生地黄、枸杞子、黑枣（去核）洗净；将诸食材放入锅内，加清水适量，武火煮沸后，文火煲 1 小时。本品具有滋阴养血、生发乌发的功效，适用于肾精亏虚须发早白、脱发人群。

5. 莲子黑枣小麦汤。黑豆 50g，小麦 50g，莲子 20g，黑枣 10g，冰糖 10g。将黑豆除去杂质，洗净后煮熟；小麦洗净，放入开水锅内，煮成浓汁。往锅中倒适量清水，下入黑豆、小麦汁，再下入莲子、黑枣，煮至莲子、黑枣熟烂，加入冰糖，煮至冰糖溶化即成。本品有健脾益肾、宁心安神、滋补养颜的功效。

【现代研究】黑枣中含有黄色素、维生素 C、鞣质等成分，具有抗菌、抗胆结石、抗肿瘤等药理作用。

【产品开发】

1. 洗护用品。黑枣配何首乌可以治疗少白头症，可将其开发成洗护用品。

2. 黑枣叶茶。君迁子的叶中富含维生素 C，可同其他天然植物配制成保健茶、减肥茶、药茶等。黑枣叶茶内服可以清热解毒，外用可治疗疮疡。

甘　草

【来源】甘草，为豆科植物甘草 *Glycyrrhiza uralensis* Fisch.、胀果甘草 *Glycyrrhiza inflata* Bat. 或光果甘草 *Glycyrrhiza glabra* L. 的干燥根和根茎。

【性味归经】甘，平。归心、肺、脾、胃经。

【功效】补脾益气，清热解毒，祛痰止咳，缓急止痛，调和药性。

【主治】

1. 脾气虚证。本品甘能补虚，归脾胃经，能补脾胃不足而益中气，其作用和缓，多作辅助药用。治脾胃虚弱，中气不足，体倦乏力，食少便溏，常与人参、白术、茯苓同用，如四君子汤。

2. 心气虚证。本品归心经，能补益心气，益气复脉。心气不足之脉结代、心悸气短，常与人参、阿胶、生地黄等配伍，如炙甘草汤。

3. 疮疡肿毒。本品生用能清热解毒，可用于多种热毒证。热毒疮痈，可单用煎汤浸渍，或熬膏内服，或配伍金银花、连翘等；咽喉肿痛，可单用，或与桔梗同用，如桔梗汤。

4. 咳嗽痰多。本品有祛痰止咳的功效，随证配伍，可用于寒热虚实多种咳喘，有痰无痰均宜。治风寒咳喘，可配伍麻黄、苦杏仁，如三拗汤；治肺热咳喘，可配伍石膏、麻黄等，如麻杏石甘汤；治寒痰咳喘，可配伍干姜、细辛等，如苓甘五味姜辛汤；治湿痰咳嗽，常配伍半夏、茯苓等，如二陈汤；治肺虚咳嗽，可配伍黄芪、白术等。

5. 拘挛疼痛。本品味甘能缓，又善于缓急止痛，对脾虚肝旺的脘腹挛急作痛或阴血不足的四肢挛急作痛，均常与白芍相须为用，如芍药甘草汤。临床常以芍药甘草汤为基础，随证配伍用于血虚、血瘀、寒凝等脘腹、四肢挛急作痛。

【使用注意】 不宜与海藻、京大戟、红大戟、甘遂、芫花同用。本品有助湿壅气之弊，湿盛胀满、水肿者不宜用。大剂量久服可导致水钠潴留，引起浮肿。

【食疗应用】

1. 绿豆甘草汤。绿豆 100g，生甘草适量。加水适量，文火煎煮，任意饮用。此汤具有清暑、解毒、利湿的作用，夏季可作为饮料饮用。

2. 百合莲枣甘草粥。鲜百合 40g，干莲子 30g，大枣 10 枚，炙甘草 5g，粳米 60g。莲子、大枣温水浸发，甘草用纱布包包好；加水适量，将浸发好的莲子与甘草纱布包同煮，煮至莲子半烂，取出甘草纱布包丢弃，另加大枣、粳米旺火煮沸，沸后加百合小火煮烂即成。百合清心润肺，益气安神；加莲子养心宁神，健脾益肾；甘草甘平，益心气，补脾气，缓肝急；大枣性质平和甘润，能补气健脾，养营安神。诸味合用，共奏养心安神之功。

3. 甘麦大枣汤。甘草 9g，小麦 15g，大枣 10 枚。小麦、甘草洗净；大枣洗净，去核；将甘草放入药袋里备用。砂锅置小火上，入水适量，放入药袋，煎煮 40 分钟，捞出药袋，放入大枣、小麦一起煎煮 30 分钟即可。本品益气养阴、宁心安神，用于妇人脏躁之自哭、自悲、自笑，情绪不能自已者。

4. 甘草桂枝糯米粥。糯米 100g，桂枝 8g，甘草 15g。桂枝、甘草用水煎煮，去渣，取汁；糯米淘洗干净，浸泡 3 小时。将糯米放入锅内，加入桂枝、甘草汁和适量清水，大火烧沸，转小火熬煮至粥成即可。本粥可益心气、温心阳、和胃气，用于心气虚、心阳不足之心悸怔忡、脉结代、顽固性失眠等症。

5. 甘草蜜枣汤。蜜枣 8 枚，生甘草 6g。将蜜枣、生甘草加清水煎煮即可。甘草蜜枣汤可补中益气，润肺止咳，适用于慢性肺病所致的各种咳嗽咯痰、咽痛诸症。

【现代研究】甘草主要含有甘草皂苷、甘草酸等三萜类，甘草黄酮、异甘草黄酮等黄酮类，还含有生物碱、多糖、香豆素、氨基酸及少量的挥发性成分等。本品具有抗心律失常、抗溃疡、抗幽门螺杆菌、镇咳祛痰、平喘、抗利尿、降血脂、保肝和类似肾上腺皮质激素样作用。

【产品开发】甘草在生物医药领域应用很广，在食品、日用化学品、烟草等行业也有广泛的应用。近年来甘草的需求量不断上升，其产业规模也越来越大。但目前中国甘草资源的深加工和利用仍处于简单的原料加工阶段，除个别大型企业外，大部分企业对甘草中有效成分的开发、生产多处于粗加工阶段，造成甘草资源的严重浪费。加强对甘草的深度开发，将是未来甘草产业发展的重要方向。

1. 橘红姜枣膏。主要由橘红、生姜、大枣、桔梗、甘草等组成。本品可补益肺气，主治肺气虚证，症见咳嗽无力，少气短息，动则益盛，痰液清稀，平素易感冒，舌淡苔白，脉弱。

2. 山药甘麦膏。主要由甘草、山楂、麦芽、生姜、橘皮、肉豆蔻、砂仁、余甘子、山药等组成。本品可健脾益气，主治脾胃气虚证，症见饮食减少，食后胃脘不适，大便溏薄，面色萎黄，舌淡苔白，脉缓弱。

3. 决明荷甘固体饮料。主要由决明子、荷叶、甘草、黄精、桑椹、赤小豆、沙棘、西番莲粉、鳄梨粉等组成。本品具有补益气血、润肠通便、利水渗湿等功效，能有效防止脂肪的堆积，起到降低内脏脂肪的作用。

4. 芦甘玉香膏。主要由鲜芦根、甘草、玉竹、香薷、山楂、葛根、余甘子、香橼等组成。本品具有清热解暑、化湿和中的功效，主要用于暑湿感冒者，症见恶寒发热，头痛无汗，腹痛吐泻，水肿，或小便不利，肝胃气滞，胸胁胀痛，脘腹痞满，或热病烦渴，肺热咳嗽。

5. 甘草牙膏。甘草成分的牙膏、口腔洗漱液及口腔含片等具有无毒无刺激、杀菌洁齿、香甜多泡等特点，是理想的口腔清洁剂之一。

6. 甘草护肤品。甘草黄酮是很好的复合型天然抗氧化剂，以甘草黄酮类和类黄酮类为主的抗氧化剂正受到越来越多的青睐与关注。甘草黄酮具有清除皮肤中的自由基、促进新陈代谢、减少黑色素沉积、润泽肌肤等作用，美白祛斑效果显著。另外，甘草还具有防止皮肤粗糙和抗炎、抗菌的功效，为众多国内外高档化妆品的重要原料。如用甘草提取物可配制护肤霜、祛斑霜等化妆品，这类产品既具有美容的效果，又来自本草精华，深受人们的欢迎。

7. 甘草其他产品。甘草甜素的甜度是蔗糖的 50 倍，其作为甜味添加剂已广泛应用于食品产业。目前，在各类食品生产中已广泛使用甘草及其提取物作为添加剂，如在糖果生产中可用甘草甜素代替砂糖，在饮料生产中可用甘草甜素代替蔗糖，在啤酒生产中加入适量甘草甜素不仅可除去苦涩味，而且可使啤酒泡沫丰富持久，风味独特。甘草废渣可用于生产绝缘人造板、食用菌培养基和肥料等，还可用于生产稳定剂、灭火剂，以及黏着剂和散开剂等。甘草茎叶中含有丰富的蛋白质、维生素、多酚。甘草在营养期其粗蛋白质、粗脂肪、粗纤维、粗灰分含量分别约为 14%、7%、19%、7%，营养成分较高，是干旱、半干旱地区优良的冬春牧草或辅助性草料。

　　总之，甘草作为传统补益中药，基于其补脾、润肺、解毒、缓急作用，可开发大量药食同源产品。甘草在普通食品、轻工业方面的用途也很广泛。

白扁豆

【来源】白扁豆，是豆科植物扁豆 *Dolichos lablab* L. 的干燥成熟种子。

【性味归经】甘，微温。归脾、胃经。

【功效】健脾化湿，和中消暑。

【主治】

1. 脾气虚证。本品甘温补脾而不滋腻，芳香化湿而不燥烈，有健脾养胃、化湿和中之功。脾虚食少、便溏或泄泻，以及脾虚带下，常配伍人参、白术、茯苓等，如参苓白术散。

2. 暑湿吐泻。本品能健脾化湿，和中消暑。暑湿吐泻，可单用本品水煎服；亦可与荷叶、滑石等配伍。暑月乘凉饮冷，外感于寒，内伤于湿之阴暑证，则宜与香薷、厚朴等配伍，如香薷散。

【食疗应用】

1. 白扁豆水。白扁豆 30g，炒焦后打碎，煎煮 40 分钟左右，再加入红糖调味，7 ～ 14 天为一个疗程。本品能健脾祛湿、和中止泻，用于脾虚湿盛之腹泻、大便溏薄者。

2. 白扁豆花茶。鲜白扁豆花 15g，白糖适量。把白扁豆花洗干净，放茶杯中冲入热水，加盖焖泡一刻钟，然后加入白糖搅匀，代茶饮。此茶适用于各种原因导致的腹泻。

3. 白扁怀山粥。白扁豆 30g，怀山药 30g，粳米 100g，冰糖适量。将白扁豆洗净后，加入适量水浸泡 4 小时以上；将白扁豆（含之前浸泡的水）大火烧开，转小火 30 分钟，随后加入新鲜的怀山药丁和粳米，大火煮沸，转小火煮至粥熟；出锅前加入冰糖调味即可。此粥能补脾化湿，和中止泻，适用于脾虚食少便溏、妇女带下清稀量多者。

4. 扁豆山药饭。白扁豆250g，山药250g，谷芽50g，麦芽50g，粳米500g。先将白扁豆洗净后在水中浸泡变软，谷芽和麦芽洗煎成浓汁待用，山药洗净切片待用；将粳米洗净后放入锅中，然后加入山药片和白扁豆，倒入谷芽、麦芽的煎汁，同时加入适量清水，煮成饭即可。本品具有健脾和胃、消食化积的功效，适用于脾胃虚弱或食积之纳呆、食后腹胀、大便溏薄等症。

5. 白扁豆排骨汤。白扁豆50g，山药30g，猪排骨500g，生姜10g，食盐少许。将排骨洗净放入砂锅内烧开去泡沫后，放入白扁豆、山药、生姜，煮至肉烂时放入少量食盐即可食用。本品可补气健脾、增进食欲，对脾胃虚弱之食少便溏、食欲不振者宜。

6. 菇豆冬瓜汤。白扁豆30g，水发香菇50g，冬瓜500g，盐、香油各适量。将水发香菇切块，冬瓜去皮、切片；先将白扁豆放入锅中，加适量水，煮40分钟，再放入香菇和冬瓜，煮5分钟，放盐和香油调味即可，随餐食用。白扁豆可健脾化湿，冬瓜可利水消肿，香菇可健脾开胃。此汤具补气健脾、化湿利水之功，对脾虚湿盛水肿、食少腹泻均有食疗效果。

【现代研究】白扁豆的营养成分较丰富，含有淀粉、多糖、蛋白质、钙、铁、磷、维生素等营养物质。具有抗菌、抗病毒、降血糖、抗氧化、抗肿瘤、增强免疫等作用。

【产品开发】鲜白扁豆主要用作菜蔬，干白扁豆既可食用也可以药用，其中食用的主要是大扁豆。通过市场调查发现，市场上真正符合《药典》标准的白扁豆货源非常少。白扁豆是一种产量低、价格低，且用量不是很大的品种，现在国内栽种规模急剧缩小，所以大量进口货进入国内，主要从东南亚进口。

1. 薏香山苓固体饮料。主要由薏苡仁、红豆、白扁豆、茯苓、山药、藿香、淡竹叶、橘皮、栀子等组成。本品具有健脾益气、利水渗湿的功效，用于脾虚湿盛者，症见头痛如裹，四肢沉重，肥胖，小便浑浊，大便溏泄，妇女白带过多、阴部瘙痒，食欲不好，脘腹饱胀，或口黏而甜，倦怠乏力，面部油腻，舌苔厚、舌胖嫩有齿痕。

2. 乌梅橘皮膏。主要由乌梅、橘皮、鸡内金、山楂、山药、木瓜、白扁豆、麦芽、人参、莱菔子、砂仁等组成。本品具有健脾开胃功效，用于脾胃气虚引起的消化功能减退，食欲减少，精神不振。

3. 山药黄精膏。主要由山药、黄精、白扁豆、莲子、砂仁、甘草、肉桂、丁香等组成。本品具有温补阳气、健脾和中的功效，用于腰膝冷痛，肾虚作喘，虚阳上浮，眩晕目赤，心腹冷痛，虚寒吐泻，寒疝腹痛，男子阳痿，女子痛经经闭，或脾胃虚寒，呃逆呕吐，食欲不振，大便溏泻，白带过多。

4. 白扁豆罗勒咸味蛋糕。该蛋糕以高筋面粉为主要原料，添加白扁豆和罗勒，使得该蛋糕中富含纤维素和矿物质。该蛋糕适合各类人群食用，具有健脾化湿、利尿消肿、清肝明目、疏风行气、化湿消食、活血解毒等功效。

5.营养代餐粉。营养粉选用白扁豆、土豆、菠萝为主要原料，辅以多种中药成分，能满足人体的营养需求，具有补脾和中、化湿消暑、美容养颜之功效。

6.白扁豆酸奶。采用白扁豆乳、鲜牛奶、蔗糖、嗜热链球菌、保加利亚乳杆菌等原料发酵可制备白扁豆酸奶。本品含有丰富的蛋白质和碳水化合物，还含有脂肪、多种维生素及微量的钙、磷、铁，具有补脾胃、和中化湿、消暑解毒的功效。

7.白扁豆其他产品。可以用白扁豆制成白扁豆玫瑰消肿花茶、白扁豆保健酒、白扁豆保健面条、白扁豆龙骨汤、白扁豆佛手粥、白扁豆香薷汤等。具有祛暑理气消肿的功效。

总之，白扁豆作为传统补脾祛湿的药食两用药材，含有多种对人体有益的活性成分和营养物质，对人体消化功能存在一定的调理作用，在祛暑消食方面应用良多。随着对白扁豆研究的深入，其药理作用机制进一步明朗，必定能开发出其更大的医用、保健价值。

铁皮石斛

【来源】铁皮石斛，为兰科植物铁皮石斛 *Dendrobium officinale* Kimura et Migo 的干燥茎。加热扭成螺旋形或弹簧状者习称"铁皮枫斗"（耳环石斛）；切段者习称"铁皮石斛"。

【性味归经】甘，微寒。归胃、肾经。

【功效】益胃生津，滋阴清热。

【主治】

1.胃阴虚及热病伤津证。治胃阴虚有热及热病伤津之低热烦渴，口燥咽干，胃脘嘈杂、隐痛或灼痛等，常与生地黄、麦冬、天花粉等同用，以养阴生津清热。

2.肾阴虚证。治肾阴亏虚之目暗不明，常与枸杞子、熟地黄、菟丝子等同用，以补肝肾、明目；治肾阴亏虚之筋骨痿软，常与熟地黄、山茱萸、杜仲、牛膝等同用，以补肝肾、强筋骨；治肾阴亏虚火旺，骨蒸劳热，常与生地黄、黄柏、胡黄连等同用，以滋肾阴、退虚热。

3.其他。本品味甘，性微寒。主治脾胃伤损，能消除痹病，通降气机，补养五脏。治疗五脏虚劳，身体瘦弱。本品养阴益精，使阴精充足，长期服用，滋养肠胃，轻身健体，延年益寿。

【食疗应用】

1.石斛粥。鲜铁皮石斛 5g 左右，粳米 50g，冰糖适量，加水煮成稀粥。本品养胃生津，滋阴清热，适用于热病津伤、心烦口渴、病后津亏、虚热不退，或胃虚隐痛或兼干咳。

2. 花生米石斛粥。鲜铁皮石斛 20g 左右，花生米适量，加水熬煮，以适量冰糖调味。本品养阴润燥、清热生津、补虚扶羸，适用于脾胃阴虚，咽干津少，舌无苔，咳嗽痰少，便秘，乳汁清稀。

3. 石斛炖水鸭。水鸭 1 只，铁皮石斛 10g，冬虫夏草 25 条，瘦肉 50g。本品生津止咳，益气解暑，夏天或上火时服用最好。

4. 枫斗虫草汤。铁皮枫斗 5g，生蛤蜊 1 对，冬虫夏草 5 条，瘦猪肉 200g，陈皮 1 角。本品养阴生津，滋补肝肾，老幼皆宜。

5. 石斛洋参乌鸡汤。乌鸡 1 只，铁皮枫斗 15g，西洋参 30g，山楂 15g，姜、葱、料酒、盐、鸡精适量。乌鸡宰杀洗净，斩块，药材洗净；锅内烧水开后放入乌鸡块煮 5 分钟后捞出，洗净放入瓦煲，再加入药材、姜、葱、料酒和适量清水，武火煮沸，改文火煲 2 小时，加盐、鸡精调味即可。本品补中益气，生津，可恢复体力，抗疲劳。

6. 石斛鳝鱼汤。黄鳝 500g，当归、党参各 12g，铁皮枫斗 15g，料酒 10mL，生姜 12g，大蒜、醋、盐、酱油、葱、味精、胡椒粉各适量。黄鳝切丝备用，铁皮枫斗洗净，生姜洗净切丝，党参、当归装入纱布袋扎紧口备用；将黄鳝、铁皮枫斗、中药袋及调料一并放入砂锅内，加适量清水，先用武火烧沸后，去掉浮沫，再用文火煎熬 1 小时，取出药袋，加入盐及调味品后即可。本品适用于气血两亏之胃癌。

7. 石斛炖猪蹄。铁皮枫斗 15g，黄花菜 30g，猪蹄 1 只，料酒、盐、鸡精、姜片、葱段适量。铁皮枫斗洗净，黄花菜放入清水中泡发，去老梗；猪蹄去毛洗净，剁 4 块，下沸水锅去血水；锅中放清水、猪蹄、铁皮枫斗、料酒、姜片、葱段，武火烧沸再改文火炖至肉熟，加入黄花菜炖至肉烂入味，加盐、鸡精调味即可。本品可用于女性减少色斑、平缓皱纹。

8. 石斛木瓜鲜奶。石斛纯粉 1g，木瓜 500g，新鲜牛奶 1 杯，莲子肉 50g，红枣 4 颗，冰糖适量。木瓜去皮、去核、切粒状，用清水洗净；莲子肉、红枣去核洗净；将石斛纯粉、鲜奶、木瓜、莲子肉、红枣、冰糖放入炖盅，隔水炖熟即可。本品可润肤养颜，使肌肤润泽，皮肤嫩滑，面色红润，容光焕发，防止过早衰老，对皮肤干燥、面色萎黄、气血不足者有明显疗效。

铁皮石斛是我国珍贵的中药材，被尊列为"中华九大仙草"之首，素有"药中黄金"之美称。对于铁皮石斛，民间流传着各种各样的食用方法，可入膳，加入鸡、鸭等其他食材煮粥、做羹、煲汤等，可泡茶、鲜食、煎汤、熬膏、浸酒、榨汁等，既美味又营养。

【现代研究】现代研究表明，铁皮石斛含有丰富的多糖、石斛碱和氨基酸等，其中对石斛多糖和石斛碱的研究居多。其药理作用主要体现在提高免疫力、增强体质、抗衰老、抗疲劳、耐缺氧等方面，同时具有止痛退热、辅助抑制慢性疾病的作用。

【产品开发】铁皮石斛是石斛中的上品，滋阴、除热之力佳，是开发保健产品的理想原料。保健食品的剂型会影响保健效果的发挥，因此铁皮石斛保健食品的加工形式很重要。

1. 铁皮石斛饮料。主要包括瓶装或罐装的液体饮料及固体饮料，通过改善配方或生产工艺，减少营养物质损失，并添加辅料矫正口感和风味，得到口感纯正、清新爽口，具有生津止渴、清热润燥、滋阴润肺、调节肠胃和增加免疫力功效的保健饮料，满足消费者滋补养生需求。

2. 铁皮石斛粉。铁皮石斛粉是指以铁皮石斛茎或铁皮枫斗为加工原料，经先进的机械设备将其粉碎加工成超细粉。铁皮石斛超微粉可用于煲汤、泡饮等，也可用于铁皮石斛饼干、铁皮石斛面条等的食品加工。因其极小、极细的粉末状态，提高了有效成分的溶出度、生物利用率和药理活性，更利于人体充分吸收。

3. 铁皮石斛膏剂。《本草备要》记载"铁皮石斛耐久煎，熬膏为宜"。将铁皮石斛科学配伍后制成膏方剂，效果更好，可单独熬膏，也可与柠檬、冰糖、灵芝等熬膏调节风味。还可以利用现代工艺以铁皮石斛提取液及铁皮石斛花粉制备促进机体新陈代谢、抵抗衰老的养生膏。

铁皮石斛其他类产品还包括铁皮石斛鲜条、铁皮石斛酒、铁皮石斛袋泡茶、铁皮石斛果冻等，有待进一步的开发利用。随着对铁皮石斛功效的挖掘及现代制剂工艺的发展，以铁皮石斛为原料的保健品形式逐渐丰富，但目前很多产品开发处于低水平重复，新产品及深加工产品缺乏，且市场上鱼龙混杂，过于夸大事实宣传，使得铁皮石斛保健食品市场还有待开发细分。只有对铁皮石斛有效成分及药理作用进行深入的研究，保障其营养价值的同时开发新型的、更易被广大民众接受的产品，才能在保健食品市场中站稳脚跟。

地　黄

【来源】生地黄，为玄参科植物地黄 *Rehmannia glutinosa* Libosch. 的新鲜或干燥块根。

【性味归经】甘，寒。归心、肝、肾经。

【功效】清热凉血，养阴生津。

【主治】

1. 热入营血。本品甘寒，入营血分，长于清热凉血。热入营血分，发热烦渴，可与玄参、黄连同用；血热之发斑发疹，可配伍大青叶、紫草。

2. 血热出血。本品清营血分热而凉血止血。血热妄行之吐血、衄血，可与侧柏叶、荷叶、艾叶同用；血热便血、尿血，可与槐花、小蓟同用；血热崩漏、月经过多，可与茜草、苎麻根同用。

3.热病烦渴，内热消渴。本品甘寒质润，功能清热养阴生津。热病伤阴之烦渴，配伍麦冬、沙参；阴虚内热之消渴，可与山药、天花粉等同用。

4.阴虚发热，骨蒸劳热。本品入肾经，滋肾阴而退虚热。阴虚内热，可与知母、地骨皮同用；热病后期，邪伏阴分，夜热早凉，常配伍青蒿、鳖甲等。

5.津伤便秘。本品滋阴润燥以通便。阴虚津伤，肠燥便秘，可配伍玄参、麦冬。

【使用注意】本品甘寒质润而滋腻，脾虚湿滞、腹满便溏者不宜使用。

【食疗应用】

1.熟地酒。熟地黄60g，枸杞子30g，白酒1000mL。将熟地黄、枸杞子装入纱布袋内，扎紧袋口，置于瓷坛内，加入白酒，密封坛口，浸泡20天。此药酒可补血养阴，滋肾益精，主治精血不足之健忘、脱发、腰膝酸软等。

2.人参地黄粥。人参10g，粟米100g，生地黄30g，冰糖适量。水煎人参、生地黄，去渣留汁，入粟米煮粥，将熟时加冰糖适量，待溶即成。此药膳粥可益气滋阴，和胃生津。

3.三味地黄酒。生地黄100g，大豆（炒）200g，牛蒡根100g，酒2L。将药装入白纱布袋，置于净器中，入酒浸泡，密封5日后开启，过滤后装瓶备用。不拘时，随量饮之，每日1~2次，每次饮服1~2小盅。本品滋补肾阴，祛风活血，用于肾虚腰痛、关节烦痛诸症。

4.地黄鸡。生地黄250g，饴糖250g，乌鸡1只。乌鸡去毛及内脏，洗净，生地黄洗净，切成宽0.5cm、长2cm的条状，与饴糖拌匀，装入鸡腹内，蒸熟即成。食用时不放盐、醋，吃肉，喝汤。本品可补髓养血，适用于髓海亏虚，精亏血少之腰膝酸软、疲乏无力、须发早白、盗汗诸症。

5.枸杞熟地炖甲鱼。甲鱼300g，枸杞子15g，熟地黄15g，黄芪15g。将甲鱼洗净，去头、爪，切成小方块置锅内，放入枸杞子、熟地黄、黄芪，加适量清水烧开，去浮沫，文火炖至甲鱼肉熟透即成。本品补气滋阴，清虚热，软坚散结，适用于肿瘤患者气血亏虚，阴虚发热之面色㿠白或萎黄、形瘦无力、精神疲乏、骨蒸劳热、盗汗等。

6.海带生地绿豆瘦肉汤。取海带30g，生地黄15g，绿豆100g，陈皮3g，瘦猪肉100g，食盐适量。将海带洗净泡发切丝，猪肉、陈皮洗净切丝，与生地黄、绿豆同置砂锅内，加水适量用小火煲2小时，加食盐少许即可食用。此汤具有清热解毒、滋阴凉血之功，可用于热毒疮疖等反复发作者。

【现代研究】生地黄主要含梓醇、二氢梓醇、地黄苷等苯乙醇苷类成分。本品具有降血糖、增强免疫功能、抗胃溃疡、促进造血、止血、降压、抗骨质疏松等作用。

【产品开发】

1. 琼玉膏。人参 750g，生地黄 8kg，白茯苓 1.5kg，蜂蜜 5kg。此产品滋阴润肺，益气健脾，可用于脾肺气阴两虚之气短乏力、虚劳干咳、劳嗽咳血。

2. 桂附地黄保健酒。药物组成为熟地黄、酒萸肉、山药、牡丹皮、茯苓、泽泻、肉桂、制附子，制得中药提取液，再按质量比（中药提取液∶酒）为 50∶500 ～ 50∶1000 混合制备而成。本产品取材参考中成药桂附地黄丸，具有温补肾阳的功效，开拓了古老成方在酒制品中的应用，使人们在饮酒的同时获得有益的保健功效。

3. 保健面条。本产品在传统面条制作的基础上，结合目前人们对保健养生理念热衷的现实情况，添加具有提升抗疲劳、补气护肝等作用的保健中药，制得的面条能满足人们对健康、保健的需求，为面条的深加工提供了一种新思路。

麦　冬

【来源】麦冬，为百合科植物麦冬 *Ophiopogon japonicus* (Lf) Ker-Gawl. 的干燥块根。

【性味归经】甘、微苦，微寒。归心、肺、胃经。

【功效】养阴润肺，益胃生津，清心除烦。

【主治】

1. 肺阴虚证。本品甘寒，入肺经，善于养肺阴、清肺热。阴虚肺燥之鼻燥咽干、干咳少痰、咳血咽痛，常与桑叶、杏仁、阿胶同用；劳嗽咳血，可配伍天冬；阴虚咽痛，可配伍玄参、桔梗。

2. 胃阴虚证。本品味甘柔润，苦寒入胃经，长于益胃生津。治疗热伤胃阴，口干舌燥，常与生地黄、玉竹同用；胃热消渴，可配伍天花粉、山药；胃肠津伤便秘，常配伍生地黄、玄参。

3. 心阴虚证。本品归心经，能养心阴，清心热，略有除烦安神之功。心阴虚质心烦、失眠多梦，常与生地黄、酸枣仁、柏子仁同用；热伤心营，神烦少寐者，宜与黄连、生地黄、玄参同用。

【使用注意】本品性寒滋腻，脾胃虚寒、食少便溏，以及外感风寒、痰湿咳嗽者忌服。

【食疗应用】

1. 参麦甲鱼。活甲鱼 1 只，人参 10g，麦冬 6g，葱、姜、食盐、料酒、味精、胡椒粉适量。将甲鱼宰杀，放沸水中烫 15 分钟左右，剖开甲壳，去除内脏和头、爪，清洗干净，切成小块；将人参、麦冬、姜片、葱段、食盐和料酒放入大碗内，放上甲鱼块，盖上甲鱼壳，蒸 1 小时左右，酌加味精、胡椒粉即可。本品可补气益精，健脾润肺，用治气阴两虚之气短乏力，咳嗽气促，以及年老体弱、病后气阴两虚者。

2. 麦冬炒蛋丁。鸡蛋 4 个，枸杞子 10g，花生米 30g，猪瘦肉 50g，麦冬 10g，花生油、精盐、淀粉、味精各适量。将水煮沸，纳入枸杞子、麦冬略煮，再将麦冬剁成碎末备用；花生米炒脆，猪瘦肉切成丁，鸡蛋打入碗中加盐打匀，隔水蒸熟，冷却后切成粒状备用；将锅置旺火上加花生油，把猪肉丁炒熟，再倒进蛋粒、枸杞子、麦冬碎末，炒匀加精盐，淀粉勾芡，加味精调味，盛入盘中铺撒脆花生米即可。本品香脆可口，功能滋补肝肾、强身明目。

3. 麦冬粥。麦冬 10g，大枣 2 颗，冰糖 5g，粳米 150g，水 500mL。将粳米、麦冬、大枣淘洗后放入锅内，加水，武火煮开，再转小火煨至米烂粥稠，调入冰糖即可食用。本粥滋阴润肺，健脾益气，可用于口干舌燥、皮肤干燥的人群。

4. 麦冬烧豆腐。麦冬 20g，豆腐 300g，料酒、盐、姜、葱、植物油适量。先将麦冬用清水浸泡后捶扁，取出内梗；豆腐洗净，切成丁；姜切片，葱切段。将炒锅置武火上烧热，下入植物油，烧至六成热时，下姜、葱爆香，随即纳入麦冬、豆腐，再加入料酒、盐即成。

5. 麦冬蒸子鸭。麦冬 25g，鸭子 1 只，料酒、盐、酱油、味精、胡椒粉、姜、葱适量。将麦冬用清水洗净，浸泡后捶扁内梗，鸭宰杀后，去毛、内脏及爪；将鸭放入蒸盆内，抹上盐、味精、酱油、姜、葱、胡椒粉、料酒，腌渍 1 小时；将麦冬放入鸭腹内，置蒸锅内蒸 55 分钟即成。本品可滋阴清热、润肺生津，适用于阴虚发热、消渴便秘、咽喉肿痛者，亦可用于肝肾阴虚之潮热、盗汗的更年期人群。

6. 麦冬生地炖墨鱼。麦冬 15g，生地黄 20g，党参 20g，黄柏 10g，砂仁 6g，甘草 6g，墨鱼 300g，高汤 800mL，料酒、盐、味精、姜、葱、鸡油、胡椒粉适量。将墨鱼去筋膜、肠杂及骨，洗净切块；将麦冬、生地黄、党参、黄柏、砂仁、甘草 6 味药洗净，切小块后纳入纱布袋内；把药包放入炖锅内，加入高汤，置武火上烧沸，再用文火炖 25 分钟，除去药包，加入姜、葱、料酒、墨鱼、鸡油、味精、盐及胡椒粉，炖 25 分钟即成。本品滋补肾阴、涩精止遗，可用于气阴两虚之梦遗盗汗、心悸失眠、食欲不振、倦怠乏力等症。

7. 山药麦冬炖燕窝。麦冬 20g，鲜山药 150g，燕窝 5g，鸡汤 750mL，盐适量。将麦冬去内梗，洗净，山药去皮，切成丁，燕窝用 45℃温水浸泡；将麦冬、山药、燕窝、鸡汤同放炖锅内，置武火上烧沸，再用文火炖 35 分钟，放盐即可。本品有补益脾胃、滋阴润肺之功，并有一定的降血糖作用。

【现代研究】本品主要含皂苷类、高异黄酮类、氨基酸、微量元素、维生素 A、多糖等成分。本品具有增强免疫功能、抗癌、抗脑缺血损伤、抗心律失常、改善心肌收缩力、降血糖、抗炎、镇静、催眠、抗凝血等作用。

【产品开发】

1. 化妆品保湿原料。麦冬富含多糖、皂苷类等化学成分，入选《已使用化妆品原料名称目录》（2015版），用作化妆品中的天然保湿原料。产品采用液体发酵技术，以嗜酸乳杆菌为发酵菌株，对麦冬进行液体发酵，以麦冬发酵液的保湿性能为指标优化其发酵工艺，获得具有高保湿性的麦冬乳酸发酵液。

2. 中药保健泡腾冲剂。以麦冬、菊花、甘草为主要原料，按一定比例调配，研制出口感良好且具有保健功能的泡腾冲剂。三药共奏养阴润肺、益胃生津、除烦明目、清热解毒之功。

3. 中药保健茶油。将麦冬、槲蕨、枸骨叶、乌饭树叶干燥粉碎后，与茶油混合，投入微波提取器提取茶油，再将提取茶油在0.15～0.20Mpa压力下通过反渗透膜装置，收集过滤液得到中药保健茶油。本产品具有滋阴润肺、益胃补肾、补血活血的功效，同时富含丰富的不饱和脂肪酸、单不饱和脂肪酸、维生素E等多种生物活性物质及微量元素，可长期食用，以强身健体，提高机体免疫力。

天　冬

【来源】 天冬，为百合科植物天冬 *Asparagus cochinchinensis* (Lour.) Merr. 的干燥块根。

【性味归经】 甘、苦，寒。归肺、肾经。

【功效】 养阴润肺，清肺生津。

【主治】

1. 肺阴虚证。本品甘润苦寒之性强，有较强的滋阴润肺、清肺降火之功。治燥热咳嗽，单用熬膏服，或配伍麦冬、沙参；劳嗽咳血，配伍麦冬，如二冬膏。

2. 胃阴虚证。本品能滋肾阴，降虚火。治肾阴亏虚，眩晕耳鸣，腰膝酸痛，常配伍熟地黄、枸杞子；阴虚火旺，骨蒸潮热，常配伍麦冬、知母、黄柏。

3. 消渴便秘。本品清热生津。内热消渴，或热病伤津口渴，宜与生地黄、人参配伍；津亏肠燥便秘，常与生地黄、当归等同用。

【使用注意】 本品性寒滋腻，脾胃虚寒、食少便溏，以及外感风寒、痰湿咳嗽者忌服。

【食疗应用】

1. 天冬膏。天冬100g，阿胶、杏仁、川贝母、茯苓各50g，炼蜜适量。加水煎取浓汁，加入约等量炼蜜搅匀，煮沸即成。本品滋阴润肺、化痰止咳，可用于秋冬季肺燥咳嗽诸证。

2. 天冬粥。天冬 15g，粳米 100g，冰糖适量。天冬煎水取汁，入粳米煮粥，近熟时放入冰糖煮至粥熟。本品养阴润肺，和胃生津，可予健康人群保健食用。

4. 天冬酒。天冬 60g，白酒 500g。将天冬洗净，放入白酒中浸泡 30 天，即成。本品可润五脏，和血脉。

5. 天冬鲍鱼汤。鲍鱼 60g，天冬 30g，麦冬 30g，瘦猪肉 250g，桂圆肉 15g，盐适量。鲍鱼用开水浸泡后洗净切片，猪瘦肉洗净切片；将鲍鱼、猪瘦肉、天冬、麦冬、桂圆肉放入炖盅内，加开水适量后加盖，文火隔水炖 3 小时，加盐调味即可。本品有滋肾润肺、益气养阴之功，适宜正常人群保健食用。

7. 天冬乌鸡汤。乌鸡 1 只，人参 15g，天冬 20g，鹌鹑蛋 10 只，白酒少许，盐适量。将鹌鹑蛋煮熟，去壳待用，人参和天冬切成薄片，乌鸡洗净，鸡头、鸡脚纳入鸡体内；将鸡放入炖盅，加入人参和天冬薄片，倒适量清水后加盖，隔水大火炖 2 小时；纳入白酒和鹌鹑蛋，再炖 40 分钟，加盐调味即可。本品具有较好的补气养血之功，适合气血不足的亚健康人群食用。

【现代研究】本品主要含甾体皂苷类、寡糖和多糖、氨基酸等成分。本品具有镇咳、祛痰、平喘、降血糖、延缓衰老、增强免疫、抗肿瘤、抗血小板聚集、抗肝纤维化及广谱抑菌作用。

【产品开发】

1. 天冬蜜饯。利用天冬的药食两用特性，可制作成甜而不腻的蜜饯，既保留了天冬的药用价值，又增加了食品的口感和趣味性。

2. 天冬饮品。如天冬茶、天冬饮料等。将天冬提取物融入饮品中，可方便消费者日常饮用，达到养生保健的目的。

3. 天冬膏。天冬膏具有养阴生津、润肠通便、镇咳祛痰等多种保健功效。

4. 天冬酒。将天冬提取物与酒类结合，制成具有保健功能的药酒。天冬酒口感独特，具有滋阴生津活血之功，适合中老年人饮用。

5. 天冬护肤品。天冬滋润保湿，可研发成天冬保湿面膜、天冬抗皱霜、天冬护手霜等护肤品。这些产品滋养肌肤、改善肤质，受到消费者的喜爱。

6. 天冬洗护产品。将天冬提取物应用于洗发水和护发素中，能够滋养头发、改善发质。

黄　精

【来源】黄精，为百合科植物滇黄精 *Polygonatum kingianum* Coll.et Hemsl.、黄精 *Polygonatum sibiricum* Red. 或多花黄精 *Polygonatum cyrtonema* Hua. 的干燥根茎。

【性味归经】甘，平。归脾、肺、肾经。

【功效】补气养阴，健脾，润肺，益肾。

【主治】

1.脾气阴两虚证。本品既补脾气，又养脾阴。脾胃气虚之体倦乏力，食欲不振，可与党参、白术等同用；若脾胃阴虚而口干食少，舌红无苔者，可与石斛、麦冬、山药等同用。

2.肺气阴两虚证。本品甘平，能养肺阴，益肺气。肺之气阴两伤，干咳少痰，可单用熬膏服，或与沙参、川贝母、知母等同用。用于肺肾阴虚之劳嗽久咳，可与熟地黄、天冬、百部等同用。

3.肾精亏虚证。本品能补益肾精，延缓衰老。肝肾亏虚之精血不足，头晕、腰膝酸软、须发早白等症，单用本品熬膏服；亦可与枸杞子、墨旱莲、女贞子等配伍。肾虚内热消渴，可与生地黄、麦冬、天花粉等养阴生津之品同用。

【使用注意】本品性质黏腻，易助湿壅气，故脾虚湿阻、痰湿壅滞、气滞腹满者不宜使用。

【食疗应用】

1.冰糖黄精汤。黄精30g，冰糖50g。黄精用冷水泡发，加冰糖，用小火煎煮1小时即成。本品补气益精，补益心肺，适用于气阴不足、精血亏虚的人群服用，正常人亦可保健服用。

2.黄精粥。黄精30g，粳米100g，白糖适量。将洗净的黄精切碎，放入锅中，加清水足量，浸渍2小时，再煎煮60分钟，去渣；将淘净的粳米放入锅中，先用武火煮沸，再用文火煎熬20～30分钟，以米熟烂为度，调入白糖即可。本品适用于脾胃气虚之体倦乏力、饮食减少、面色少华，或肺肾阴虚所致的干咳无痰、咯血、潮热盗汗、口渴咽干、大便干燥等症。

3.黄精瘦肉粥。黄精15g，瘦猪肉30g，粳米50g，加水熬煮成粥，每日早晚食用。本品可补脾益气，养肺润燥，延年益寿。

4.黄精益寿饮。炙黄精10g，龙眼肉10g，枸杞子10g，鸽蛋4个，冰糖50g。先将诸药煮15分钟，再打入鸽蛋，加冰糖，煮熟即成。本品滋阴补肾，延年防衰，适用于老年人颐养及阴虚患者服用。

5. 益寿鸽蛋汤。制黄精 10g，枸杞子 10g，龙眼肉 10g，鸽蛋 4 个，冰糖 50g。制黄精、枸杞子、龙眼肉洗净切碎，冰糖敲碎装入锅内；锅置中火上，加清水约 750mL，入上 3 味中药同煮至沸后约 15 分钟，把鸽蛋打碎逐个下入锅内，入冰糖稍同煮至熟即成。本品能益气滋阴，补肾润肺，可用于肺肾两虚的久咳劳嗽、未老先衰之记忆力下降、智力衰退等人群。

6. 黄精八仙糕。黄精 200g，茯苓 200g，党参 200g，山药 200g，莲子肉 200g，芡实 200g，枸杞子 200g，糯米 3kg，粳米 7kg，白蜜 900g，白糖 1.2kg。先将前 7 味药研末，糯米、粳米磨成粉，再将蜜、糖加水熬化，拌入药、米粉内揉匀，蒸熟成糕，切条烘干。每日清晨服食，健脾益气，适用于老年人日常颐养。

7. 党参黄精猪肚。党参、黄精各 30g，山药 60g，橘皮 15g，糯米 150g，猪胃 1具，盐、姜、花椒适量。猪胃洗净，党参、黄精、山药煎水取汁，橘皮切细粒，加盐、姜、花椒少许，一并与糯米拌匀，纳入猪胃，扎紧两端，置碗中蒸熟食之。本品以党参、黄精补脾益气，山药滋养补脾，橘皮理气健胃，用于脾胃虚弱、少食便溏、消瘦乏力者。

黄精性平和，作用缓慢，可作久服滋补之品，其吃法有很多种，常见的当属黄精煲汤，如黄精炖鸡汤、黄精益寿排骨汤、猪肚鸡煲黄精、黄精冰糖汤等已成为百姓餐桌上的保健佳肴。

【现代研究】黄精主要含有黄精多糖、生物碱、皂苷、黄酮、蒽醌类化合物、挥发性物质、植物甾醇、木脂素及多种对人体有用的氨基酸和微量元素等化学成分。本品具有降血糖、降血脂、抗肿瘤、抑菌抗炎、提高免疫力、抗氧化、抗衰老、抗动脉粥样硬化、心肌保护、护肾、抗骨质疏松、促进睡眠、抗疲劳、抗病原微生物等多种药理活性。

【产品开发】黄精于 2002 年被卫生部纳入《按照传统既是食品又是中药材物质目录管理办法》，成为药食同源家族的一员。黄精因其药食同源特性而具有较高的经济价值，以黄精为原料逐步研发出的保健食品越来越多。2015 年以来，食品黄精发展迅速，其被加工成茶、果、丸、原浆、饼干、面条、果脯、蜜饯等产品，行销大江南北。

1. 黄精玉杞膏。由玉竹、黄精、枸杞子等组成，具有滋肺阴、润肺燥、清肺热的功效。本品主治肺阴虚证，症见干咳，痰少黏白，或痰中带血丝，咽喉干燥，舌红少津，脉细数。

2. 黄精茯益膏。由黄精、茯苓、枸杞子、益智仁、肉桂、山药等组成，具有补肾益气的功效。本品主治肾气虚证，症见腰膝酸软，小便频数而清，白带清稀，舌淡苔白，脉沉细弱。

3. 黄精酒类产品。黄精泡酒之法，古已有之。黄精酒除含维生素、氨基酸、微量元素等常规营养物质之外，还含有丰富的酚类物质。除黄精产区民间流传的黄精酒传统酿造方法外，目前多利用现代科技工艺提取有效成分，与其他药物配伍，并对口味加以研究，既保留了黄精的养生价值，又能满足消费者对黄精酒的风味需求。

4.黄精压片糖果。将黄精与矫味辅料混合，经过制粒与整粒、过筛、压片等工序得到黄精压片糖果。利用现代工业化技术，将传统方法制得的黄精产品制成丸剂、片剂，减少了产品体积，便于携带，有利于延长产品货架期，可嚼服或含水送服，服用方式灵活。

5.黄精其他产品。黄精性味甘甜，食用爽口，其肉质根状茎肥厚，含有大量淀粉、多糖、脂肪、蛋白质、胡萝卜素、维生素和多种其他营养成分，可制成黄精果脯、黄精豆腐、黄精面条等产品。

黄精凭借其口感香甜、价格实惠、功效良好的特点，正被广泛用于保健食品的开发中。随着经济社会发展和生活水平的提高，以及人民保健意识的增强，黄精产业将进入飞速发展时期。深入研究黄精有效成分，利用现代工艺将黄精加工成可方便携带、开袋即食，同时保留其营养价值的保健食品，做好产业衔接，才能实现价值最大化。

玉　竹

【来源】玉竹，别名葳蕤，为百合科植物玉竹 *Polygonatum odoratum*（Mill.）Druce. 的干燥根茎。

【性味归经】甘，微寒。归肺、胃经。

【功效】养阴润肺，生津止咳。

【主治】

1.肺阴虚证。本品甘润能养肺阴，微寒能清肺热。治阴虚肺燥有热的干咳少痰、咳血、声音嘶哑等，可与沙参、麦冬、桑叶等配伍，如沙参麦冬汤；治虚火上炎的咳血、咽干、失音，可配伍麦冬、生地黄等。

2.胃阴虚证。本品能养胃阴，清胃热。治胃阴虚之口干舌燥、饥不欲食、消渴及肠燥便秘等，可与沙参、麦冬等同用；胃热津伤之消渴，可配伍石膏、知母、天花粉等。

此外，本品养阴而不滋腻恋邪，用于阴虚外感之咳嗽少痰、咽干者，常与白薇、薄荷、淡豆豉等配伍，如加减葳蕤汤。

【食疗应用】

1.玉竹茶。玉竹适量，沸水冲泡，每日代茶频饮。本品养阴润燥，生津润颜，用于肺胃阴伤之燥热咳嗽、咽干口渴、内热消渴，长期饮用可轻身延年。

2.百合玉竹粥。百合、玉竹洗净、切段；粳米淘洗干净，用冷水浸泡半小时，捞出。把粳米、百合、玉竹同放入锅内，加水约 1000mL，大火煮沸，改用小火煮约 45 分钟，之后加入糖调味即可。此粥可养心润肺、宁心安神、滋阴养颜，适合阴虚患者食用。

3. 玉竹山药黄瓜汤。玉竹 15g，山药 15g，黄瓜 100g。把玉竹、山药片、黄瓜块放入锅内，加入适量水，大火煮沸，再改用文火煮 30 分钟即可。此药膳具有补脾益胃、生津润燥之效，适宜于气阴两虚之干咳或痰少而黏、烦渴多饮、口干舌燥、大便干结诸症，适合糖尿病患者服用。

4. 玉竹瘦肉汤。玉竹 20g，瘦猪肉 100g。先将玉竹入砂锅，加水 1000mL，煎煮 30 分钟，去渣；将瘦猪肉切薄片入砂锅煮熟，加入葱、姜、香油、酱油适量，煮沸即可，吃肉片喝汤。

5. 玉竹人参鸡。玉竹 10g，人参 5g，鸡肉适量。将鸡肉切块，同人参、玉竹一同放入炖锅内，加适量水后加盖，隔水蒸约 30 分钟，待鸡肉熟透即可食用。本品可补中益气、滋阴生津，适合气阴两虚者服用。

6. 玉竹麦冬鸭。玉竹 50g，麦冬 50g，老母鸭 1 只。将鸭内脏去掉，洗净滤干，将玉竹、麦冬装入白纱布袋中放入鸭腹内；用大火隔水蒸 4 小时，至鸭肉酥烂，取出药袋，再将药汁绞入鸭汤中，弃药袋。本品养阴润燥、生津止咳，适合肺胃阴虚之干咳少痰、口渴咽干患者服用，糖尿病患者尤宜。

玉竹根茎和幼苗均可鲜食、凉拌、蒸炖或炒，还可制成干品后食用，味道鲜美。常见的食用方法是煲汤，如用鸡肉、猪心、瘦肉等与玉竹搭配煲汤都很适宜。秋季是食用玉竹的最佳季节。玉竹还有润肤作用，常用于美容养颜的药膳中，如玉竹煲凤爪、银耳玉竹汤等，备受女性喜爱。

【现代研究】玉竹主要化学成分包括多糖、甾体皂苷、黄酮类、微量元素、氨基酸、黏液质等。本品具有增强免疫、降血糖、降血脂、耐缺氧、强心、抗氧化、抗衰老等药理作用，还有类似肾上腺皮质激素样作用。

【产品开发】

1. 玉竹黄精膏。由玉竹、黄精、山药、大枣、枸杞子、茯苓、桑椹、黑大豆、砂仁、阿胶等组成，具有益气、健脾、养血之功。本品适用于阴虚血亏、肝肾阴虚、视力下降等人群。

2. 黄精玉杞膏。由玉竹、黄精、枸杞子等组成，具有滋肺阴、润肺燥、清肺热之功。本品主治肺阴虚证，症见干咳，痰少黏白，或痰中带血丝，咽喉干燥，舌红少津，脉细数。

3. 益仁玉竹固体饮料。由益智仁、玉竹、覆盆子、高良姜、橘皮、砂仁、小茴香、肉桂、丁香等组成，具有固精缩尿止遗、温脾止泻摄唾之功。本品用治肾虚遗尿，小便频数，遗精白浊，脾寒泄泻，腹中冷痛，小儿流涎；或寒疝腹痛，睾丸偏坠，痛经，少腹冷痛，脘腹胀痛，食少吐泻。

4.玉精杞龙膏。由玉竹、黄精、枸杞子、龙眼肉、桑椹、益智仁、干姜、丁香、肉桂等组成，能滋阴补阳。本品用于阴阳俱虚所致的阳痿宫冷，腰膝冷痛，肾虚作喘，虚阳上浮，眩晕目赤，心腹冷痛，虚寒吐泻，寒疝腹痛，痛经经闭；或肺胃阴伤，燥热咳嗽，咽干口渴，精血不足，腰膝酸软，须发早白，内热消渴。

5.玉竹多糖饮料产品。玉竹多糖呈黏液状，适合制作液态饮料产品，但若产品中只含玉竹多糖，口味单一，不足以激发人们的消费欲望；配以生活中常见的水果既能改善饮料的口感，又能提高营养价值和保健作用。玉竹多糖复合饮料色泽宜人、口感柔和，具有水果香味，其营养丰富，原料天然，具有一定的食用保健功效，符合现代人的消费理念。

6.玉竹粉系列产品。利用超微粉碎技术得到的玉竹精粉可保留其原有的营养价值，可用于制作玉竹蛋糕、玉竹面包、玉竹饼干、玉竹糖果等。高营养的保健食疗食品越来越受到人们的重视，消费休闲化的导向作用使得行业前景更加广阔。

7.玉竹保健型凉茶饮料。采用亦食亦药的玉竹、苏子、槐米、金银花、甘草、山楂等为原料，按原料功能设计配方，经提取、调配、杀菌和灌装等工艺制成的功能性凉茶饮料具有广阔的市场前景。

玉竹产品的种类在不断丰富，但多以原药材和初加工产品为主，缺少精深加工的技术和产品，产品附加值较低。后续要运用多学科交叉理论和现代科学技术手段，从玉竹中筛选具有药理活性的单一活性物质或有效成分群，针对其特定的药理或保健功能深入研究，为玉竹新型保健食用产品的开发提供科学依据，挖掘其营养价值和保健功能，拓展玉竹高附加值产业的发展空间。

百　合

【来源】百合，为百合科植物卷丹 *Lilium lancifolium* Thunb.、百合 *Lilium brownii* F.E.Brown var. *viridulum* Baker. 或细叶百合 *Lilium pumilum* DC. 的干燥肉质鳞叶。

【性味归经】甘，微寒。归心、肺经。

【功效】养阴润肺，清心安神。

【主治】

1.肺阴虚证。本品微寒，能补肺阴，清肺热，润燥止咳。阴虚肺燥之干咳少痰、咳血、咽干音哑等症，常与款冬花配伍，如百花膏；治肺虚久咳，劳嗽咳血，常与生地黄、川贝母等配伍，如百合固金汤。

2.心阴虚证。本品入心经，能养阴清心，宁心安神。治虚热上扰，失眠心悸，可与麦冬、酸枣仁、丹参等同用；治百合病心肺阴虚内热，症见神志恍惚，情绪不能自主者，常与知母、生地黄等同用，如百合知母汤、百合地黄汤。

【食疗应用】

1. 百合鸡蛋汤。百合 30g 洗净，放入砂锅内，加水大火烧开后再小火煮 40 分钟；然后加入一个鸡蛋黄，搅匀，再煮沸后，加冰糖调味即可。鸡蛋内黄外白，入心肺，安神定魂，和百合熟食，可养心安神、解郁除烦，适合大多数人群服用。

2. 绿豆百合粥。绿豆 100g，粳米或糯米适量，加水适量煮熟，再加入 50g 洗净的鲜百合略煮片刻即可。在食用之前，可加入白砂糖或者冰糖调味。本品可清热解毒、清心润肺，用于咽痛、咳嗽，或热病后余热未尽、烦躁失眠、心神不宁等症，或夏季解暑服用。

3. 蜜汁百合。百合 60g，蜂蜜 30g，放碗内拌匀，隔水蒸熟食用。本品滋阴润肺、止咳化痰、润肠通便，适用于肺阴虚燥咳咽干、劳嗽咳血、大便燥结者，也适合广大人群秋冬季服用。

4. 百合莲子粥。百合 30g，莲子 25g，糯米 100g，加红糖适量，共煮粥食。本品养心安神、和胃生津，适合心阴虚有热之心烦不眠，兼有脾胃虚弱者服用。

5. 百合蒸鳗鱼。百合 100g，鳗鱼肉 250g，黄酒、葱、姜、精盐、味精适量。将百合洗净放碗内，鳗鱼肉放少许盐用黄酒腌渍 10 分钟后放于百合上，撒上姜葱末、味精，上笼蒸熟即食。适用于体质虚弱、慢性虚损的肺部疾病患者。

6. 百合荸荠羹。百合 15g，荸荠 30g，雪梨 1 个，冰糖适量。将荸荠洗净去皮捣烂，雪梨洗净切碎去核，二者与百合混合水煎，煮至熟烂，加适量冰糖即可食用。本品滋阴润肺、止咳，用于各种原因的肺热干咳、燥咳劳嗽等。

7. 百合银耳枸杞汤。百合片 50g，泡开银耳 50g，山楂 20g，枸杞子 20g，蜂蜜 50g，薏苡仁 50g，鲜黄精 50g。将以上原料洗净切碎后一起入锅加水 3000mL 以上，急火煮开，再用慢火煮烂即可出锅食用。本品止咳润肺、润肤养颜，具有抗衰老、抗疲劳、降血脂、改善睡眠、增强免疫力等作用，适合中老年人群服食。

8. 玉合苹果汤。玉竹、百合各 30g，陈皮 6g，大枣 10 枚，苹果 3 个，冰糖适量。将前 4 味洗净，苹果去皮，核，切片，共煮汤；加冰糖适量，饮汤食百合、苹果、大枣等。此汤具有补阴润燥、生津止渴、清心安神等功效，主治秋季皮肤干燥、口干咽燥、便秘等。

百合鲜嫩洁白，生熟均可食用，历来系宫廷及民间之美味佳肴，是原卫生部首批公布的药食两用中药之一。百合被广泛应用于不同功效的药膳中，如降糖药膳百合薏苡魔芋粥、百合炝苦瓜、百合黄精烩羊肉，抗癌药膳百合魔芋公英粥、百合全蝎、百合荸荠炝芹菜等，增强免疫药膳百合鸡蛋汤、百合酸奶、百合香菇鸡等。

【现代研究】 百合主要化学成分包括酚酸甘油酯、生物碱、多糖、磷脂、皂苷、氨基酸及微量元素等，其中王百合苷 A、王百合苷 B、王百合苷 C 等酚酸甘油酯类物质是百合的特征性活性成分。百合具有镇咳祛痰、镇静、抗疲劳、抗氧化、提高免疫功能、抗病原微生物等作用。

【产品开发】百合药食两用已有上千年的历史，百合的地下鳞茎富含淀粉、蛋白质、脂肪及人体所需的各种维生素和矿物质，还含有酚酸甘油酯等大量活性物质。现代研究发现，科学、合理食用百合，能减少或解除人体对化学药物的使用和依赖，表现出较好的食疗效果，是理想的药膳食疗佳品。

1. 百合解郁产品。百合配以其他药食同源中药材，经提取、浓缩、干燥、制粒包装后，具有服用方便、解郁助眠效果好的优势，且适合长期服用。目前该产品正在试生产，发展前景广阔。

2. 百合茯苓膏。主要由百合、茯苓、小麦、酸枣仁、大枣、莲子、龙眼肉、黄精、甘草、阿胶等组成，具有益气养血滋阴、宁心安神的功效。本品适用于胸闷气短贫血、体虚自汗、心神不宁、失眠多梦者。

3. 百杞桑椹固体饮料。主要由黑芝麻、桑椹、黄精、百合、白果、山药、枸杞子、金银花、菊花、槐花、桃仁、牡蛎、酸枣仁、甘草等组成，具有补肾培阴、通窍聪耳的功效。本品适用于耳鸣、脑鸣、听力减退、耳聋等人群的健康养生，对因机体衰老引起的顽固性耳鸣、耳聋效果尤佳。

4. 百合罗汉果固体饮料。主要由百合、罗汉果、蒲公英、玉竹、乌梅、白果、苦杏仁、鱼腥草、桔梗、紫苏子、橘皮、金银花等组成，具有清热解毒、宣肺平喘的功效。本品适用于痰热蕴肺引起的发热、咳嗽、气喘、咯痰。

5. 百葛精罗膏。主要由百合、葛根、黄精、罗汉果、鲜芦根、胖大海、桑椹、余甘子、乌梅等组成，具有滋阴润肺、生津止渴的功效。用于燥邪伤肺者，症见咽干口燥、内热消渴、干咳少痰、皮肤干燥、便秘，或虚烦惊悸、失眠多梦、精神恍惚，或肝肾阴虚、眩晕耳鸣、心悸失眠、须发早白、津伤口渴等。

6. 百合罐头产品。百合含有淀粉、蛋白质、脂肪、氨基酸等多种营养成分，为滋补佳品，且具有润肺止咳、清心安神等多种功用。我国食用百合的历史悠久，可将百合与其他食材搭配使用。百合糖水罐头携带、贮运、食用方便，味道鲜美，甜香可口，营养丰富；还可以制成百合果脯罐头、果酱罐头，用于食品加工、制作内馅等。

7. 百合粉系列产品。采用低温真空干燥的方法制作百合粉，可以保持其营养成分。百合粉可以直接食用，也可以将其掺在面粉里，制成各类精美的百合面包、饼干、面条及其他各式糕点；还可用于制作高档百合软糖、淀粉糖果、果冻等。

8. 百合酒类产品。百合与蜂蜜等相配酿制成富含营养成分和保健功效的低度果酒，具有温肺止咳、补中润燥等功效，风味独特，清醇爽口，可赢得消费者尤其是女性的喜爱。

9. 百合饮料系列产品。以百合为主要原料，采用先进现代食品加工工艺，采用发酵、真空浓缩等技术制成百合饮料，包括百合可乐、百合奶和百合果茶等，具有润肺止咳、养心安神、健脾胃、清热毒、强体力、滋阴养颜等保健作用。

目前对百合功能性成分的研究还不够深入，对百合中各种功能因子的含量、结构、作用等深入研究，可采用食品科学、生物工程领域相关的高新技术，使百合在深加工的过程中既最大限度保留其生理活性和功能因子，又可开发出新的百合保健食品，促进百合产业深度发展，开拓百合产业市场。

桑　椹

【来源】桑椹，又名桑果、桑枣、葚子等，为桑科植物桑树 *Morus alba* L. 的干燥果穗。

【性味归经】甘、酸，寒。归心、肝、肾经。

【功效】滋阴补血，生津润燥。

【主治】

1. 肝肾阴虚证。本品甘酸，滋补阴血，《滇南本草》谓其可"益肾脏而固精，久服黑发明目"，常用于肝肾不足，阴血亏虚之腰膝酸软、眩晕耳鸣、心悸失眠、须发早白等症。本品平和，可熬膏常服；或与熟地黄、何首乌等同用，如首乌延寿丹。

2. 阴虚津伤诸证。本品甘寒，能生津止渴、润肠通便。热病津伤口渴、阴虚内热消渴，可鲜品食用，亦可配伍麦冬、天花粉；阴亏津枯之肠燥便秘，可配伍火麻仁、何首乌等；心血不足、心失所养导致的心悸健忘、心神不宁、五心烦热等，可与生地黄、麦冬、百合等同用。

【食疗应用】

1. 桑椹汁。将桑椹洗净、去蒂，放入料理机中，加入适量纯净水，也可挤入几滴柠檬汁，打碎后即可饮用。建议尽快饮用，避免其中的花青素、多酚类物质和氧气长期接触而损失。本品具有抗衰老、增强免疫、降血脂的作用。

2. 桑椹粥。鲜桑椹30g，大米100g，白砂糖适量。将桑椹用清水浸泡片刻后，同大米入锅，加清水适量煮稀粥，待熟时调入白砂糖即成。本品具有补益肝肾、养血明目之功，适用于肝肾精亏引起的头晕目眩、视力下降、记忆减退、耳鸣、腰膝酸软、须发早白、肠燥便秘等。

3. 山楂桑椹粥。山楂30g，桑椹15g，粳米30g。将山楂、桑椹、粳米洗净，一同入锅，加清水适量，文火煮粥，熟后调味食用。本品具有滋阴养血、活血祛瘀的作用，可用于中老年高血脂、高血压等。

4.桑椹黑豆核桃粥。红枣 5 枚，核桃仁、桑椹各 10g，黑大豆 30g，粳米 50g。将食材洗净，同煮粥食。本品可补肝肾、益精血、明目润肠，可用于老年性便秘、须发早白、脱发患者。

5.桑椹枸杞粥。桑椹 5g，枸杞子 5g，红枣 5 个，粳米 100g，糖适量。将枸杞子、桑椹、红枣、粳米洗净，一同入锅加水煮粥，熟后加糖调味食。本粥可补肝肾、健脾胃、益精血明目，可缓解眼部疲劳，增强体质。

6.桑椹薏米粥。桑椹 30g，薏苡仁、葡萄干各 20g，大米适量。将桑椹、薏苡仁、葡萄干、大米洗净，一同入锅加水煮粥食。本品可以健脾补肾、利水消肿，适用于脾虚食少、水肿患者，亦可用于肾病患者。

7.桑椹芝麻粥。桑椹 60g，大米 100g，白糖、黑芝麻各 30g。将桑椹、黑芝麻、大米洗净，一同入锅加水煮粥，粥熟后加白糖食。本品具有滋阴养血、补益肝肾、明目、乌须发之功。

【现代研究】桑椹中含有多糖类、黄酮类、脂肪酸、挥发油、有机酸等多种化学成分，有延缓衰老、抗氧化、增强免疫、降血脂、抗动脉硬化等作用。

【产品开发】桑椹口感油润、香甜可口又富有营养，有"中华果王"之美誉，已有几千年的食用历史。自古以来，历代医书均记载桑椹有补肝益肾、滋阴补血、驻容颜等功效，其药用价值备受青睐，西医学更证实桑椹具有提高动物体内酶活性、促进造血细胞生长及防止动脉硬化等功效。1993 年，桑椹被卫生部认定为"既是食品又是药品"的农产品之一。由于桑椹具有极高的深加工开发价值，在第三代水果资源高潮兴起的当今，桑椹相应的食药用产品的开发技术越来越受到重视。

1.桑椹膏类产品。桑椹膏作为一种传统的补血养生产品深受消费者喜爱，是由新鲜桑椹原浆加水熬制加工而成，熬制时桑椹中大量的糖类物质与氨基酸发生美拉德反应，产生一系列的芳香物质，还可浓缩桑椹中的各种有效功能性成分，达到延长保质期和提高营养保健功效的作用。桑椹膏可作为终端产品直接食用，也可作为食品基料与其他食药物质提取物或浓缩膏科学配伍，制作具有不同营养保健功效的食品。

2.桑椹果干类产品。桑椹富含花青素、白藜芦醇、膳食纤维等功能成分，具有抗氧化及清除自由基、预防心血管疾病、减轻肝脏机能障碍等保健功效。鲜桑椹的含水率高达 80% 左右，且属于浆果类水果，采后极易腐烂，不利于长途运输和贮藏，极大地限制了鲜桑果的货架期。因此，将桑椹采摘后晒干，不仅可以长时间保存，还可入食，又可入药，具有滋补强壮、养心益智的效果。

3.桑椹酒类产品。桑椹酒是以新鲜桑椹为主要原料，经生物发酵酿制而成的纯天然健康饮品，营养丰富、品味优良，较好地保留了原桑椹中的有机酸、各种维生素、含氮物、微量元素、矿质元素等天然成分，酒度低、色泽艳美的同时具有佳酿特有的风味，芳香诱人；还具有调节人体新陈代谢、促进血液循环、控制体内胆固醇水平、利尿、激发肝功能和抗衰老的功效，常饮有益健康，是一种可以和葡萄酒相媲美的保健果酒。

4. 姜枣桑椹固体饮料。组成为干姜、大枣、桑椹、山药、龙眼肉、黄精、覆盆子、黑芝麻、酸枣仁、槐米、莲子、桃仁、肉桂。中药饮片加重量 8 倍量饮用水煎煮 2 小时，滤过；药渣再加 6 倍量饮用水煎煮 1 小时，滤过；将药液低温浓缩成稠膏后真空干燥、粉碎、配料、制粒、干燥、整粒、包装。本品适用于成年女性，具有养阴补气活血、调经美颜暖宫等功效。

黑芝麻

【来源】黑芝麻，又名胡麻、油麻，是脂麻科植物脂麻 *Sesamum indicum* L. 的干燥成熟种子。

【性味归经】甘，平。归肝、肾、大肠经。

【功效】补肝肾，益精血，润肠燥。

【主治】

1. 精血亏虚证。本品甘平滋润，有补肝肾、益精血、乌须明目之功。常用于肝肾不足、精血亏虚引起的头晕眼花、耳鸣耳聋、须发早白等，与桑叶配伍为丸服，如桑麻丸；亦可配伍巴戟天、熟地黄等补肾益精养血之品，以延年益寿。

2. 肠燥便秘。本品富含油脂，能润肠通便。精亏血虚之肠燥便秘，可单用；或与当归、肉苁蓉、火麻仁等同用。

【使用注意】大便溏泻者不宜服用。

【食疗应用】

1. 黑芝麻粉。将面粉 500g 炒黄，黑芝麻 100g 炒香，碾碎与炒面拌匀，清晨开水调冲 30g 食用，可加糖或盐少许。本品益精血、乌须发，适合广大人群服用。

2. 黑芝麻蜜丸。黑芝麻、何首乌、枸杞子各等份，共研末，炼蜜为丸，每丸 10g 重。1 日 3 次，每次 1～2 丸，黄酒空腹送服。本品可补肝肾、益精血、明目、乌须发，可用于肝肾不足所致须发早白、脱发、视物昏花、腰膝酸软诸症。

3. 芝麻五味葛根露。葛根 250g，五味子 125g，黑芝麻 250g，蜂蜜 250g。先将黑芝麻炒香，另将葛根、五味子入锅内水煎 2 次，去渣合汁，再加入黑芝麻、蜂蜜，共置瓷盆内，加盖，隔水蒸 2 个小时，冷却、装瓶。本品具有补肝肾、活血通络、滋阴润燥之功，适合肝肾亏虚、习惯性便秘、动脉硬化患者食用。

4. 芝麻杏仁蜜。黑芝麻 500g，炒香研末，甜杏仁 100g，捣烂成泥，与白糖、蜂蜜各 125g，上锅隔水蒸 2 个小时，冷却即可。每日 2 次，每次 1 匙，温开水冲服。本品能补肝益肾、润肺止咳，适合慢性肺部疾患如支气管哮喘、阻塞性肺病患者服用。

5. 黑芝麻山药粉。黑芝麻、山药各半，黑芝麻小火炒香研磨成粉，山药烘干研碎，与黑芝麻粉混合，倒入沸水中搅拌，调入白糖或蜂蜜即可。本品富含营养，健脾益肾，适合广大人群服用。

6. 牛奶芝麻糊。奶粉150g，炒面150g，黑芝麻100g，绵白糖200g。炒面的制作，可将普通面粉放入锅里炒，也可以用烤箱烤至微微见黄即可；黑芝麻炒熟，用粉碎机打碎；将奶粉、炒面、黑芝麻粉、绵白糖在一起拌匀，用开水冲食。本品富含营养，味道甜美，可作为日常补品和食物用，对老人尤其适合。

7. 黑芝麻甘薯糕。组成为甘薯、黑芝麻、胶凝剂（琼脂：黄原胶 =4：1）、柠檬酸、绵白糖等。将黑芝麻用清水冲洗，晾干后，炒熟备用；锅内放入甘薯泥量1.2倍的水，烧开后转小火，倒入泡发的琼脂，熬成琼脂溶液；再将黄原胶、绵白糖、柠檬酸按配方混匀后边搅拌边加入，最后放入甘薯浆，浓缩至团块状；熄火后倒入炒熟的黑芝麻，趁热搅拌均匀，混合料浓缩后趁热注入浅盘内，表面抹平，冷却凝冻成型；将凝固后的黑芝麻甘薯糕切块，放入恒温干燥箱内，控制温度为 50 ～ 60℃，时间 6 ～ 10 小时，热风脱水至水分含量25% ～ 30% 即可。本品有补益心脾、滋养肝肾、润肠通便之功，且口感好，营养丰富，适宜人群广泛。

【现代研究】黑芝麻中含有脂肪酸类成分，如油酸、亚油酸、棕榈酸等；还含芝麻素、芝麻酚、β-谷甾醇、植物蛋白等。本品具有抗衰老、降血脂、防动脉粥样硬化、降血糖、滑肠通便等作用。

【产品开发】黑芝麻为我国传统的滋补肝肾类中药，其有效成分为黑芝麻油、芝麻素等，具有较大的药用价值。我国的黑芝麻资源丰富，分布范围广，品种较多，因此对黑芝麻药用价值的开发，具有广阔的前景。

1. 黑芝麻糊类、羹类食品。将黑芝麻经粉碎、配料、膨化、再粉碎等工序精制而成。在加工过程中采用了现代挤压膨化技术，使得产品最大限度地保留了原料中富含的各种营养成分，如赖氨酸、精氨酸、不饱和脂肪酸，维生素A、B、C、D、E 及矿质营养等；同时经过膨化，改变了原有蛋白质的结构，便于消化酶的渗入，有利于人体消化吸收。该产品为速食型食品，用开水一冲即可食用，能满足现代人生活节奏快、需要省时方便的需求。

2. 黑芝麻保健功能食品。以中医理论为基础并结合现代科学技术，在进一步了解黑芝麻有效成分和功能因子的前提下，对其生理功能进行认真地测试、分析、论证、评价，研究其清除自由基、健美皮肤和美发乌发等生理功能，然后利用可行的工艺进行分离、纯化、提取、制剂，生产质量优良、功能可靠的保健食品，如美容食品、抗衰老食品、生发乌发食品等。

3. 膏类、酱类食品。目前，黑色食品风行世界，黑色食品资源的利用是当今国内外食品开发的方向之一。利用黑芝麻与其他黑色食品资源相结合生产的黑色食品，如与黑豆、黑麦、黑芝麻、黑米、黑木耳、黑枣、螺旋藻、黑加仑等为原料生产膏状食品。芝麻酱是一种传统产品，但目前市场上多以白芝麻生产，黑芝麻酱的生产较少。在人们逐渐喜爱黑色食品的今天，可以开发生产原味、咸味和甜味的黑芝麻酱，满足消费者调味、佐餐的需要。

4. 精炼浓香型芝麻油。黑芝麻油含有的多种人体必需氨基酸，在维生素 E 和维生素 B_1 的作用参与下，能加速人体的代谢功能；黑芝麻油含有的铁和维生素 E 是预防贫血、活化脑细胞、消除血管胆固醇的重要成分；黑芝麻油含有的脂肪大多为不饱和脂肪酸，有延年益寿的作用，还用于养发、防脱发等。

蜂　蜜

【来源】蜂蜜，为蜜蜂科昆虫中华蜜蜂 *Apis cerana* Fabricius. 或意大利蜜蜂 *APis mellifera* Linnaeus. 所酿的蜜。

【性味归经】甘，平。归肺、脾、大肠经。

【功效】补中，润燥，止痛，解毒；外用生肌敛疮。

【主治】

1. 脾虚腹痛。本品性味甘平，为补脾益气药，可作食品服用，亦可作滋补的丸剂、膏剂的赋形剂，或作为炮制药物的辅料。用于脾虚脘腹疼痛，腹痛喜按，空腹痛甚，食后缓解者。本品既能补中，又能缓急止痛，可标本兼顾，可单用，或配伍白芍、甘草等。

2. 肺燥干咳。本品入肺经，能润肺止咳，略有补益肺气之功。治虚劳咳嗽日久，气阴耗伤，气短乏力，咽燥痰少者，可单用，亦可配伍人参、生地黄等，如琼玉膏；若燥邪伤肺，干咳无痰或痰少而黏者，宜配伍阿胶、桑叶、川贝母等。

3. 肠燥便秘。本品质润滑利，入大肠经，有润肠通便之效。肠燥便秘者，可单用冲服，或配伍生地黄、当归、火麻仁等药；亦可制成栓剂，纳入肛内，以通大便，如蜜煎导方。

4. 解乌头类药毒。服乌头类药物中毒者，大剂量服用本品，有一定的解毒作用。

5. 疮疡烫伤。本品外用有生肌敛疮之效。疮疡不敛，烧烫伤，外敷患处。

【使用注意】本品有助湿满中之弊，又能滑肠，故湿阻中满，湿热痰滞，便溏泄泻者慎用。

【食疗应用】

1. 五味子银杏蜜。五味子、银杏叶、大枣各 250g，蜂蜜 1000g。将 3 味中药洗净，银杏叶切碎，大枣撕开，一同加水浸泡 2 小时，然后连水倒入锅中；再加适量清水，煎煮 1 个小时，滤取药液后再加水煎煮取汁液，连续煎煮 3 次，将 3 次所煎药液混合，放入砂锅内，用文火浓缩，放入蜂蜜，边熬边搅拌，大约半小时即可成膏。本品补益五脏，助心气，通血脉，可用于冠心病、动脉粥样硬化患者。

2. 首乌五味子蜜。五味子、炙首乌各 250g，蜂蜜 500g。将两味中药浸泡 1 小时，用文火煎煮半小时，滤取药液，加水复煎，然后将 2 次煎液倒入锅中，加入蜂蜜，浓缩成膏，装瓶备用。每次取 2 匙，温开水冲服，每日服用 2 次。本品补肝益肾、益智安神、乌须发，适合心神不宁、失眠健忘、须发早白、腰膝酸软等人群服用。

3. 酥油蜂蜜粥。酥油 30g，蜂蜜 10g，大米 100g。将大米淘净，放入锅中，加清水适量，待沸时调入酥油、蜂蜜，煮至粥熟服食。每日 1 剂，连服 5 ～ 7 日。本品可滋养五脏，养阴润燥。

4. 蜂蜜胡萝卜汁。蜂蜜 40g，胡萝卜 250g。榨取胡萝卜汁液，兑入蜂蜜，搅拌均匀。早、晚空腹时分 2 次以温水送服。本品富含维生素，适合多数人群服用。

5. 蜂蜜蚂蚁丸。蜂蜜 100g，蚂蚁粉 80g。收集蚂蚁蒸熟后晒干，研磨成细粉末，加蜂蜜拌匀，制成丸，每丸 20g。每日早、晚空腹用温开水冲服 1 丸。本品可祛风除湿、强身健体、延年益寿，适用于中老年人、风湿性疾病患者。

6. 蜂蜜姜汁。蜂蜜、生姜汁各适量。将鲜姜洗净，榨取汁液，按 1：1 比例将蜂蜜与姜汁混合。本品可润肺止咳、缓急止痛，可用于风寒感冒、咳嗽咽痛、胃寒呕吐、呃逆者。

7. 蜂蜜山楂膏。蜂蜜 100g，鲜山楂 100g。将山楂洗净切片，放蒸笼内蒸熟，捣烂成糊，兑入蜂蜜加热调作膏状，凉后即可服用。本品可消食通便，适用于小儿食欲不振、消化不良、便秘诸症。

8. 蜂蜜青果膏。蜂蜜 500g，青果 500g。将青果切片加水煎汁，浓缩至稠膏 500g，加入蜂蜜拌匀即可。日服 2 次，每次 30g，温开水冲服。本品可利咽开音、润燥止咳，适用于咽喉肿痛、咳嗽咽干、声嘶等症。

【现代研究】蜂蜜主要含葡萄糖和果糖，另有少量蔗糖，还含糊精、挥发油、有机酸、蜡质、酶类等。蜂蜜具有促进糖代谢、抑菌解毒、抗肿瘤、增强免疫、通便、保肝、降血脂、降血压等作用。

【产品开发】蜂蜜具有极高的营养价值，可作为食品单独使用，还广泛用于各种食品的添加辅料。除作为食品，蜂蜜也是一种常用中药，素有人类"健康之友""糖中之王"的美称。因此，蜂蜜的市场前景极为广阔。

1. 发酵型蜂蜜产品。蜂蜜酒是以蜂蜜作为原料，经过发酵后所获得的酒精饮料。蜂蜜酒不仅保留了天然蜂蜜的营养成分和保健功能，而且提高了氨基酸、维生素、矿物质等重要营养成分的含量，具有很好的保健功效。蜂蜜酸奶是以蜂蜜为主要碳源，鲜奶为主要氮源，经巴氏消毒后利用乳酸菌发酵制成的；实现了蜂蜜、牛奶中还原糖向乳酸的转化，同时牛乳中酪蛋白变性，形成一种全新酸奶。蜂蜜酸奶既保留了普通酸奶原有的风味，还有蜂蜜特有的清香口味，具有蜂蜜和酸奶的双重营养保健功效。以蜂蜜为原料制作的发酵饮料，比一般饮料含有更多的蛋白质、氨基酸、微量元素和维生素。

2. 茶类蜂蜜产品。蜂蜜柚子茶不仅味道清香可口，还是一款具有美白祛斑、嫩肤养颜功效的食品。蜂蜜中含有的 L– 半胱氨酸具有排毒作用，经常长暗疮的人服用以后能有效缓解皮肤疾病，具有一定的祛斑效果；柚子含维生素 C 比较高，有一定的美白效果。蜂蜜柚子茶能将这两种功效很好地结合起来，经常饮用可以清热降火，嫩白皮肤，尤其适合办公室里天天面对电脑的辐射，皮肤遭受辐射损伤、气色暗淡的白领女性。

3. 固态糖类蜂蜜产品。蜂蜜中含有丰富的胶质，喝蜂蜜可以补充大量的胶质，滋润肺部，因此可以清除肺部燥热，有止咳化痰的作用。可将蜂蜜与润喉糖结合，可缓解与吸烟和感冒有关的喉咙痛和咳嗽症状；对于感冒和流感症状，与其他产品一起服用可得到较好效果。

4. 液态浓缩蜂蜜产品。想要长期保存新鲜采收的蜂蜜，就必须降低蜂蜜中的水分，蜂蜜浓缩设备应运而生，其实就是通过高温的手段使蜂蜜中的水分蒸发，达到所需的浓度。这样的蜂蜜叫作浓缩蜜，市场上大多是这种蜂蜜。虽然浓缩蜜浓度很高，又不易变质，但是其中的营养成分在浓缩过程中大量流失，比如蜂蜜中的活性物质在浓缩蜜中几乎为零，所以浓缩蜜的营养成分是打了很大的折扣的。不过浓缩过后的蜂蜜含有大量的糖类，可为人体补充能量，也可作为食品添加剂或用于制药工业、化妆品工业。

肉苁蓉

【来源】肉苁蓉，又名寸芸、苁蓉、查干告亚（蒙语），属濒危物，是列当科植物肉苁蓉 *Cistanche deserticola* Y.C.Ma. 或管花肉苁蓉 *Cistanche tubulosa*（Schrenk）Wight. 的干燥带鳞叶的肉质茎。

【性味归经】甘、咸，温。归肾、大肠经。

【功效】补肾阳，益精血，润肠通便。

【主治】

1. 肾精亏虚证。本品甘温助阳，能补肾阳，益精血，但其作用从容和缓。治男子五劳七伤，阳痿不起，小便余沥，常与菟丝子、续断、杜仲等同用；治肾虚骨痿，不能起动，可与杜仲、巴戟肉、紫河车等同用，如金刚丸。

2.肠燥便秘。本品甘咸质润，入大肠能润肠通便。治发汗太过、津液耗伤而致的大便秘结，可与沉香、麻子仁同用；治肾气虚弱，大便不通，小便清长，腰酸背冷，可与当归、牛膝、泽泻等同用，如济川煎。

【使用注意】本品能助阳、滑肠，故阴虚火旺、热结便秘、大便溏泻者不宜服用。

【食疗应用】

1.肉苁蓉粥。肉苁蓉30g，鹿角胶5g，羊肉100g，粳米150g。肉苁蓉煎水取汁，羊肉切小块，与粳米同煮粥，临熟时下鹿角胶煮至粥熟。本品可补肾阳、益肾精、强筋骨，用于肝肾亏虚之阳痿早泄、遗精、妇女宫寒不孕、腰膝酸痛诸症。

2.苁蓉白鲢。肉苁蓉20g，白鲢1尾，盐、黄酒适量。白鲢去腮、鳞，开膛洗净，将精盐涂于膛中，并塞入肉苁蓉置盘，淋洒黄酒，笼蒸至熟，即可食之。本品养胃润肤，助阳补虚，可用于体虚乏力、食欲低下、皮肤粗糙者。本品有美肤之功，常食尚可轻身延年。

3.肉苁蓉海参炖瘦肉。猪瘦肉90g，肉苁蓉90g，海参60g，枸杞子30g。肉苁蓉洗净，浸软，海参浸发，洗净，切丝，枸杞子洗净，切块；全食材隔开水炖3～4小时，调味后即可。本品补肾益精，养血润肠，适用于肝肾精亏血虚者，或产后、病后阴血不足，症见疲乏羸弱、阳痿遗精、腰膝酸软、消渴者。

4.苁蓉羊肉羹。肉苁蓉15g切碎放入砂锅，加水煮至肉苁蓉熟烂后取汁；羊肉150g切碎后放入砂锅中，加肉苁蓉药汁及适量水烧开，用文火炖至羊肉熟烂，加葱、姜、盐适量，水淀粉勾芡即成。本品具有温补肾阳、益精养血之功效，适用于肾阳虚之阳痿早泄、遗精遗尿、腰膝酸软者，或老年体弱、久病体虚之人。

5.肉苁蓉鸡。黑公鸡一只切块，沸水中汆去血水捞出；将鸡块与肉苁蓉30g放入砂锅中，加白酒50g，葱、姜、水适量，烧开，用文火炖至鸡肉熟烂，拣去葱、姜，加胡椒粉、盐、味精即成。本品有健脾补肾之功，适用于慢性前列腺炎、慢性肾炎、神经衰弱、老年体弱等人群。

【现代研究】本品主要含松果菊苷、毛蕊花糖苷等苯乙醇苷类，表马钱子酸等环烯醚萜类，松脂醇等木质素类成分，以及生物碱、糖类、糖醇、固醇、多种微量元素等。本品具有抗氧化、抗疲劳、抗衰老、抗肿瘤、抗菌、保肝护肝、调节免疫力、改善性功能、调节中枢神经系统等作用。

【产品开发】肉苁蓉含有大量的营养物质，如列当素、生物碱、糖分、脂肪油等，再加上肉苁蓉具有补肾、益精、润燥、滑肠等作用，因此，对于肉苁蓉的开发利用具有广阔的应用前景。

1.肉苁蓉粉产品。肉苁蓉粉方便携带，但未成年人和阴虚患者不适合食用。另外，不要用铁器、铜器等金属的器皿装盛肉苁蓉粉，因为这些器皿会吸收肉苁蓉中的部分营养物质，使得肉苁蓉失去营养价值。

2.肉苁蓉酒类产品。肉苁蓉酒是将肉苁蓉泡进酒里形成的，是一种可以润肠通便、促进肠胃消化的药酒。肉苁蓉酒具有补肾助阳、润肠通便、降压的作用，临床上多应用于治疗阳痿、不孕、腰膝冷疼，或筋骨无力、肠燥津枯所致大便秘结，以及产后血虚、津液不足等症。由于肉苁蓉酒是以高度白酒泡制而成，酒精过敏人群不适宜服用；慢性结肠炎、肝炎、肝硬化、消化系统溃疡、心脏功能不全等也不应饮用，以免加重病情；少年儿童、孕妇或哺乳期亦不宜饮用。本品虽然是滋补类的药酒，但在饮用之前一定要根据自身的具体情况做出判断。

沙　棘

【来源】沙棘，是蒙古族、藏族习用药材，为胡颓子科植物沙棘 *Hippophae rhamnoides* L. 的干燥成熟果实。

【性味归经】甘、酸、涩，温。归脾、胃、肺、心经。

【功效】健脾消食，止咳祛痰，活血散瘀。

【主治】

1.脾虚腹痛。本品甘酸而温，归脾、胃经，既能养脾气，又可化阴生津，开胃消食。适用于脾气虚弱或气阴两伤，症见食少纳差、脘腹胀痛、体倦乏力者，与芫荽子、藏木香、余甘子等同用。

2.咳嗽痰多。本品入肺经，能止咳祛痰，为藏医、蒙医治疗咳喘痰多的常用药。咳喘痰多，可以沙棘适量，单煎浓缩为膏；亦可配伍余甘子、白葡萄、甘草等，如五味沙棘散。

3.瘀血诸证。本品有活血化瘀之功，可用治妇女经闭、月经不调、胸痹心痛、跌打损伤等多种瘀血证，可与川芎、三七、丹参等配伍。

【食疗应用】

1.沙棘末。沙棘干、白葡萄干、甘草各 10g。打成粉末，每次 3g 用开水送服。本品具有清肺止咳化痰之功，适用于咳嗽痰多、咽痛人群。

2.沙棘汁。新鲜沙棘 100g。将沙棘洗净，以杵捣烂如泥，并用干净消毒纱布绞取果汁即可。本品具有生津止渴、利咽化痰之功，可用于咽痛、咳嗽、咯痰等症。

3.沙棘膏。新鲜沙棘 50g。洗净，以杵捣烂如泥，加清水 500mL，先以大火煮沸，后改文火续煎 30 分钟，滤去果渣，将果汁以小火慢慢浓缩为膏即可。本品具有健脾消食、活血调经之功，可用于食积胃痛、经闭痛经、跌打瘀痛等。

【现代研究】沙棘中含有黄酮类、萜类、甾体类、有机酸类、酚类、油和脂肪酸等多种化学成分，具有抑制胃排空、治疗胃溃疡、抗心肌缺血、降血脂、抗血栓、保肝、降血糖、抗衰老、抗肿瘤、增强免疫等作用。

【**产品开发**】沙棘作为药食同源植物，其根、茎、叶、花、果实等部位均含有丰富的营养成分，其维生素 C 含量很高，可广泛应用于多个领域。研究表明，沙棘果含有多种营养成分，可以将其用于饮品、医疗等方面。充分利用沙棘果，可提高人们的健康水平，产生巨大的经济价值。

1. 沙棘饮料类产品。沙棘中含有丰富的多糖、多酚、有机酸和维生素 C 等物质，这就促进了沙棘饮料的研究与开发。现在开发的沙棘饮料产品较多，主要包括沙棘原汁饮料和沙棘复配型饮料两种。比如原汁饮料具有清理肠胃、缓解便秘的作用，这是因为其中含有大量的植物纤维，能够增强肠道的蠕动，同时保证粪便中的水分，所以沙棘原浆适用于大便干燥，经常便秘的人。沙棘还与其他原料制成沙棘南瓜复合果蔬汁、沙棘红枣山楂复合功能饮料、沙棘皇冠梨混合果汁等含有丰富的营养物质和具有独特保健功能的复合饮料。

2. 沙棘酒类产品。沙棘果酒有着沙棘独特的滋味，口感醇厚浓香，富含多种功能成分，具有活血降压、消喘止咳、健胃消食等保健作用，是目前较具开发价值的沙棘产品。传统的沙棘果酒是以沙棘为原料经发酵工艺酿制而成，但现在可通过不同的发酵工艺制成不同的酒种，如白兰地酒、冰酒、啤酒、香槟酒等。同时，沙棘还可与葡萄、红枣、枸杞子、金花葵、燕麦和人参等复配，酿造出口感更佳、生物活性成分更丰富的复合沙棘果酒。

3. 沙棘醋类产品。沙棘果醋是沙棘果汁经酒精发酵和醋酸发酵后制得的产品，有着沙棘果特有的风味，可显著促进人体新陈代谢、改善血液循环、提高抗氧化能力和增强免疫力。

4. 沙棘油类产品。沙棘籽油是从沙棘籽中提取的精华，其中含有大量的沙棘总黄酮、卵磷脂和天然的活性成分；沙棘果油是从沙棘果肉中提取的纯天然植物精油，其成分含有大量的油酸、亚油酸和多种维生素。沙棘全果油是沙棘果肉和沙棘籽共同提取的植物精华，天然活性成分丰富，包括人体所必需的不饱和酸、脂肪酸、维生素、微量元素和生物碱等，适量服用具有一定的保肝护肝、调节肝功能、调节血脂等作用，是"三高"人群日常食疗的良好选择之一。同时，沙棘果油能够促进胃肠道细胞的新陈代谢，有助于胃肠消化道疾病的康复。

5. 沙棘叶制品。沙棘叶中含有丰富的黄酮、多酚和蛋白质等成分，具有降脂、降血糖、抗氧化和抗心血管疾病等多种药理作用。目前将沙棘叶主要开发成沙棘茶叶和沙棘叶饮品。沙棘茶叶颜色橙黄明亮、滋味醇香浓厚，还可以研发便于携带的速溶沙棘茶叶粉。

6. 沙棘果渣制品。沙棘果渣是沙棘加工的副产物，占沙棘鲜重的 20%。我国每年都会产生几百万吨沙棘果渣，但综合利用开发的产品较少。沙棘果渣中富含纤维、维生素和黄酮等营养成分，具有抗氧化、增强免疫力等药理作用。以沙棘果渣为主要原料，可制备出口感细腻、酸甜可口且具有润肠通便、促进消化功效的沙棘膳食纤维咀嚼片；可以沙棘果渣制作酥性饼干、沙棘果渣酸奶和沙棘果渣酵素；还可将沙棘果渣添加到动物饲料中，对提高动物生产性能和自身抗氧化与免疫机能，以及改善其畜产品品质有着显著效果。

7. 山葛桃棘膏。组成为山楂、葛根、桃仁、沙棘、百合、龙眼肉、余甘子、橘皮。本品具有活血化瘀、养血安神的功效，用治血瘀证，症见心腹刺痛、胸痹心痛，或瘀血经闭、产后瘀阻等。

8. 棘莲参精膏。组成为沙棘、莲子、人参、黄精、薏苡仁、茯苓、葛根、玉竹、枸杞子、蒲公英、橘皮、荷叶、玉米须、杜仲雄花、冬瓜粉、当归、姜黄。本品具有健脾益气、养阴生津的功效，适用于消渴病气阴两虚者，症见倦怠乏力，自汗，气短懒言，口干口渴，舌红少苔。

9. 枳椇沙棘黑茶固体饮料。组成为枳椇子、沙棘、新会陈皮、黑毛茶。将黑毛茶与中药饮片一起发酵、提取、过滤、浓缩、喷雾干燥、包装。本品具有降糖作用，适合糖尿病患者饮用。

益智仁

【来源】益智仁，为姜科植物益智 *Alpinia oxyphylla* Miq. 的干燥成熟果实。

【性味归经】辛，温。归脾、肾经。

【功效】暖肾固精缩尿，温脾止泻摄唾。

【主治】

1. 肾虚滑脱证。本品补益之中兼收涩之性，可暖肾固精缩尿。治梦遗滑精，常与乌药、山药等同用，如三仙丸；治小便频数、遗尿，以益智仁、乌药等份为末，山药糊丸，如缩泉丸。

2. 脾寒唾涎。本品能暖肾温脾，开胃摄唾。治脾胃虚寒，脘腹冷痛，呕吐泄利，常与干姜、吴茱萸、小茴香等同用；治中气虚寒，食少，多涎唾，可单用本品含之，或配入理中丸、六君子汤中。

【食疗应用】

1. 益智仁茶。益智仁 15g，绿茶 3g。先将益智仁捣碎，与绿茶一起放入茶杯中，沸水冲泡代茶饮。本品具有温肾止遗之功，可用于下元虚冷所致的夜尿频多、遗尿遗精诸症。

2. 益智仁粥。益智仁 5g，糯米 50g，细盐少许。将益智仁研为细末，再用糯米煮粥，然后加入益智仁末，加入细盐少许，稍煮片刻，待粥稠停火即可。本品具有温肾暖脾、固精缩尿之功，适用于脾肾阳虚之腹中冷痛、尿频遗尿等人群。

3. 益智仁肉羹。益智仁 10g，牛肉 50g，葱、姜、香油适量。将牛肉洗净剁成肉末，益智仁洗净碾碎，与葱、姜末一起放入瓷碗中调匀，再加入适量的清水，放入蒸锅隔水蒸成，再调入香油即可。本品具有健脾益胃之功效，适合脾肾虚寒人群食用。

4. 猪腰二仁汤。猪腰 1 对，益智仁 10g，核桃仁 30g。将猪腰对半切开，去掉筋膜，漂洗干净；益智仁用纱布包好，和核桃仁一同放入砂锅，加入适量清水，煮到猪腰熟透即可。本品可温补脾肾、益智安神、纳气平喘。

5. 益智仁蛋。益智仁、山药、乌梅、枸杞子各 10g，鸡蛋 2 个。鸡蛋洗净，连壳与益智仁、山药、乌梅、枸杞子一同放入砂锅，加适量水，待蛋煮熟后去蛋壳，再文火煮至药液全干，弃药吃蛋。本品具有固肾缩尿的功效，适用于小儿遗尿、夜尿频多人群。

【现代研究】益智仁的主要成分为挥发油，如桉油精、姜烯等；还含庚烷衍生物类成分、微量元素、维生素、氨基酸、脂肪酸等。本品具有缩尿、抗疲劳、镇痛、抗肿瘤、抗氧化、抗过敏等作用。

【产品开发】益智仁鲜果具有较高的营养价值，有文献报道益智果肉中粗蛋白和粗脂肪的含量均高于姜科的其他植物果实，还含有丰富的维生素 B_1、B_2、C、E 及许多微量元素，市场前景广阔，可开发高附加值的保健及治疗产品。

1. 益智仁果干类产品。益智仁种植地居民会以鲜果腌渍方式食用，具有益气安神、补肾气、健脾胃、提神醒脑、增加智力的作用。如加入白砂糖和葡萄糖浆后成型包装成益智糖，或经糖渍等工艺后制成益智蜜饯。

2. 益智仁酒类产品。益智仁可以和枸杞子、熟地黄等，用低度的酒长期浸泡，具有滋阴补肾的作用，可缓解因肾虚而导致的腰膝酸软、头晕耳鸣等。另外，还可以将益智仁跟党参、熟地黄、枸杞子等与白酒同泡，具有补肾壮阳、调理脾胃的良好功效。将益智仁浸泡发酵后也可制成益智仁酒，可用于阳虚腹痛、中寒吐泻、遗精、遗尿、小便频数等症。

3. 益智仁茶类产品。可将益智仁泡水，具有保护肾脏、去除体寒和强身健体的作用；还可将茶叶与益智仁鲜果混合蒸煮，滤过茶渣后添加蜂蜜即可得益智茶，具有清热、补中、解毒等功效。

4. 益仁玉竹固体饮料。组成为益智仁、玉竹、覆盆子、高良姜、橘皮、砂仁、小茴香、肉桂、丁香。本品具有固精缩尿止遗、温脾止泻摄唾的功效，适用于肾虚遗尿，小便频数，遗精白浊，脾寒泄泻，腹中冷痛，小儿流涎；或寒疝腹痛，睾丸偏坠，痛经，少腹冷痛，脘腹胀痛，食少吐泻。

5. 覆盆益椹固体饮料。组成为覆盆子、益智仁、桑椹、橘皮、佛手、干姜、肉桂、丁香。本品具有补益元阳之效，适用于阳虚者，如怕冷、怕风、四肢不温，男性阳痿不举，女性小腹冷痛、性欲冷淡；或夜尿清长，尿频尿急；或宫寒不孕，腰膝冷痛，肾虚作喘，虚阳上浮，眩晕目赤，心腹冷痛，虚寒吐泻，寒疝腹痛，痛经经闭。

6. 杞桂益智固体饮料。组成为枸杞子、肉桂、益智仁、龙眼肉、黄精、酸枣仁、山药、覆盆子、白扁豆、干姜、黑芝麻、牡蛎、阿胶、蚕蛹。本品具有大补元气、延缓衰老之效，适用于精力、体力、记忆力、性腺功能减退，出现早衰、脱发、白发、脑萎缩、帕金森、老年痴呆症等身体机能衰老退化人群。

7. 龙枣益智膏。组成为龙眼肉、酸枣仁、益智仁、佛手、薤白、肉桂。本品具有益气温阳、养心安神之效，适用于心阳虚者，症见心悸心慌，心胸憋闷疼痛，形寒肢冷，失眠多梦，心神不宁，舌淡胖或紫暗，苔白滑，脉弱或结代。

杜仲叶

【来源】杜仲叶，为杜仲科植物杜仲 *Eucommia ulmoides* Oliv. 的干燥叶。

【性味归经】微辛，温。入肝、肾经。

【功效】补肝肾，强筋骨。

【主治】

肝肾不足诸证，症见头晕目眩、腰膝酸痛、筋骨痿软等。

【食疗应用】

1. 杜仲茶。取杜仲叶 5g，乌龙茶 5g。用开水冲泡，加盖 5 分钟后饮用，每日 1 次。本品具有补肝肾、强筋骨、降压之功效，可用于头晕目眩、腰膝酸痛、筋骨痿软等，亦适用于高血压、高血脂人群。

2. 杜仲叶酒。杜仲叶 50g，五加皮 50g，白酒 1000mL。本品具有补肝肾、强筋骨之功，可用于疲劳乏力、筋骨不健、腰膝酸软诸症。

3. 杜仲粥。杜仲叶 10g，大米 100g，白糖适量。将杜仲叶洗净，放入锅中，加清水适量，浸泡 2 小时后，水煎取汁，加大米煮粥，粥熟后加入白糖调味即可。本品具有补肾强骨、健脾和胃之功，适用广大人群。

【现代研究】杜仲叶含有丰富的黄酮类化合物、绿原酸、苯丙素、环烯醚萜、多糖等活性成分，具有抗氧化、抗疲劳、抗骨质疏松、增强免疫力、降血压、降血脂、保护心脑血管等作用。

【产品开发】杜仲皮是一种名贵药材，其之所以名贵不仅是杜仲在历经漫长的岁月中生长量有限，更主要的是它具有独特的医疗和保健作用，倍受人们青睐。有限的杜仲皮价格昂贵，而大量的杜仲叶并没有被社会认识和充分利用。杜仲叶是值得开发利用的资源，其绿色、安全、无毒副作用，拥有多种治疗效果，未来具有较大的开发潜力。

1. 杜仲叶复合饮料产品。将杜仲叶与水果等配制成的复合饮料，不仅口感更好，也丰富了复合饮料的种类，且更具营养价值。

2. 杜仲叶添加剂产品。杜仲叶提取物可用于育肥猪、鱼、虾。杜仲叶有提高动物生产性能、改善畜禽产品品质、增强机体免疫等作用，能够促进动物生长，改善肉质品质和风味，而且杜仲叶未见毒副作用。

3. 杜仲叶发酵类产品。将杜仲叶进行发酵，之后可与酸奶粉、功能性甜味剂、酸味剂等进行调配，根据实际固体饮料工艺条件，可获得低热量且具有保健作用的发酵固体饮料。其可改善杜仲叶提取原汁的外观和口味，提高其保健作用和商品性能。

龙眼肉

【来源】龙眼肉，又名桂圆，无患子科植物龙眼 *Dimocarpus longan* Lour. 的假种皮。

【性味归经】甘，温。归心、脾经。

【功效】补益心脾，养血安神。

【主治】本品能补心脾、益气血、安神。治疗心脾两虚，气血不足，症见心悸怔忡、健忘失眠，血虚萎黄，常与人参、当归、酸枣仁等同用，如归脾汤；治疗年老体衰、产后、大病之后，气血亏虚诸证，可单用本品，加白糖蒸熟，开水冲服，如玉灵膏。

【使用注意】湿盛中满及有停饮、痰、火者忌服。

【食疗应用】

1. 龙眼膏。龙眼肉、白糖各 500g。搅拌均匀，放进蒸盅，隔水蒸成膏状。每日早晚各服 1 次，每次 10g。本品可安神健脑，适用于脑力劳动者。

2. 龙眼酒。龙眼肉 30g，黄精 10g。用上好烧酒浸泡百日，然后饮用。本品能补气血、益肾精，适用于亚健康人群或正常人群保健食用。

3. 龙眼枸杞汤。龙眼肉 30g，枸杞子 15g，桑椹 15g，用水同煎煮。本品可滋补肝肾、健脾宁心，可用于肝肾亏虚、心脾两虚之头晕目眩、须发早白、心悸失眠诸症。

4. 龙眼酸枣汤。龙眼肉 9g，芡实 15g，莲子 10g，五加皮 10g，五味子 10g。上述材料一并炖汤，适当服用即可。本品可补心脾气，宁心安神，用于心脾两虚之失眠多梦、健忘虚烦、面色萎黄、食少便溏诸症。

5. 龙眼花生汤。龙眼肉 9g，花生米（带红衣）15g，大枣 4 枚（撕烂）。用水煎煮，连汤一并食用。本品可健脾宁心、补血安神,可用于气血亏虚、贫血人群。

6.龙眼莲子汤。龙眼肉6枚,莲子15粒,柏子仁10g,一并煎汤,适量服用。本品可补益心脾、宁心安神,可用于心脾两虚之失眠心悸、自汗、盗汗者,或神经衰弱、贫血人群。

7.龙眼肉粥。龙眼肉20g,炙远志10g,红枣5枚(撕烂),大米150g,冰糖20g,一同下锅煮粥,可加少许白糖。本品可健脾宁心、安神益智,适用于心悸健忘、神疲乏力、神经衰弱、用脑过度等人群。

【现代研究】龙眼肉营养丰富,主要含葡萄糖、果糖、蔗糖、腺嘌呤和胆碱等,还含蛋白质、有机酸、脂肪以及维生素 B_1、B_2、P、C 等成分。本品具有抗衰老、增强免疫力、抗肿瘤、调节内分泌、抑菌等多种作用。

【产品开发】龙眼肉总糖含量高,富含维生素、视黄醇、尼克酸等;此外,还含有粗蛋白、维生素类以及无机盐类等人体所必需的营养物质。龙眼肉作为药食两用的食品,具有较大的开发应用前景。

1.龙眼肉半成品。龙眼果实除了鲜食外,最多的加工就是用来生产全龙眼干、桂圆肉等,便于储存运输。全龙眼干和桂圆肉既可作为保健品,又可用作中药材,同时也是生产龙眼膏、龙眼蜜饯的半成品。

2.龙眼饮料。由于龙眼肉具有独特的风味,可将鲜龙眼肉榨汁,还可将其与胡萝卜、木瓜、南瓜等蔬菜及菠萝、杧果、香蕉、荔枝、西番莲等水果生产复合果蔬汁保健性饮料。这些复合型果蔬汁饮料味道良好,含有丰富的维生素和矿物质且具特有的生理活性物质。

3.龙眼茶。可将龙眼肉与烘干的桑椹、去核的大枣切丝或粉碎混合后泡茶。本品既补气血,又安神益智,对人体精气有补益之功效。

4.龙眼酒。龙眼酒主要有两类:一类是浸泡酒,另一类是发酵酒。发酵的龙眼酒外观澄清透明、晶亮、无悬浮物、无沉淀、金黄色,具有和谐的龙眼肉香味;也可将龙眼肉原汁辅以枸杞子、怀山药、茯苓等中药原液勾兑而成浸泡酒。龙眼酒具有健脾安神、降脂祛腻的功效,适用于心血亏虚所致的失眠、多梦及高脂血症等。

5.龙精枸杞固体饮料。组成为黑芝麻、山药、木瓜、肉桂、桃仁、薏苡仁、益智仁、葛根、龙眼肉、桑椹、覆盆子、枸杞子、黄精。本品具有补骨生髓的功效,适用于骨质退行性病变人群。

6.龙杞明荷固体饮料。组成为决明子、荷叶、龙眼肉、枸杞子、百合、山药、桑椹、西番莲粉、鳄梨粉。本品用于调理内分泌紊乱所致的肥胖,具有降脂减肥的功效。

7.龙杞大枣膏。组成为龙眼肉、枸杞子、大枣、甘草、黑芝麻、山药、山楂、黄精、白扁豆、桑椹、荔枝肉、黑木耳等。本品具有补益气血的功效,主治气血亏虚者,症见神疲乏力,少气懒言,声音低微,自汗,面色淡白或萎黄,口唇、眼睑、爪甲色淡，心悸多梦，手足发麻，头晕眼花，妇女经血量少色淡、衍期甚或闭经，舌淡脉细。

8.龙杞枣仁膏。组成为阿胶、茯苓、枸杞子、龙眼肉、黄精、大枣、酸枣仁、麦芽。本品具有养心血、安心神的功效，适用于心血不足者，症见面色苍白，头昏眼花，眩晕心悸，心烦不眠，惊悸多梦，精神恍惚。

9.其他龙眼肉产品。目前还可将龙眼肉加工成龙眼罐头、龙眼膏、龙眼果酱、桂圆软糖、龙眼面、桂圆冲剂等产品。

阿　胶

【来源】阿胶，为马科驴属动物驴 *Equus asinus* L. 的干燥皮或鲜皮经煎煮、浓缩制成的固体胶。

【性味归经】甘，平。归肺、肝、肾经。

【功效】补血，止血，滋阴润燥。

【主治】

1.血虚证。本品为血肉有情之品，甘温质润，为补血要药，尤善治出血而致血虚者。血虚面色萎黄，眩晕心悸，肌痿无力，可单用本品，亦常配伍熟地黄、当归、白芍等，如阿胶四物汤；气虚血少之心动悸、脉结代，可与桂枝、甘草、人参等同用，如炙甘草汤。

2.出血诸证。本品味甘质黏，止血效果好，为止血要药，常用治吐血、尿血、便血、崩漏、妊娠胎漏等。治阴虚血热吐衄，常配伍生地黄、白茅根等；治肺破嗽血，可配伍人参、天冬、白及等，如阿胶散；治血虚血寒妇人崩漏下血等，可与熟地黄、当归、白芍等同用，如胶艾汤；治中焦虚寒，脾不统血之吐血、衄血、便血、崩漏，可配伍白术、灶心土等，如黄土汤。

3.阴虚风动证。本品养阴以滋肾水，阴液亏虚诸证常用。治疗热病伤阴，肾水亏而心火亢，心烦不得眠，常与黄连、白芍、鸡子黄等同用，如黄连阿胶汤；温热病后期，真阴欲竭，虚风内动，手足瘛疭，可与龟甲、鳖甲、牡蛎等同用，如大定风珠、小定风珠。

4.肺阴虚证。本品滋阴润肺，是治疗肺阴虚的要药。肺热阴虚、燥咳痰少、痰中带血等，常与马兜铃、牛蒡子、苦杏仁等同用，如补肺阿胶汤；燥邪伤肺、干咳无痰、心烦口渴、鼻燥咽干等，可与桑叶、苦杏仁、麦冬等同用，如清燥救肺汤；肺肾阴虚、劳嗽咳血，可与天冬、麦冬等同用，如月华丸。

【使用注意】本品性质黏腻，有碍消化，故脾胃虚弱者慎用。

【食疗应用】

1. 阿胶八宝粥。糯米或黄米 250g，花生、红糖、赤小豆各 50g，桂圆 10g，莲子、薏苡仁各 30g，阿胶 15g。把糯米或黄米、花生、莲子、薏苡仁、赤小豆、桂圆放入锅内，加适量水炖 1 个小时，加入红糖、阿胶，待其溶化即可。本品可补血健脾、滋阴润燥，适用于脾气虚弱、气血不足的面色萎黄、气短乏力、健忘失眠诸症。

2. 胡桃阿胶膏。大枣（去核）500g，胡桃肉、黑芝麻（炒熟）、桂圆肉各 150g，阿胶、冰糖各 250g，黄酒 500g。将大枣、胡桃肉、桂圆肉、黑芝麻研成细末；阿胶浸于黄酒中 10 天，然后与黄酒一起隔水蒸，使阿胶完全溶化，再加入大枣、胡桃肉、桂圆肉、黑芝麻末调匀，放入冰糖再蒸，至冰糖溶化即成。每日清晨取 1～2 匙，用开水冲服。此膏为益气补血、滋肾益精、润肤美容之珍品，适合广大人群秋冬季节食用，大便溏者慎用。

3. 阿胶炖鹌鹑。鹌鹑 2 只，阿胶、鹿角胶、菟丝子各 15g，川芎、人参各 10g，艾叶 30g。鹌鹑去毛和内脏，先将菟丝子、艾叶、川芎、人参水煎去渣取汁 250mL，后将鹌鹑和药汁放蒸碗内，隔水炖烂熟，趁热兑入阿胶、鹿角胶。吃肉喝汤，酌情适量食用。本品健脾温肾，强筋健骨，养血调经，可用于脾肾阳虚之神疲乏力、食欲不振、畏寒肢冷、腰膝酸软、大便溏薄、性欲低下、月经不调、量少色淡诸症。

4. 阿胶羊肝。阿胶 15g，鲜羊肝 50g，水发银耳 3g，青椒片 3g，白糖 5g，胡椒粉 3g，绍酒、酱油、盐、味精、香油、淀粉、油、姜、葱适量。将阿胶加入白糖和清水，蒸化；羊肝切薄片，放入碗内，加入干淀粉搅拌均匀备用；另将盐、酱油、味精、胡椒粉、淀粉勾兑成汁。首先炒锅内放入油，烧五成热时，将肝片下入油中滑熟装盘；另起锅放入少许底油，加入姜、葱、青椒、银耳，烹入绍酒，倒入滑好的肝片、阿胶汁，翻炒，再把兑好的芡汁泼入锅内，翻炒均匀，加香油即成。本品可补肝肾、益精血，用于肝肾精血亏虚之眩晕耳鸣、夜寐多梦、肢体麻木、爪甲不荣、视物昏花诸症。

5. 人参阿胶龙眼羹。人参 3g，阿胶（研粉）20g，龙眼肉 30g，赤小豆 100g。先将人参洗净，晒干或烘干，切成片；阿胶敲碎后研成细末，备用；将赤小豆、龙眼肉加水大火煮沸，再改用小火煨煮 1 小时，待赤小豆熟烂如酥、羹糊将成时，调入阿胶细末，加入人参片，再煨煮至沸，拌和均匀即成。早晚两次分服，饮羹汁，嚼食人参片及龙眼肉。本品益气养血，适合气血亏虚人群，如慢性贫血，以及肿瘤患者放疗、化疗后服用。

【现代研究】阿胶的主要成分为蛋白及肽类成分，经水解后得到多种氨基酸，如甘氨酸、L- 脯氨酸、L- 羟脯氨酸、谷氨酸、丙氨酸、精氨酸、天冬氨酸、赖氨酸、苯丙氨酸、丝氨酸、组氨酸等。阿胶具有促进造血、降低血黏度、抗肺损伤、增强免疫、抗疲劳、抗辐射、抗炎、抗肿瘤、抗休克等作用。

【产品开发】阿胶在我国应用已有三千年历史，自古以来就被誉为"补血圣药"。

阿胶作为滋补"上品"，医疗保健价值被进一步开发，其市场潜力正在被不断挖掘。

1. 阿胶传统产品。传统意义上的阿胶，俗称原胶，是由马科动物驴的干燥皮或鲜皮经煎煮、浓缩制成的固体胶，但在制作过程中需加入适量的黄酒、冰糖和豆油。一般阿胶块需再次加工成其他可服用或食用型产品，但也可以捣碎以水直接冲服，或在医嘱下按方服用。

2. 阿胶粉产品。阿胶粉分为纯阿胶粉和复方阿胶粉。以阿胶原液为原料，采用真空干燥技术成粉，或将阿胶块研磨、粉碎而成，这些被称为原胶粉或纯阿胶粉；也可在原胶粉的基础上添加其他辅助配料，如山楂、桂圆等，制成不同口味的阿胶粉产品，叫复方阿胶粉。原胶粉可直接冲服也可再次加工成膏等品类，复方阿胶粉可直接冲服。

3. 阿胶膏类产品。按照中医处方，将中药煎熬、去渣，煎出汁液后再用微火浓缩，加入阿胶熬制成稠厚半流体状内服剂。也可以在此基础上衍生出不同口味与针对不同病症的配方，如阿胶茯杞膏，由茯苓、枸杞子、阿胶、甘草等组成，具有补益气血的功效，适用于气血亏虚者，症见神疲乏力，少气懒言，声音低微，自汗，面色淡白或萎黄，口唇、眼睑、爪甲色淡，心悸多梦，手足发麻，头晕眼花，妇女经血量少色淡、衍期甚或闭经，舌淡脉细。

4. 阿胶胶囊类产品。是将阿胶与其他微量元素等组合配方，用特种成膜材料（如明胶、纤维素、多糖等）制成的囊状物。把内容物（如粉状、液体状各类药物等）或按剂量装入其中，便于吞服。

5. 阿胶颗粒类产品。将阿胶与其他药食同源的药材如大枣、山药、枸杞子等为原料，提取有效成分后，进行干燥，直接制成单剂量包装的复方冲剂。

6. 其他阿胶产品。如阿胶口服液、阿胶含片、阿胶酒类等。

枸杞子

【来源】枸杞子，为茄科植物宁夏枸杞 *Lycium barbarum* L. 的干燥成熟果实。

【性味归经】甘，平。归肝、肾经。

【功效】滋补肝肾，益精明目。

【主治】

肝肾阴虚诸证。本品甘平，入肝肾经，长于滋肾精，补肝血，为平补肾精肝血之品。肝肾阴虚、精血不足所致的腰膝酸痛、眩晕耳鸣、内热消渴、目昏不明等症，单用熬膏服；须发早白，与怀牛膝、菟丝子、何首乌等配伍，如七宝美髯丹；肝肾精亏血虚之两目干涩、内障目昏者，常与熟地黄、山茱萸、菊花等同用，如杞菊地黄丸。

【食疗应用】

1. 枸杞菊花茶。枸杞子 5g，菊花 3g，开水泡服。本品补肝肾、益精血、清肝明目，可用于肝肾不足或肝火亢盛导致的目赤肿痛、视物昏花、目暗不明等症，长期用眼或年老体弱视物昏花者可长期饮用。

2. 枸杞酒。枸杞子 250g，黄酒 250mL，密封同泡 1～2 个月。本品可补血养肝、强肾养颜、益精血明目，适合肝肾亏虚者饮用。

3. 枸杞八宝粥。枸杞子 30g，米、花生仁、核桃仁、葡萄干、红枣、桂圆、莲子各适量，各食材混合煮粥食用。本品具有补肾健脾、养肝明目、活血化瘀之功，适合中老年人群服用。

4. 枸杞炖肉。枸杞子 15g，猪肉 250～500g，鸡肉 150～250g，莴笋 100g，土豆 150g（切片），猪油 50g，葱、盐、味精适量。猪肉、鸡肉、莴笋、土豆、枸杞子、猪油先炒后炖，中火炖烂，放味精、大葱、盐即可吃肉喝汤。本品具有大补元气、补血生精、明目健身的作用。

5. 首乌枸杞蛋。枸杞子 15g，鸡蛋 2～4 个，何首乌 15g，同入砂锅中，中火煮至蛋熟，食蛋喝汤。本品补益气血，可用于气血亏虚、贫血、年老体弱者。

6. 枸杞炖羊脖。枸杞子 30g，公羊脖 500～1000g，黄花 30g，人参 10g，加入适量的葱、姜、蒜炖至肉烂，吃肉喝汤。本品补肝肾起痿，可用于肝肾亏虚之阳痿早泄、腰膝酸软。

【现代研究】 枸杞子主要含枸杞子多糖及生物碱类成分，如甜菜碱、莨菪亭等。枸杞子具有提高免疫力、抗氧化、抗衰老、降血脂、降血糖、抗肿瘤、抗诱变、抗辐射、降血压等作用。

【产品开发】 枸杞子是我国重要的药食两用植物资源，有着上千年的应用历史。枸杞子富含枸杞多糖、黄酮等多种化学成分，具有补肝肾等多种保健功效。长期以来，采摘后的枸杞子大部分以干果的形式加工出售，但随着人们保健意识的增强，枸杞子的产品越来越多。

1. 枸杞干果类。枸杞子果肉组织稚嫩，极易受到机械损伤和病原微生物感染。干燥是通过减少水活度以最大程度减少潜在的微生物变质和恶化的化学反应来保存枸杞子，是常用加工方法。目前枸杞子产品主要还是以枸杞干果为主。

2. 枸杞饮料类产品。枸杞汁以枸杞子为原料，挤压研磨成汁液后，加入甜味剂、羧甲基纤维素钠等食品添加剂，制成具有枸杞子原有的色泽和口感，营养成分没有被破坏的保健饮品。此外，枸杞子还可以与其他果蔬类制成复合型饮料。

3. 枸杞酒类产品。枸杞果酒是以枸杞全果或枸杞提取物为原料，经复配后加入酵母，在一定发酵温度下得到营养丰富、口感佳的酒精饮料。枸杞果酒已成为当今的几大养生酒之一。

4. 山药玉杞膏。组成为玉竹、枸杞子、乌梅、山楂、麦芽、山药。本品具有养阴和胃、清泄胃热的功效，适用于脾胃阴虚者，症见不思饮食，大便硬结，口干唇燥，甚或干呕，舌红少津，脉细数。

5. 藏红花味·青佛杞精膏。组成为黄精、葛根、牡蛎、金银花、山药、鲜芦根、芡实、佛手、乌梅、青钱柳叶、枸杞子、高良姜、砂仁、苦瓜粉、肉桂、苦荞粉、西红花。本品具有益气养阴、生津止渴、通络化浊的功效，适用于糖尿病患者的日常养生保健，能改善糖尿病"三多一少"的消渴症状，改善代谢，延缓糖尿病并发症的发生发展。

6. 杞菊明苏固体饮料。组成为枸杞子、菊花、决明子、紫苏子、栀子、桃仁、蒲公英、桑椹、黑芝麻、百合、山药、大枣、甘草。本品具有滋阴明目、抗疲亮睛的功效，适用于眼疲劳、青光眼、视力弱等人群。

7. 山药玉杞膏。组成为玉竹、枸杞子、乌梅、山楂、麦芽、山药。本品具有养阴和胃、清泄胃热的功效，适用于脾胃阴虚者，症见不思饮食，大便硬结，口干唇燥，甚或干呕，舌红少津，脉细数。

8. 蓝莓枸杞固体饮料。组成为聚葡萄糖、低聚果糖、蓝莓粉、枸杞子提取物、菊花提取物、桑叶提取物、黑果枸杞子、魔芋粉、复配维生素。本品能够补充膳食纤维，调节血糖、血脂。

9. 枸杞其他产品。枸杞子的保健功能已经成为枸杞深加工的重要发展方向，其也作为原辅料应用于食品、药品和化妆品的生产加工，包括枸杞糖果、糕点、挂面、面包和面膜等，使枸杞资源得到充分利用。也有人结合枸杞的生产特性及当地的饮食习惯开发出各种新产品。

当　归

【来源】当归，为伞形科植物当归 *Angelica sinensis*（Oliv.）Diels. 的干燥根。

【性味归经】甘、辛，温。归肝、心、脾经。

【功效】补血活血，调经止痛，润肠通便。

【主治】

1. 血虚诸证。本品甘温质润，长于补血，为补血之圣药。治血虚面色萎黄、心悸失眠，常与熟地黄、白芍、川芎配伍，如四物汤；若气血两虚者，常配伍黄芪、人参等以补气生血，如当归补血汤、人参养荣汤。

2. 月经不调。本品味甘而辛，性温，既善补血，又能活血、温经、止痛，故为妇科调经之要药，血虚、血瘀兼有寒者尤为适宜。用治妇女月经不调、经闭、痛经，证属血虚者，常与熟地黄、白芍、川芎等配伍，如四物汤；若血瘀重者，可加上桃仁、红花，如桃红四物汤；证属冲任虚寒、瘀血阻滞者，可配伍白芍、桂枝、吴茱萸等，如温经汤；证属肝郁气滞者，可配伍柴胡、白芍、白术等，如逍遥散；证属肝郁化火、热迫血行者，可配伍牡丹皮、栀子、柴胡等，如丹栀逍遥散；证属气血两虚者，可配伍人参、白术、熟地黄等，如八珍汤。

3. 寒凝疼痛证。本品辛行温通，为活血行瘀之良药。用治血虚血瘀寒凝之腹痛，可与桂枝、生姜、白芍等同用，如当归生姜羊肉汤；用治风寒痹痛、肢体麻木，常与羌活、防风、秦艽等同用，如蠲痹汤；用治跌打损伤、瘀血作痛，常与乳香、没药、桃仁等同用，如复元活血汤、活络效灵丹；用治疮疡初起、肿胀疼痛，可与金银花、赤芍、天花粉等同用，如仙方活命饮；用治痈疽溃后不敛，可与黄芪、人参、肉桂等同用，如十全大补汤；用治脱疽溃烂，阴血伤败，亦可与金银花、玄参、甘草同用，如四妙勇安汤。

4. 血虚肠燥便秘。本品补血以润肠通便，用治血虚肠燥便秘。常以本品与肉苁蓉、牛膝、升麻等同用，如济川煎；亦可与生何首乌、火麻仁、桃仁等润肠通便药同用。

【使用注意】湿盛中满、大便溏泻者忌服。

【食疗应用】

1. 当归虫草鸭。当归 20g，冬虫夏草 5g，老鸭 1 只，生姜、葱、精盐、味精、料酒、肉汤适量。老鸭洗净，冬虫夏草温水浸泡，当归切片；将鸭放入锅内加水煮沸 3 分钟，捞出凉水洗净，将冬虫夏草、当归、生姜、葱和其他调料一同纳入鸭腹内，入蒸碗内加入肉汤、料酒用盖封严，用大火蒸 3 小时即可。本品有补益气血、肺肾双补、止咳平喘之功效，适用于因肺肾两虚所致的咳嗽气喘、自汗盗汗、气短乏力、男子阳痿遗精、女子月经不调、行经腹痛等症，是慢性肺病、慢性肾病及病后体弱者的常用食疗方剂。

2. 当归补血膏。当归 150g，党参 60g，川芎 30g，阿胶 30g，白芍 30g，茯苓 100g，生地黄 50g，白术 30g，佛手 30g，甘草 20g，黄酒、蜂蜜适量。将上药除阿胶外，放入锅内加清水煎煮 3 次，浓缩过滤取汁；阿胶加黄酒烊化后与蜂蜜、药汁混合加热融化收膏。本品有补益气血、理气活血调经之功，可用于气血亏虚兼有血瘀之头目眩晕、心腹疼痛、痛经诸症，尤宜于妇科诸病。

3. 延寿酒。当归、川芎、白芍、熟地黄、白术、茯苓、天冬、杜仲、枸杞子、大枣、何首乌、陈皮、干姜各 30g，肉桂 20g，白酒 2000mL。将上述药物切成粗末装入瓦坛中，加入白酒浸泡 15 天即可饮用，每日 1 ~ 2 次，每次 15 ~ 30mL。本品具有补肝肾、益精血、理脾胃、祛风湿的作用，适用于肝肾不足、脾胃不和、风湿痹阻经络所致的疲乏无力、腰膝酸软、性功能低下、痛经等症。

【现代研究】当归的化学成分主要包括挥发油，如藁本内酯、正丁烯呋内酯等；

有机酸类成分，如阿魏酸、香草酸等；还含有多糖、维生素、氨基酸等。本品具有兴奋子宫、促进血红蛋白和红细胞生成、抗血栓、增加冠脉血流量、增强免疫、抗肿瘤、抗菌、抗辐射等作用。

【产品开发】 当归在我国主要分布于甘肃、云南、四川、湖北等省区，另外陕西、宁夏、山西和贵州也有引种栽培。当归中含有多种活性物质，在治病防病、美容保健等方面具有重要的开发利用价值，有着广阔的发展空间和前景。

1. 药物制剂。两千多年的用药史为当归验方的发展提供了坚实的中医理论依据，经典验方经久不衰，现在仍被广大医药工作者应用于临床治疗，常见的验方有当归补血汤、归脾汤、逍遥散、当归散、当归养血丸等。随着对当归化学成分、药理作用研究的不断深入，在药用领域中推出了一批新药品，如腹宁滴丸、当归注射液、当归精油注射液、归麻止痛膏等。

2. 保健品。当归保健用途广泛，可开发为泡茶的当归饮片、美白嫩肤的当归油、防止脱发的当归粉、滋补强身的当归胶囊和当归口服液等。此外，当归多糖饮料、当归叶制剂等也因其保健作用而被开发。当归也常被用来制作膏方，如枣仁龙归膏，组成为酸枣仁、茯苓、百合、紫苏、栀子、龙眼肉、蛹虫草、小麦、淡竹叶、当归、γ-氨基丁酸、L-茶氨酸，具有温阳暖宫、益气养血、活血止痛的功效，适用于痛经、月经量少、气血亏虚的人群，尤其适用于胞宫虚寒或者气滞血瘀而致痛经、月经量少、月经后期、闭经等。

3. 当归化妆品产品。植物活性成分应用于化妆品一直具有功能好、副作用小、安全性高的特点。现代利用先进的分离纯化手段，确定了当归中的功能因子，结合生物工程新技术，从当归中提取出天然活性物质，应用于功能性化妆品。开发出了当归美容去皱润肤增白产品，如当归祛斑霜、护发素、柔肤水、环保香水、防晒霜、丰胸胶囊等，将当归资源开发推向一个更高的科学水平，为研究开发更科学的天然无毒副作用的美容化妆品提供了一种新的绿色原料。

4. 当归工艺品类产品。当归作为工艺品的用途有很多。产区常利用当归制作药枕，既是工艺品，又具有保健的作用，深受人们喜爱。当归亦是三大西藏传统手工产品之一的藏香的原材料之一。当归油是一种天然香料，可用于多种日用香精中，有良好的定香作用。当归花可以做成干花工艺品，色彩艳丽、便于携带。此外，当归还可用于制作盆景，点缀家居，陶冶性情，增加家庭生活的乐趣。

第十八章　收涩药

山茱萸

【来源】 山茱萸，又称山萸肉、枣皮、蜀枣、实枣儿，是山茱萸科植物山茱萸 *Cornus officinalis* Sieb. et Zucc. 的干燥成熟果肉。

【性味归经】 酸、涩，微温。归肝、肾经。

【功效】 补益肝肾，收敛固涩。

【主治】

1. 肝肾亏虚证。本品酸涩微温质润，其性温而不燥，补而不峻，既能益精，又可助阳，为平补阴阳之要药。治肝肾阴虚之头晕目眩、腰酸耳鸣者，常与熟地黄、山药等配伍，如六味地黄丸；治命门火衰，腰膝冷痛，常与肉桂、附子等同用，如肾气丸；治肾虚阳痿者，多与鹿茸、淫羊藿等配伍，以补肾助阳。

2. 遗精滑精，遗尿尿频。治肾虚精关不固之遗精、滑精者，常与熟地黄、山药等同用，如六味地黄丸、肾气丸；治肾虚膀胱失约之遗尿、尿频者，常与沙苑子、覆盆子、桑螵蛸等同用。

3. 月经过多，崩漏带下。治妇女肝肾亏损，冲任不固之崩漏、月经过多者，常与熟地黄、白芍、当归等同用，如加味四物汤；若脾气虚弱，冲任不固而漏下不止者，常与龙骨、黄芪、白术等同用，如固冲汤；若带下不止，可与莲子、芡实、煅龙骨等配伍。

4. 大汗虚脱。治大汗不止，体虚欲脱或久病虚脱者，常与人参、附子、龙骨等同用，如来复汤。

5. 内热消渴。治肝肾阴虚，内热消渴，常配伍黄精、枸杞子、天花粉等滋补肝肾、清热生津药。

【使用注意】 素有湿热而致小便淋涩者不宜服用。

【食疗应用】

1. 山萸肉粥。山茱萸 15g，粳米 60g，白糖适量。先将山茱萸洗净去核，与粳米同入砂锅煮粥，待粥将熟时加入白糖，稍煮即成。本品能补益肝肾，涩精敛汗，用于肝肾亏虚之头晕目眩、遗精遗尿、自汗盗汗诸症。

2. 芪萸汤。黄芪 20g，山茱萸 10g。二药加两碗半水，煎取一碗，饭后温服。本品滋补肝肾、益气健脾，可用于肝、肾、脾三脏亏虚诸症。

3. 山茱萸丹皮炖甲鱼。甲鱼 200g，山茱萸 20g，红枣 10g，牡丹皮 8g，葱、姜、盐适量。甲鱼去掉头爪和内脏，用沸水焯 3 分钟，放入准备好的砂锅中备用；将山茱萸、牡丹皮放入锅内，加水煎煮 20 分钟左右，将煮好的水和药倒入炖甲鱼的砂锅内，放入葱、姜、大枣，再用文火熬炖 1 小时左右，放入盐调味。本品补益肝肾、滋阴凉血、养心安神，可用于肝肾阴虚之潮热盗汗、遗精遗尿、腰膝酸痛等症。

4. 萸肉羊肉粥。粳米 60g，羊肉 60g，山茱萸 15g，盐、葱、姜适量。将山茱萸、羊肉分别洗净后切细，用砂锅煎山茱萸，取汁去渣，入羊肉、粳米同煮沸后，加入盐、葱、姜，煮为稀粥。本品补肾助阳、健脾养胃，适用于肝肾亏虚之阳痿遗精、宫冷不孕、腰膝冷痛、小便频数者，或素体气血亏虚之羸弱疲乏、四肢欠温者。

5. 山萸猪腰汤。猪腰 1 个，核桃肉、山茱萸、盐、生姜各适量。猪腰洗净，切成细丝，将猪腰、核桃肉、山茱萸、姜一同入锅内，加水煎煮，武火煮沸转文火 30 分钟，放入盐调味即可。本品补肝肾、固肾气、纳气平喘，适用于虚劳人群。

【现代研究】山茱萸含有环烯醚萜、鞣质、黄酮、三萜、芳香酚酸、挥发油类等化学成分。本品具有保护肝肾、抗氧化、抗衰老、降血糖、调节免疫、抗肿瘤等作用。

【产品开发】山茱萸成熟后其鲜果可以直接食用，成熟的果肉中含有人体必需的大量元素和微量元素多达 23 种，以及丰富的维生素和鞣质等。山茱萸多糖具有抗肿瘤、降血糖血脂等功能，可作为加工保健食品的良好资源。目前该品种的主要应用：作为补益药物在临床进行复方配伍应用及配合药膳使用；作为企业生产中成药的原料；开发成山茱萸保健品，如山茱萸药酒、山茱萸口服液等。另外，山茱萸果核同其果肉一样富含鞣质类物质，可以从果核中提取鞣质类物质供皮革工业使用。

1. 山茱萸保健啤酒。在啤酒发酵过程中，或者啤酒发酵后添加山茱萸原液制成山茱萸保健啤酒，既不失其药用价值，且山茱萸中的一些有效物质具有抑菌作用，可延长啤酒的保质期。山茱萸保健啤酒具有山茱萸和酒花特有的香气，口味纯正，外观清亮透明，其中含有的粗三萜、多糖等功能性物质高于普通啤酒，而且其生产工艺简单、可行。

2. 山茱萸葡萄复合酒。结合山茱萸酒和葡萄酒的工艺，开发新产品，达到延长山茱萸产业链的目的。山茱萸葡萄复合酒营养丰富，色、香、味俱佳，含有一定量的马钱素。

3. 山茱萸药酒。南宋《嘉泰会稽志》记有"重九登高……诸暨人饮茱萸酒必配以豆荚"。如陕西佛坪的山茱萸酒、萸肉回春酒；宝鸡的山茱萸利口酒；河南出口到日本的中国养生酒等。

4. 山茱萸保健醋饮料。以山茱萸为原料，采用微生物发酵的方式生产的保健醋，不仅保留了山茱萸的营养价值，也改善了醋本身的风味，有较高的开发价值。

5. 山茱萸保健饮料。以山茱萸为原料，研制山茱萸保健饮料可填补我国保健饮料空白。生产出来的山茱萸饮料为红棕色，无沉淀，久置有极少量沉淀，有鲜山茱萸的风味。

6. 山茱萸保健果冻。山茱萸保健果冻是将山茱萸中的多糖与果冻结合，生产的一种低热量高膳食纤维并含有山茱萸特殊功效的保健食品。

7. 山茱萸蜜饯。山茱萸蜜饯采用反砂类蜜饯加工技术，蜜饯表面略有糖霜，色泽清新，减弱了山茱萸原有的苦涩味，较好地保留了山茱萸原有的营养成分，又加入大量的葡萄糖和果糖等，极易被人体吸收，其开发潜力极大。

8. 山茱萸口服液。山茱萸口服液具有补血健脾、延缓衰老、降血压和降血脂等功效，是山茱萸药用价值的一种开发途径。

乌　梅

【来源】乌梅，又名梅实、青梅、酸梅、梅子等，是蔷薇科植物梅 *Prunus mume*（Sieb.）Sieb. et Zucc. 的干燥近成熟果实。

【性味归经】酸、涩，平。归肝、脾、肺、大肠经。

【功效】敛肺，涩肠，生津，安蛔。

【主治】

1. 肺虚久咳。本品味酸而涩，其性收敛，入肺经能敛肺气，止咳嗽。适用于肺虚久咳少痰或干咳无痰之证，可配伍罂粟壳、苦杏仁等。

2. 久泻久痢。本品酸涩入大肠经，为治疗久泻、久痢之常用药。久泻久利，与罂粟壳、诃子等同用，如固肠丸；湿热泻痢，便脓血者，配伍黄连。

3. 虚热消渴。治虚热消渴，可单用煎服，或与天花粉、麦冬、人参等同用，如玉泉散。

4. 蛔厥证。"蛔得酸则静"，本品极酸，具有安蛔止痛、和胃止呕之功，为安蛔之良药。蛔虫所致腹痛、呕吐、四肢厥冷的蛔厥病证，常与细辛、川椒、黄连等同用，如乌梅丸。

此外，本品炒炭能固崩止血，可用于崩漏不止、便血。

【使用注意】外有表邪或内有实热积滞者均不宜服。

【食疗应用】

1. 石膏乌梅茶。石膏150g，乌梅20枚，白蜜3g。将石膏捣碎，纱布包裹，与乌梅同以水煎煮，过滤取汁，去渣，调入白蜜。本品具有清热泻火、生津止渴的功效，可用于热病口渴多饮、汗多、发热不退等症。

2. 乌梅葛花汤。乌梅15g，葛花15g同煎，加砂糖适量。可在饮酒前半小时或饮酒后半小时饮用，以护肝解酒。

3. 山楂乌梅饮。山楂30g，乌梅15g，水1.5L。将山楂、乌梅和水煎1小时，浓缩至1L，过滤去渣，将浓缩液装入阔口瓶中。本品有降血脂、防止动脉粥样硬化的作用。

4. 玄参乌梅粥。玄参、乌梅各15g，糯米30g，冰糖20g。先将玄参、乌梅加水适量煎煮，去渣取汁；糯米加水煮成稀粥，等粥成时兑入药汁、冰糖，稍煮即可。本品清热解毒、滋阴生津、利咽，可用于急慢性咽炎、扁桃体炎的食疗。

5. 乌梅大枣粥。乌梅15g，大枣5g，冰糖20g，粳米100g。将乌梅洗净，入锅加水200mL煎煮至减半，去渣取汁，再与淘洗干净的粳米、大枣一同加水900mL，先用大火烧开，再转小火煎煮成稀粥，加入冰糖继续煮至粥成。每日早晚空腹食用。本品具有益气健脾、收敛生津、安蛔驱虫之功。

6. 乌梅甜糕。乌梅12个，面粉500g，冰糖100g，发泡粉、糖桂花、植物油各适量。将乌梅洗净，放入锅内，加入冷水煮沸后，再加入冰糖、糖桂花，改用小火煮约30分钟后，将锅离火，继续闷泡3小时，然后滤取乌梅甜汁；取圆形（或方形）糕盆一个，内面抹上一层油，倒入面粉、发泡粉，继续搅拌，再加入乌梅甜汁拌匀，最后放油继续搅拌以稀稠适中为度；糕盘上笼，蒸约30分钟即成，当点心食用。本品具有醒胃健脾、生津止渴的功效。

【现代研究】 乌梅含有丰富的有机酸及氨基酸类、黄酮类、萜类、生物碱类及微量元素等多种有效成分。乌梅具有镇咳、止泻、镇静催眠、抗菌、抗肿瘤、抗变态反应、降血糖等药理作用。

【产品开发】 乌梅是一种重要的药食两用品，具有独特的功效和很好的营养保健价值。

1. 乌梅果品。果梅不仅可以鲜食，人们还将其做成各种酸甜可口的梅干、梅昔、话梅、酸梅汤等，而且其也是制造酸梅膏、陈皮梅的主要原料。

2. 乌梅酒。青梅酒历史悠久、文化内涵深远。据《三国志》记载，建安五年，刘备"学一于许田，以为栩晦之计"，曹操以青梅煮酒相邀刘备共论天下英雄，青梅酒及其"青梅煮酒论英雄"的典故由此见于史书。据了解，在乌梅产地及周边地方有饮用该酒的习俗。该酒有酒的醇香和甜甜的果香，在当地很受百姓喜爱。根据调查，在市场上已有青梅酒销售，不仅中国人喜欢，还受到来自日本、韩国、俄罗斯及一些欧美国家客户的青睐。

3. 乌梅饮料。以乌梅为主要原料的饮料有乌梅和葛根的混合饮料、乌梅果茶、乌梅果奶、乌梅果汁汽水等。这些功能饮料不仅能够解暑，还有一定的食疗作用。

4. 乌盆杞精膏。组成为乌梅、覆盆子、芡实、枸杞子、甘草、黄精、桑椹、玉竹。本品具有补肾固精、缩尿止遗的功效，适用于脾肾阳虚、肾气不固所致的遗精滑精，尿频尿急、遗尿，阳痿早泄，目暗昏花。

5. 乌梅橘皮膏。组成为乌梅、橘皮、鸡内金、山楂、山药、木瓜、白扁豆、麦芽、人参、莱菔子、砂仁。本品具有健脾开胃的功效，适用于各种原因引起的消化功能减退，食欲减少，精神不振。

肉豆蔻

【来源】肉豆蔻，又称肉果、玉果，为肉豆蔻科植物肉豆蔻 *Myristica fragrans* Houtt. 的干燥种仁。

【性味归经】辛，温。归脾、胃、大肠经。

【功效】温中行气，涩肠止泻。

【主治】

1. 脾虚久泻。本品辛温而涩，能暖脾胃，固大肠，为治虚寒泻痢之要药。治脾胃虚寒之久泻久痢者，配伍人参、白术、诃子等；脾肾阳虚，五更泄泻，配补骨脂、五味子，如四神丸。

2. 胃寒气滞证。本品辛香温燥，能温中行气止痛。胃寒气滞、脘腹胀痛，可配伍木香、干姜、半夏等。

【使用注意】湿热泻痢者忌用。

【食疗应用】

1. 豆蔻饼。煨肉豆蔻 30g，生姜 50g，面粉 100g，红糖 100g。先将肉豆蔻去壳，然后研为细粉末，过 100 目筛备用；生姜洗净后，刮去外皮，捣烂后加入冷开水适量，用纱布包裹绞取姜汁备用；再将面粉、豆蔻粉与红糖用生姜水和成面团，制成 30 块小饼，用平底锅烙熟即可。本品具有温中健脾、消食开胃、降逆止泻的功效，可用于小儿脾虚寒滞、食积不化所致的脘腹胀满、食欲不振、嗳气频频、大便稀溏，或受凉后见泄泻者，或功能性消化不良、胃肠功能紊乱者。

2. 豆蔻粥。煨肉豆蔻 5g，生姜 2 片，粳米 50g。先将肉豆蔻捣碎研为细末，过 100 目筛备用，再将粳米倒入砂锅，加清水适量，煮至粥将成时，下肉豆蔻粉及生姜，同煮至粥熟，加佐料调味即得。本品具有温中行气、和胃止痛的功效，用于因过食生冷，损伤中阳所致的脘腹冷痛、口泛清涎、恶心欲吐者，亦可用于晕动症、妊娠呕吐者。

3. 肉豆蔻莲子粥。煨肉豆蔻 5g，莲子（去心）30g，粳米 50g，盐适量。先将莲子用开水烫过，备用；粳米淘净，与肉豆蔻、莲子一同倒入砂锅，加清水适量，以小火熬至成粥，加盐等佐料调味即可。本品具有温中行气、健脾和胃之功效，用于脾胃虚寒兼气滞所致的食欲不振、恶心呕吐、胃脘冷痛诸症。

4. 肉豆蔻山药粥。肉豆蔻 5g，山药 30g，粳米 50g。取肉豆蔻片或磨粉均可，若用饮片可布包放入，粥成取出；若用粉则在粥临熟前调入。将山药洗净，切成片，与粳米共置锅中，加足量清水，煮沸后，慢火熬至粥成，趁热食用。本品功能温运脾胃、行气和中止痛，可用于腹痛肛坠、神疲懒言、唇甲不华等脾胃虚寒气滞。

【现代研究】肉豆蔻主要含有肉豆蔻油、蛋白质、脂肪、淀粉和黏液等，肉豆蔻油主要分为挥发油和不挥发油（压榨油和肉豆蔻脂），肉豆蔻脂包括肉豆蔻酸、棕榈酸、月桂酸、硬脂酸和十三烷酸甘油酯等。现代药理研究表明，肉豆蔻具有止泻、抗肿瘤、抗菌、镇静催眠、保肝抗炎、降血糖、调节脂肪代谢等作用。

【产品开发】由于肉豆蔻具有很多营养保健功能，可以利用这些功能开发很多保健食品。根据对肉豆蔻不同作用的需要，把肉豆蔻添加到不同的产品配方中，使之形成具有不同功效的保健食品，以满足不同人群的需要。肉豆蔻具有特殊的香味，可以添加到食品和生活用品中用作香料。

1. 肉豆蔻果脯。将肉豆蔻制作成果脯，可减少其辛辣味道，适于长期食用，可保持肉豆蔻本身的特色。

2. 肉豆蔻罐头。以肉豆蔻果肉为原料，将其制作成罐头产品，得到具有独特风味的肉豆蔻果肉罐头，在保持肉豆蔻独特风味的同时，又不失其营养价值。

3. 山药肉豆蔻膏。组成为山药、覆盆子、肉豆蔻、肉桂。本品具有温肾壮阳、固精止遗的功效，主治肾阳虚证，症见腰背酸痛，形寒肢冷，下利清谷或五更泻泄，多尿，遗精，阳痿，舌淡苔白，脉沉迟细弱无力。

4. 肉豆蔻其他产品。肉豆蔻还是一种名贵的香料物质，从中提炼出的肉豆蔻衣油主要用于肉类、饮料等食品中，赋予食物特有的香味。肉豆蔻粉作为调料，可解腥增香，可少量用于香水、香皂和化妆品中。目前很多日用品添加了肉豆蔻油和肉豆蔻衣油成分，并收到良好的使用效果。

芡 实

【来源】芡实，又称鸡头实、卵菱、鸡头果，是睡莲科植物芡 *Euryale ferox* Salisb. 的干燥成熟种仁。

【性味归经】甘、涩，平。归脾、肾经。

【功效】益肾固精，补脾止泻，除湿止带。

【主治】

1.肾虚滑脱。本品甘涩收敛，善益肾固精。肾虚不固之遗精滑精、遗尿尿频者，常与金樱子相须为用，如水陆二仙丹；亦可与莲子、莲须、牡蛎等配伍，如金锁固精丸。

2.脾虚久泻。治脾虚湿盛，久泻不止者，常与白术、茯苓、扁豆等同用。

3.白浊带下。治脾肾两虚之白浊、带下，常与党参、白术、山药等同用；若治湿热带下，则与黄柏、车前子等同用，如易黄汤。

【食疗应用】

1.芡实散。芡实粉、金银花、干藕各500g。将芡实粉、金银花和干藕蒸熟晒干，共为细末，每次取适量调服。本品功能清热解毒，补脾祛湿，延年益寿，适用于脾虚食少、泄泻、痢疾等症。

2.芡实粥。芡实、糯米各适量。芡实煮烂，去壳，加糯米煮粥，随意食。本品适用于脾虚泄泻、遗精遗尿、带下等症，大部分人群可食用。

3.芡实白果粥。芡实30g，白果10颗，糯米30g，共煮粥。每日1次，10日为1疗程。本品功能健脾补肾，固涩敛精，适用于肾虚遗精、遗尿、带下、久泻等症。

4.芡实金樱粥。粳米100g，芡实20g，金樱子15g，白糖适量。金樱子去壳，与芡实同入砂锅水煎，去渣取汁，加粳米煮粥，粥熟加白糖即可。本品功能补肾固精，健脾止泻，适用于肾虚遗精遗尿、崩漏带下、脾虚泄泻等症。

5.芡实茯苓粥。芡实15g，茯苓10g，大米适量。将茯苓、芡实捣碎，加水煎至软烂时，加淘净的大米，继续煮烂成粥。本品可健脾止泻、固精缩尿，适用于脾肾亏虚之久泻久痢、带下清稀、遗精遗尿等症。

6.芡实莲子安神汤。芡实10g，莲子40g，茯神20g，白糖1匙。莲子用热水浸泡1小时，去心；芡实、茯神洗净，用冷水浸泡半小时，连同浸液倒入锅内，加入莲子，小火慢炖1小时，加白糖，再炖1小时，至芡实、莲子酥烂。本品功能宁心安神，益肾固精，健脾除湿，适用于脾虚食少、夜卧不宁、梦遗等症。

7.芡实黄芪煲大肠。猪大肠1副，芡实、黄芪各30g。诸药材洗净，猪大肠切段，加芡实、黄芪煲汤佐膳，去黄芪片或事先将黄芪包入纱布袋中。本品健脾益气，升阳固脱，适用于脾虚中气下陷所致疲乏气短、大便溏泄、脱肛等症。

8.芡实猪尾。猪尾1条，芡实、莲子各45g，红枣5枚。猪尾洗净，斩成段；莲子洗净去皮、去心；红枣洗净去核，加入芡实下锅，加水3碗，烧沸后转文火炖2小时，调味。单食或佐餐食用。本品功能健脾补肾，用于调治脾肾两虚而食少体倦、腹胀便溏，或小便不利、肢体浮肿、梦遗滑精等症。

9. 芡实煮老鸭。老鸭 1 只，芡实 200g，黄酒、葱、姜、盐、味精适量。老鸭去毛、内脏，洗净；芡实淘净，塞入鸭腹内，缝合，置砂锅内，加葱、姜、盐、黄酒、清水适量，烧沸后转文火煮 2 小时，至鸭熟烂，调入味精，随意食。本品功能养胃滋阴，健脾利水，用于调治脾虚水肿、泄泻、肾虚遗精、糖尿病等症。

10. 三宝鸡蛋。鸡蛋 1 个，芡实、莲子、怀山药各 9g，白糖适量。将芡实、莲子、怀山药熬煮成药汤，再将鸡蛋煮熟，汤内加入白糖即可。吃蛋喝汤，每日 1 次。本品功能补脾益肾，固精安神，适用于脾肾亏虚之疲乏、泄泻、失眠、遗精等症。

11. 三神煲豆腐。豆腐 500g，芡实 15g，茯苓 15g，山药 15g，马铃薯 250g，香菇 100g，花生油、精盐、酱油等适量。芡实、茯苓、山药合碾为粉；豆腐洗净后，切成块状，大小约 2cm，抹精盐晾干；香菇浸发后，去蒂；马铃薯去皮切成小块状。炒锅放旺火上，倒入花生油，烧至八分热，豆腐抹去精盐，放入油中炸，马铃薯也经油炸；炖锅内，放入豆腐块、香菇、马铃薯，将药粉调水倒入锅内煮沸后，小火煮约 1 小时，调味即成。欲红烧者，可放酱油。六物合用，有补脾益胃、固肾效果，适用于老人和小儿食欲不振、遗精、遗尿及病后调补。

12. 芡实百合糕。芡实、百合干各 100g，红糖 50g。将芡实、百合研成细粉，加入红糖调匀制成糕状；将糕置于蒸盘内，上笼用大火蒸 20 分钟至熟。每天 2 次，佐餐食用。本品功能健脾和胃，涩肠止泻，适用于消化不良的调养，广大人群皆可服用。

13. 芡实白雪糕。芡实 300g，百合干、山药各 30g，大米 1000g，白糖 300g。将芡实、百合干、山药、大米磨粉，加清水揉成面团，做成糕；上笼大火蒸半小时，撒上白糖，当点心食用。本品功能健脾养胃，涩精止遗，养心抗衰，适用于脾虚久泻、肾虚遗精、失眠多梦等症调养，或健康人群保健服用。

【现代研究】芡实含蛋白质、脂肪、碳水化合物、粗纤维、灰分、钙、磷、铁、维生素 B_1、维生素 B_2、维生素 B_3、维生素 C 及微量胡萝卜素等成分。现代药理研究显示，芡实具有降血糖、抗氧化、抗疲劳、抗心肌缺血等药理活性。

【产品开发】芡实作为一种营养价值丰富、保健功能多样的药食两用食材，具有良好的市场开发前景。芡实既可作为芡实饮料、芡实香肠、芡实粥、芡实罐头的原料，又可作为蛋糕、面包、奶粉、粉皮等辅料。

1. 芡实粮油制品。芡实粮油制品包括粉条、茯苓芡实糕、蛋卷、饼干、非油炸方便面、酒酿月饼、药粥、麦片等。将芡实淀粉糊化后用粉皮制作切丝机切成粉条，低温烘干即得粉条；糯米粉、芡实粉，用白糖水糊化后成团、成形、切糕、烘干、脱水制成茯苓芡实糕；将芡实粉、面粉、棕榈油等搅匀，用蛋卷生产机生产成蛋卷；以芡实粉、山药粉、核桃仁、花生油等为原料，制成饼干；将芡实超微粉碎后与燕麦粉、玉米粉、麦芽糖等经麦片制作工艺制作成麦片等。

2. 芡实乳制品。芡实粗粉经温水浸泡、上笼隔水蒸后，加水磨浆、过筛，与核桃粉等混合、均质、喷雾干燥后制成奶粉；芡实浆与奶液混合，加糖量 5.8%，接种量 3.4%，发酵时间 8.5 小时，制成酸奶。

3. 芡实饮品。饮品包括芡实饮料、果醋、保健茶等。芡实粉经糊化、酶解、加热、压滤、杀菌工艺等制成芡实饮料；成熟芡实打浆，加入细砂糖后进行乙醇发酵、醋酸发酵、均质、再杀菌、罐装、灭菌后制成果醋；将芡实、益智仁、菟丝子、韭菜子、金樱子烘干粉碎后，配以菊花粉制成保健茶等。

除上述制品，还有芡实辣椒酱、酒酿芡实羹，以及芡实与甜玉米制作的罐头等产品。

莲 子

【来源】莲子，为睡莲科植物莲 *Nelumbinis nucifera* Gaertn. 的干燥成熟种子。

【性味归经】甘、涩，平。归脾、肾、心经。

【功效】补脾止泻，止带，益肾涩精，养心安神。

【主治】

1. 脾虚泄泻。治脾虚久泻，食欲不振者，常与人参、茯苓、白术等同用，如参苓白术散。

2. 带下证。治脾虚带下者，常与茯苓、白术、山药等同用；治脾肾两虚，带下清稀，腰膝酸软者，可与山茱萸、山药、芡实等同用。

3. 遗精遗尿。治肾虚精关不固之遗精、滑精，常与芡实、龙骨等同用，如金锁固精丸。

4. 心悸失眠。本品甘平，入心、肾经，能养心益肾，交通心肾而宁心安神。治心肾不交之虚烦、心悸、失眠者，常与酸枣仁、茯神、远志等同用。

【食疗应用】

1. 莲子粥。莲子 20g，糯米 100g，红糖 15g。将莲子用水浸泡 30 分钟后抽出莲心，与洗净的糯米一同放入锅内，加水适量煮粥，待粥快熟时，放入红糖，稍煮片刻即可。每日早、晚空腹温服。本品具有补脾止泻、益肾固精、养心安神的功效，适用于脾虚腹泻、肾虚遗精尿频、心悸怔忡、虚烦失眠等症。

2. 莲子人参汤。莲子 15g，人参 9g，冰糖 30g。将去心的莲子和人参一同放入清水浸泡 30 分钟，再加入冰糖，隔水蒸炖 1 小时后即可。本品具有健脾补气、养心安神的功效，适用于病后体虚气弱、脾虚食少、疲倦乏力、心烦胸闷、失眠多梦、自汗盗汗等症。

3. 莲子薏苡仁鸡蛋羹。莲子 20g，薏苡仁 10g，鸡蛋 2 个，盐、糖各适量。上药研末，兑入鸡蛋，酌加开水调匀，可加盐或糖，上笼蒸成蛋羹。本品适用于脾虚久泻，或肿瘤患者放化疗引起的纳呆食少、恶心便溏。

4. 莲子百合煲瘦肉。莲子 30g，百合 30g，瘦猪肉 200 ～ 250g。将莲子、百合、瘦猪肉加水适量，置文火上煲熟，调味后服用。本品具有交通心肾、固摄精气的功效，适用于梦遗、心悸、失眠、滑精、淋浊、带下诸症。

5. 红枣莲子玫瑰粥。莲子 10g，红枣 5 枚，玫瑰 10g，生麦芽 50g，黑芝麻 20g，高粱 50g，荞麦 30g。上七味文火煮成粥，适量食用。本品具有补气养血、疏肝解郁的功效，适用于气血虚弱，肝气郁结所致的失眠多梦、食欲欠佳、心烦易怒、郁郁寡欢者。

6. 莲子炖乌鸡。莲子 20g，白果 15g，乌骨鸡 1 只（约 500g），姜、葱、胡椒、盐各适量。将莲子、白果研粗末，放入去毛及内脏的乌骨鸡鸡腹内，加生姜、葱、胡椒、盐、适量清水等炖至烂熟，适量服用即可。本品具有补肝肾、止带浊的功效，适用于肝肾亏虚之赤白带下、男女性功能低下等。

7. 莲子龙眼汤。莲子 30g，芡实 30g，薏苡仁 30g，龙眼肉 8g，蜂蜜适量。将前四味加水 500mL，微火煮 1 小时即成，蜂蜜调味。本品功能健脾益气、益心肾脾、润肤美白，适用于脾虚患者，皮肤粗糙黝黑、皱纹较多者，或正常人群保健服用。

8. 莲子茯苓糕。莲子、茯苓、麦冬各 500g，白糖、桂花各适量。莲子去皮、心，茯苓切片，与麦冬共研细粉，加白糖、桂花拌匀，再加适量水揉匀后制成糕，上笼蒸 20 分钟。早晚餐服或作点心用，每服 50 ～ 100g。本品功能健脾宁心，用于调养脾胃虚弱、心阴不足之消渴、心悸、怔忡、食少乏力等症，或正常人群保健服用。

【现代研究】莲子主要含黄酮类化合物，如槲皮素、金丝桃苷、芦丁等，以及淀粉、蛋白质、脂肪、多聚糖等。现代药理研究显示，莲子具有抗氧化、延缓衰老、增强免疫、镇静、改善睡眠、调节胃肠功能、降血糖、调血脂等功效。

【产品开发】莲子在食品行业中的应用主要为饮料、莲子粉、罐头等保健型食品。

1. 莲子饮品。以莲子为主要原料制成的饮品种类繁多，风味各异，营养又爽口，包括莲子酒、莲子饮料、莲子奶、莲子发酵乳等一系列莲子风味制品。

2. 莲子酱。将新鲜水果、食糖和酸度剂按一定比例混合，采用 100℃ 以上的温度慢慢熬制而成的半固态凝胶状制品为水果酱，此种方法能更好地延长果品的保质期。新型的风味莲子酱在保证莲子营养价值的同时，还能贮存更长时间，极具市场价值。

3. 莲子糕点。将莲子搅碎后，添加油脂、食糖和其他原料可加工成莲蓉，莲蓉可塑性很强，进一步处理可生产一系列的糕点，如杧果莲蓉酥皮月饼、莲蓉灯芯糕、莲子绿豆糕、黏豆包等。莲子糕点品种丰富，广受消费者的喜爱。

4. 莲子罐头。将莲子加工后密封于容器内，经灭菌生产出的莲子罐头在常温下能放置更长时间，适应当下人们快节奏的生活，同时具有很高的营养价值，如莲子药膳微型罐头、糖水红枣莲子罐头。

5. 莲心制品。莲心中富含多种生物碱，具有保护心肌、调节心律、稳定血压等多种功效，以莲心为原料开发的莲心茶或莲心茶饮料逐渐得到人们的肯定。

6. 复合谷物固体饮料。组成为燕麦粉、薏苡仁粉、山药粉、苦荞麦粉、南瓜粉、葛根粉、黑芝麻粉、莲子粉、魔芋精粉。本品具有滋阴润燥、健脾补肾的功效，适用于糖尿病患者，症见多饮、多尿、多食、消瘦、疲乏无力等。

覆盆子

【来源】覆盆子，为蔷薇科植物华东覆盆子 *Rubus chingii* Hu. 的干燥果实。

【性味归经】甘、酸，温。归肝、肾、膀胱经。

【功效】益肾固精缩尿，养肝明目。

【主治】

1. 肾虚滑脱证。本品甘酸温，既能固精缩尿，又能补益肝肾。治肾虚遗精滑精、阳痿早泄者，常与枸杞子、菟丝子、五味子等同用，如五子衍宗丸；肾虚遗尿、尿频者，可配伍桑螵蛸、补骨脂、益智仁等。

2. 目暗昏花。本品能益肝肾明目。治疗肝肾不足，目暗不明者，可单用，或与枸杞子、桑椹子、菟丝子等同用。

【使用注意】阴虚火旺，膀胱蕴热而小便短涩者忌用。

【食疗应用】

1. 三子养精粥。金樱子、覆盆子各 30g，五味子 15g，粳米 50g。先将金樱子、覆盆子和五味子煮 15～20 分钟，去渣取汁，用药汁煮粳米成粥。每晚睡前服食，连服 1 个月。本品有收涩固精之功，适用于调治肾虚精关不固的遗精遗尿、带下白浊等症。

2. 芡实覆盆子汤。覆盆子 20g，芡实 50g，白糖适量。先将覆盆子加水煮汁，取汁去渣，加入芡实，放糖少许，煮成粥食用。本品有补肾固精缩尿之效，适用于调治肾虚遗精遗尿、夜尿频多，为小儿遗尿食疗方。

3. 覆盆子羊腰补肾散。羊腰（羊肾）10 只，覆盆子 100g，面粉 250g，红糖 50g。将覆盆子研成极细末，羊腰洗净去臊腺，切碎，微火焙干，研成细末，与覆盆子末、面粉和匀，共炒熟，装瓶备用。每日 2 次，每次取 30g，加红糖、温开水调服。本品补肾固精，适用于肾气虚精关不固诸症，尤其适用于老年性尿失禁。

4. 覆盆子白果煲猪小肚。猪小肚 100～150g，白果 5 颗，覆盆子 10g，清水 500mL，盐少许。将白果洗净，炒熟，去壳；猪小肚洗净，切成小块；锅中注入清水，将白果、覆盆子、猪小肚放入锅内，烧开煮熟加少许盐即成。此品香鲜微咸，大孩子吃肚，小孩可喝汤。本品有补肝肾、缩小便之功用，适用于小儿夜间多尿或遗尿症。

【现代研究】覆盆子主要含有机酸类成分，如鞣花酸、覆盆子酸等，还含有黄酮类、萜类、生物碱、多糖等。现代药理研究显示，覆盆子具有抗氧化、抗焦虑、抗衰老、改善记忆、抑菌、降低血糖血脂、抗炎等作用。

【产品开发】覆盆子是一种药食两用的资源，扩大其加工产品类型有利于其推广。覆盆子中多糖含量丰富，将其提取出来，结合当前已有的食品加工方式，制成覆盆子糕、果冻、饮料，将使覆盆子走进更多人的生活，为更多人带来健康。

1. 覆盆子果糕。以新鲜覆盆子或覆盆子汁为原料，加入适量的糖或糖浆、凝胶剂、酸味剂及其他调味剂，通过一定的方法加工而成覆盆子果糕。

2. 覆盆子果冻。覆盆子蜂蜜果冻是一种创新型果冻，原料上采用了具有丰富营养价值的覆盆子干果和蜂蜜，两者混合既能调和覆盆子的涩味，使产品酸甜爽滑，又可充分发挥覆盆子的保健功能。

3. 覆盆子饮料。黄精覆盆子发酵饮品是一种由黄精和覆盆子等中药发酵制得的饮品。此外，覆盆子浆果也可通过发酵制成覆盆子酒；以鲜牛乳和覆盆子果汁为主要原料，可开发成新型发酵酸奶。

4. 雪玉覆虫膏。组成为覆盆子、玉竹、雪莲培养物粉、蛹虫草、山药、白茅根、赤小豆、葛根、桑椹、芡实、山楂、甘草、桔梗、牛蒡根、枳椇子、益智仁、猪胰粉、重瓣玫瑰花粉。全方调理阴阳，健脾益肾，适用于消渴病阴阳两虚者，症见神疲乏力，咽干口燥，腰膝酸冷，或手足畏寒，夜尿频多；头晕眼花，心悸失眠，自汗易感，气短懒言，颜面肢体浮肿，尿多泡沫，或小便量多，男子阳痿，女子性欲淡漠，大便干稀不调，舌体胖大，有齿痕，脉沉细无力。

5. 三子压片糖果。组成为异麦芽酮糖醇、南瓜子、覆盆子、枸杞子、韭菜、苦瓜、复配包衣剂（羟丙基甲基纤维素、二氧化钛、聚乙二醇、靛蓝铝色淀）、硬脂酸镁。本品具有温补肝肾、壮阳固精的功效，适用于肝肾亏虚者，症见腰膝酸痛，男性阳痿遗精、遗尿尿频，女性白浊带下。

6. 覆盆益椹固体饮料。组成为覆盆子、益智仁、桑椹、橘皮、佛手、干姜、肉桂、丁香。本品具有益元阳之火、温煦全身的功效，适用于阳虚人群，症见怕冷、怕风、四肢不温，男性阳痿不举，女性小腹冷痛、性欲冷淡，或夜尿清长，尿频尿急，或宫寒不孕，腰膝冷痛，肾虚作喘，虚阳上浮，眩晕目赤，心腹冷痛，虚寒吐泻，寒疝腹痛，痛经经闭。

2013 年 10 月 15 日，国家卫生计生委印发《新食品原料申报与受理规定》和《新食品原料安全性审查规程》。

《新食品原料申报与受理规定》

第一章　总则

第一条　为规范新食品原料申报与受理工作，根据《新食品原料安全性审查管理办法》，制定本规定。

第二条　申请新食品原料行政许可的单位或者个人（以下简称申请人），向国家卫生和计划生育委员会（以下简称国家卫生计生委）所属卫生监督中心申报新食品原料安全性评估材料，应当符合本规定。

第三条　新食品原料应当具有食品原料的特性，符合应当有的营养要求，且无毒、无害，对人体健康不造成任何急性、亚急性、慢性或者其他潜在性危害。符合上述要求且在我国无传统食用习惯的以下物品属于新食品原料的申报和受理范围。

（1）动物、植物和微生物；

（2）从动物、植物和微生物中分离的成分；

（3）原有结构发生改变的食品成分；

（4）其他新研制的食品原料。

第四条　以下情形不属于新食品原料的申报范围：

（1）不具有食品原料特性；

（2）已列入食品安全国家标准《食品添加剂使用标准》（GB2760）、《食品营养强化剂使用标准》（GB14880）的；

（3）国家卫生计生委已做出不予行政许可决定的；

（4）其他不符合有关法律、法规规定和新食品原料管理要求的。

第五条　申请人应当如实提交有关材料，对申请材料内容的真实性负责，并承担法律责任。

第二章　申请材料的一般要求

第六条　申请人应当提交申请材料原件1份，复印件4份。申请材料应当完整、清晰，前后内容表述一致。外文应当译为规范的中文，文献资料可提供中文摘要，并将译文附在相应的外文资料前。

第七条　新食品原料申请材料应当包括以下内容，并按照下列顺序排列成册，逐页标明页码，各项间应当有区分标志：

（1）申请表；

（2）新食品原料研制报告；

（3）安全性评估报告；

（4）生产工艺；

（5）执行的相关标准（包括安全要求、质量规格、检验方法等）；

（6）标签及说明书；

（7）国内外研究利用情况和相关安全性评估资料；

（8）申报委托书（委托代理申报时提供）；

（9）有助于评审的其他资料。

另附未启封最小包装的样品1件或者原料30g。

第八条　申请进口新食品原料的，除了提交第七条规定的材料外，还应当提交以下材料：

（1）进口新食品原料出口国（地区）相关部门或者机构出具的允许该产品在本国（地区）生产或者销售的证明材料；

（2）进口新食品原料生产企业所在国（地区）有关机构或者组织出具的对生产企业审查或者认证的证明材料。

第九条　申请材料中除检验报告及官方证明文件外，原件应当逐页加盖申请单位公章或骑缝章；如为个人申请，申请材料应当逐页加盖申请人名章或签字，并提供申请人身份证复印件。

第十条　申请人应当按照有关规定进行网上申报，填写申请表，同时填写第七条第（2）至（6）项可以向社会公开的内容。

第三章　材料的编制要求

第十一条　新食品原料研制报告应当包括下列内容：

（1）新食品原料的研发背景、目的和依据；

（2）新食品原料名称：包括商品名、通用名、化学名（包括化学物统一编码）英文名、拉丁名等；

（3）新食品原料来源：

①动物和植物类：产地、食用部位、形态描述、生物学特征、品种鉴定和鉴定方法及依据等。

②微生物类：分类学地位、生物学特征、菌种鉴定和鉴定方法及依据等资料。

③从动物、植物、微生物中分离的成分以及原有结构发生改变的食品成分：动物、植物、微生物的名称和来源等基本信息，新成分的理化特性和化学结构等资料。原有结构发生改变的食品成分还应提供该成分结构改变前后的理化特性和化学结构等资料。

④其他新研制的食品原料：来源、主要成分的理化特性和化学结构，相同或相似的物质用于食品的情况等。

（4）新食品原料主要营养成分及含量，可能含有的天然有害物质（如天然毒素或抗营养因子等）；

（5）新食品原料食用历史：国内外人群食用的区域范围、食用人群、食用量、食用时间及不良反应资料；

（6）新食品原料使用范围和使用量及相关确定依据；

（7）新食品原料推荐摄入量和适宜人群及相关确定依据；

（8）新食品原料与食品或已批准的新食品原料具有实质等同性的，还应当提供上述内容的对比分析资料。

第十二条　安全性评估报告应当包括下列材料：

（1）成分分析报告：包括主要成分和可能的有害成分检测结果及检测方法；

（2）卫生学检验报告：3批有代表性样品的污染物和微生物的检测结果及方法；

（3）毒理学评价报告

①国内外均无传统食用习惯的（不包括微生物类），原则上应当进行急性经口毒性试验、三项遗传毒性试验、90天经口毒性试验、致畸试验和生殖毒性试验、慢性毒性和致癌试验及代谢试验。

②仅在国外个别国家或国内局部地区有食用习惯的（不包括微生物类），原则上进行急性经口毒性试验、三项遗传毒性试验、90天经口毒性试验、致畸试验和生殖毒性试验；若有关文献材料及成分分析未发现有毒性作用且人群长期食用历史而未发现有害作用的新食品原料，可以先评价急性经口毒性试验、三项遗传毒性试验、90天经口

毒性试验和致畸试验。

③已在多个国家批准广泛使用的（不包括微生物类），在提供安全性评价材料的基础上，原则上进行急性经口毒性试验、三项遗传毒性试验、28天经口毒性试验。

④国内外均无食用习惯的微生物，应当进行急性经口毒性试验／致病性试验、三项遗传毒性试验、90天经口毒性试验、致畸试验和生殖毒性试验。仅在国外个别国家或国内局部地区有食用习惯的微生物类，应当进行急性经口毒性试验／致病性试验、二项遗传毒性试验、90天经口毒性试验；已在多个国家批准食用的微生物类，可进行急性经口毒性试验／致病性试验、二项遗传毒性试验。大型真菌的毒理学试验按照植物类新食品原料进行。

⑤根据新食品原料可能的毒性危害，选择必要的其他敏感试验或敏感指标进行毒理学试验，或者根据专家评审委委员的评审意见，验证或补充毒理学试验。

（4）微生物耐药性试验报告和产毒能力试验报告；

（5）安全性评估意见：按照危害因子识别、危害特征描述、暴露评估、危险性特征描述的原则和方法进行。

其中第（2）、（3）、（4）项报告应当由我国具有食品检验资质的检验机构（CMAF）出具，进口产品第（3）、（4）项报告可由国外符合良好实验室规范（CLP）的实验室出具。第（5）项应当由有资质的风险评估技术机构出具。

第十三条　生产工艺应当包括下列内容：

（1）动物、植物类：对于未经加工处理的或经过简单物理加工的，简述物理加工的生产工艺流程及关键步骤和条件，非食用部分去除或可食部位择取方法；野生、种植或养殖规模、生长情况和资源的储备量，可能对生态环境的影响；采集点、采集时间、环境背景及可能的污染来源；农业投入品使用情况；

（2）微生物类：发酵培养基组成、培养条件和各环节关键技术参数等；菌种的保藏、复壮方法及传代次数；对经过驯化或诱变的菌种，还应提供驯化或诱变的方法及驯化剂、诱变剂等研究性资料；

（3）从动物、植物和微生物中分离的和原有结构发生改变的食品成分：详细、规范的原料处理、提取、浓缩、干燥、消毒灭菌等工艺流程图和说明，各环节关键技术参数及加工条件，使用的原料、食品添加剂及加工助剂的名称、规格和质量要求，生产规模以及生产环境的区域划分。原有结构发生改变的食品成分还应提供结构改变的方法原理和工艺技术等；

（4）其他新研制的食品原料：详细的工艺流程图和说明，主要原料和配料及助剂，可能产生的杂质及有害物质等。

第十四条　执行的相关标准应当包括新食品原料的感观、理化、微生物等的质量和安全指标，检测方法以及编制说明。

第十五条　标签及说明书应当包括下列新食品原料名称、主要成分、使用方法、使用范围、推荐食用量、保质期等；必要的警示性标示，包括使用禁忌与安全注意事项等。

进口食品原料还应提供境外使用的标签及说明书。

第十六条　国内外的研究利用情况和相关安全性评估资料应当包括下列内容：

（1）国内外批准使用和市场销售应用情况；

（2）国际组织和其他国家对该原料的安全性评估资料；

（3）在科学杂志期刊公开发表的相关安全性研究文献资料。

第十七条　申报代理的委托书应当符合下列要求：

（1）载明委托申报的新食品原料名称、受委托单位名称、委托事项和委托日期，并加盖委托单位的公章或由法定代表人签名；

（2）委托书载明申报多个新食品原料的，首次申报时已提供证明文件原件的，在申报其他新食品原料时可提供复印件，并注明本次申报的内容；

（3）申报委托书应当经真实性公证；

（4）申报委托书如为外文，应当译成规范的中文，中文译文应当经中国公证机关公证。

第十八条　进口新食品原料的证明材料应当符合下列要求：

（1）出口国（地区）相关部门或者机构出具的允许该产品在本国（地区）生产或者销售的证明材料，应当由政府主管部门、行业协会出具。无法提供原件的可提供复印件，复印件须由出具单位确认或由中国驻该国使（领）馆确认；

（2）生产企业所在国（地区）有关机构或者组织出具的对生产企业审查或者认证的证明材料，应当由政府主管部门、行业协会出具。无法提供文件原件的，可提供复印件，复印件须由出具单位确认或由中国驻该国使（领）馆确认；

（3）应当载明新食品原料名称、申请人名称、出具文件的单位名称并加盖单位印章或法定代表人（或其授权人）签名及文件出具日期；

（4）所载明的新食品原料名称和申请单位名称应当与所申请的内容一致；

（5）一份证明文件载明多个新食品原料的应当同时申请，其中一个新食品原料提供原件，其他可提供复印件，并提供书面说明，指明证明文件所在的申报产品；

（6）证明文件如为外文，应译为规范的中文，中文译文应当由中国公证机关公证；

（7）凡证明文件载明有效期的，申请人应在其有效期内提出申请。

无法提交证明材料的，可由国家卫生计生委组织专家进行现场核查。

第四章　审核与受理

第十九条　卫生监督中心接收新食品原料申请材料后，应当向申请人出具"行政许可申请材料接收凭证"。

第二十条　卫生监督中心对接收的申请材料进行审核，并根据下列情况在5个工日内分别做出处理：

（1）不属于新食品原料申报和受理范围的，出具"行政许可申请不予受理决定书"；

（2）申请材料需要补正的，出具"申请材料补正通知书"，一次性书面告知申请人需要补正的全部内容，补正的申请材料仍然不符合有关要求的，可以要求继续补正；

（3）申请材料齐全、符合法定形式的，或者申请人按照要求提交全部补正申请材料并符合要求的，予以受理并出具"行政许可申请受理通知书"。

第二十一条　"行政许可申请材料接收凭证""申请材料补正通知书""行政许可申请受理通知书""行政许可申请不予受理决定书"，均应当注明日期并加盖行政许可专用印章。上述文书一式两份，一份交申请人，一份存档。

第二十二条　申请人接到《行政许可技术评审延期通知书》后，应当在1年内一次性提交全部补充材料原件1份。补充材料应当注明提交日期。

逾期未提交的，视为终止申报。如因特殊原因延误的，应在逾期前提交书面说明。

第二十三条　终止申报或未获批准的，申请人可书面申请退回以下材料：

（1）申报委托书；

（2）由出口国（地区）相关部门或者机构出具的生产或者销售的证明材料（载明多个产品并同时申请的证明文件原件除外）及公证书；

（3）生产企业所在国（地区）有关机构或者组织出具的对生产企业审查或者认证的证明材料（载明多个产品并同时申请的证明文件原件除外）及公证书。其他申报材料不予退还，由卫生监督中心存档。

第二十四条　本规定自发布之日起实施，以往有关文件与本规定不一致的，以本规定为准。卫生部《新资源食品安全性评价规程》和《新资源品卫生行政许可申报与受理规定》同时废止。

第二十五条　本规定由国家卫生计生委负责解释。

《新食品原料安全性审查规程》

第一章 总 则

第一条 为规范新食品原料安全性评估材料的审查（以下简称安全性审查）工作，根据《新食品原料安全性审查管理办法》，制定本规程。

第二条 新食品原料安全性审查是由国家卫生和计划生育委员会（以下简称国家卫生计生委）组织专家对安全性评估材料进行评审、必要时结合现场核查作出技术评审结论。国家卫生计生委根据技术评审结论作出是否批准的许可决定。

第三条 国家卫生计生委所属卫生监督中心承担对受理的新食品原料安全性评估材料组织开展专家评审和现场核查，以及技术评审结论的审核、报批等相关工作。

第二章 专家评审要求

第四条 卫生监督中心受理新食品原料安全性评估材料后，应当于 60 日内组织专家评审委员会会议（以下简称评审会议）进行评审。评审会议原则上每两个月召开 1 次。

第五条 卫生监督中心根据受理产品特点和安全性审查工作的需要，从专家库中随机抽选专家组成专家评审委员会。评审委员会至少由 9 名专家组成，一般应当包括食品、营养、医学、药学等专业的专家。同一专家连续参加评审会议不得超过三次。

有特殊专业需求时，经国家卫生计生委相关主管司局同意，可邀请专家库以外的专家参加。

第六条 每次评审会议召开前，专家评审委员会自行选举产生主任委员 1 名、副主任委员 1～2 名、秘书 1～2 名。主任委员负责主持评审会议、审定会议纪要及评审报告，副主任委员协助主任委员工作，秘书负责记录和整理评审意见。

第七条 专家评审委员会根据国家有关法律、法规要求，结合《新食品原料申报与受理规定》对申请材料进行评审，提出技术评审意见，并对技术评审意见负责。

第八条 专家评审委员会应当对下列内容进行重点评审：

（一）研发报告应当完整、规范，目的明确，依据充分，过程科学；

（二）生产工艺应当安全合理，加工过程中所用原料、添加剂及加工助剂应当符合我国食品安全标准和有关规定；

（三）执行的相关标准（包括安全要求、质量规格、检验方法等）应当符合我国食品安全标准和有关规定；

（四）各成分含量应当在预期摄入水平下对健康不产生影响；

（五）卫生学检验指标应当符合我国食品安全标准和有关规定；

（六）毒理学评价报告应当符合《食品安全性毒理学评价程序和方法》（GB15193）规定；

（七）安全性评估意见的内容、格式及结论应当符合《食品安全风险评估管理规定》的有关规定；

（八）标签及说明书应当符合我国食品安全国家标准和有关规定。

第九条　参与评审的专家与评审的产品存在利害关系时应当主动提出回避。专家对申请材料中涉及的商业机密应当予以保密。

第三章　现场核查要求

第十条　新食品原料技术评审过程中，评审委员会认为需要进行现场核查的，应当向卫生监督中心提出并指定现场核查的重点内容。

第十一条　卫生监督中心根据核查产品的特点，从专家库中随机抽选3名以上专家，组成现场核查专家组承担现场核查任务，同时应派相关人员负责现场核查的组织和监督工作。

第十二条　卫生监督中心应当在现场核查前将核查的时间、地点及内容，书面告知申请人及其所在的省级卫生监督机构。

第十三条　省级卫生监督机构应当派1～2名专家参与现场核查工作。

第十四条　现场核查专家组应当查看生产现场、核准研制及生产记录，针对专家评审委员会指定的重点内容进行核查。必要时，可根据现场情况增加核查内容。

第十五条　现场核查专家组根据现场核查情况，提出核查意见并对核查意见负责。

第十六条　参加现场核查的专家不参与所核查产品后续的安全性评审工作，但根据需要可向专家评审委员会介绍核查有关情况。

第四章　审查与批准

第十七条　专家评审委员会通过评审对新食品原料做出技术评审结论。技术评审结论分为4类：延期再审、建议不批准、终止审查和建议批准。

第十八条　有下列情况之一的，专家评审委员会作出"延期再审"的技术评审结论：

（一）需修改、补充材料的；

（二）需要进行现场核查的；

（三）需要进行验证性试验的；

（四）需要进一步科学论证的；

（五）其他延期再审的情况。

卫生监督中心对技术评审结论为"延期再审"的，向申请人出具"行政许可技术评审延期通知书"。

对需要补充检验或对检验结果需要验证的，应当将检验项目、检验批次、检验方法等要求告知申请人。验证试验应当在取得资质认定的食品检验机构进行。对尚无食品安全国家标准检验方法的，应当首先对检验方法进行验证。

第十九条　有下列情况之一的，专家评审委员会做出"建议不批准"的技术评审结论：

（一）不具有食品原料特性的；

（二）不符合应当有的营养要求的；

（三）安全性不能保证的；

（四）申报材料或样品不真实的；

（五）其他不符合我国有关法律、法规规定的。

卫生监督中心对技术评审结论为"建议不批准"的，向申请人出具"行政许可技术评审意见告知书"。

第二十条　申请人对专家评审委员会"建议不批准"的技术评审结论有异议的，可在30日内提出复核申请。卫生监督中心应当及时组织专家评审委员会对复核申请进行复核。

经复核后维持原"建议不批准"的以及逾期未提出复核申请的，卫生监督中心报国家卫生计生委核准后做出不予许可的决定，向申请人出具"不予行政许可决定书"，并告知不予许可的理由。

第二十一条　有下列情况之一的，专家评审委员会作出"终止审查"的技术评审结论：

（一）经审核为普通食品或与普通食品具有实质等同的；

（二）与已公告的新食品原料具有实质等同的；

（三）其他终止审查的情况。

对技术评审结论为"终止审查"的，卫生监督中心报国家卫生计生委核准后做出终止审查的决定，向申请人出具"行政许可终止审查通知书"，并告知终止审查的理由。

第二十二条　专家评审委员会对符合食品安全要求的，做出"建议批准"的技术评审结论。

对技术评审结论为"建议批准"的，卫生监督中心报国家卫生计生委核准后，由国家卫生计生委向社会公开征求意见，征求意见时间为 30 日。

卫生监督中心应当及时组织专家对征集的意见进行研究，并将研究意见和审查建议报送国家卫生计生委。

第二十三条　国家卫生计生委对卫生监督中心报送的审查建议进行行政审批，准予许可的向社会公告。卫生监督中心向申请人出具"行政许可审查结论通知书"。

第五章　附则

第二十四条　卫生监督中心应当及时向社会公开"终止审查"和"准予许可"的新食品原料情况，以便公众查阅。

第二十五条　卫生监督中心应当对新食品原料的申请材料和技术评审资料建立档案，妥善保存。

第二十六条　本规程自发布之日起实施。以往有关文件与本规程不一致的，按照本规程执行。

第二十七条　本规程由国家卫生计生委负责解释。

2016 年，中华中医药学会发布标准《药食同源药膳标准通则》（T/CACM 007-2016）。

《药食同源药膳标准通则》

1 范围

本标准适用于药食同源药膳食品。

2 规范性引用文件

下列文件对于本文件的应用是必不可少的。凡是注日期的引用文件，仅所注日期的版本适用于本文件。凡是不注日期的引用文件，其最新版本（包括所有的修改单）适用于本文件。

GB 2760 食品安全国家标准 食品添加剂使用标准

GB 2761 食品安全国家标准 食品中真菌毒素限量

GB 2762 食品安全国家标准 食品中污染物限量

GB 2763 食品安全国家标准 食品中农药最大残留限量

GB 7718 食品安全国家标准 预包装食品标签通则

GB 13432 食品安全国家标准 预包装特殊膳食用食品标签

GB 14880 食品安全国家标准 食品营养强化剂使用标准（含 5 个增补公告）

GB/T 27306 食品安全管理体系 餐饮业要求

GB 28050 食品安全国家标准 预包装食品营养标签通则

GB 29921 食品安全国家标准 食品中致病菌限量

ZYYXH/T157—2009 中国体制分类与判定

卫生部关于进一步规范保健食品原料管理的通知（卫法监发〔2002〕51 号）

中华人民共和国药典 一部、四部

3　术语和定义

3.1　药食同源

药食同源是指按照传统既是食品又是中药材的物质，具有传统食用习惯，且列入国家中药材标准（包括《中华人民共和国药典》及相关中药材标准）中的动物和植物可使用部分（包括食品原料、香辛料和调味品）。

3.2　药食同源药膳

药食同源药膳是在中医理论指导下，运用药食同源的基本思想，将药食同源中药与传统食物相配伍，经传统或现代技术加工而成的，具有饮食治疗、养生、保健作用一类膳食品。

4　技术要求

4.1　一般要求

4.1.1　遵循中医药理论

遵循中医药膳学理论，选择安全可靠的配方，对有记载的药膳配伍禁忌应予以重视和参考。

4.1.2　遵循药食同源药膳调理总原则

药食同源药膳的调理总原则为平衡阴阳、扶正祛邪。具体表现在寒则热之、热则寒之、虚则补之、实则泻之。寒则热之，是指对体质偏寒的亚健康人群或寒证患者温热性质的药食同源药膳进行调理；热则寒之，是指对体质偏热的亚健康人群或热证患者用寒凉性质的药食同源药膳进行调理；虚则补之，是指对体质偏虚的亚健康人群或虚证患者用补益扶正的药食同源药膳进行调理；实则泻之，是指对有实邪的亚健康人群或实证患者用攻逐祛邪的药食同源药膳进行调理。

4.1.3　遵循三因制宜的条例原则

一是因时制宜：根据时令气候节律的特点来选用药食同源药膳进行调理，如春季多以升阳疏肝为主，夏季多以清心解暑为原则，长夏多以健脾化湿为主，秋季多以甘润养肺为主，冬季多以温补肾气为主；

二是因地制宜：根据不同地区的地理环境特点来选用药食同源药膳进行调理，如我国西北地区，地势高而寒冷，多选用辛温药膳，东南地区，地势低而温热，多选用寒凉药膳；

三是因人制宜：根据每个人的年龄、性别、体质等不同特点来选用药食同源药膳进行调理，如老年人多以补益为主，气虚体质多以益气为主，阳虚体质多以温阳为主，血虚体质多以补血为主，阴虚体质多以滋阴为主，痰湿体质多以化痰祛湿为主，湿热体质多以清热祛湿为主，气郁体质多以行气解郁为主，血瘀体质多以活血祛瘀为主，寒湿体质多以散寒祛湿为主。

4.1.4 遵循"君、臣、佐、使"的配伍原则

遵循中医药膳学的理论中"君臣佐使"的组方原则。"君"是针对人体的主要状态而设，为主要原料；"臣"是针对人体的主要状态的相关表现或加强"君"作用的辅助原料，其性味功效与"君"相似；"佐"是针对人体的次要状态，或限制"君""臣"的过偏之性；"使"是具有引经或调和作用的原料。

4.1.5 遵循的配伍禁忌

遵循传统中医药膳学的配伍禁忌，包括药食同源中药与食物的配伍禁忌；食物与食物的配伍禁忌；孕妇、产妇的配伍禁忌；疾病忌口等。

4.1.6 适用范围

药食同源药膳可应用于亚健康人群和疾病患者（尤其是疾病康复阶段患者或慢性病患者）。亚健康人群可遵循上述原则使用药食同源药膳；疾病患者（尤其是疾病康复阶段患者或慢性病患者）可在就医治疗的基础上配合药食同源药膳进行辨证施膳。

4.1.7 常见药食同源药膳的类别

参照本标准附录 A（规范性附录）。

4.1.8 药食同源中药的药性、功效及使用推荐

详见本标准附录 B（规范性附录）。

4.1.9 药食同源药膳的加工

应符合 GB/T.27306 的规定。

4.2 原料要求

原料（包括药食同源中药和食物）应符合相应的食品标准和有关规定。

4.3 食品添加剂和营养强化剂要求

4.3.1 食品添加剂的使用应符合 CB2760 的规定。

4.3.2 营养强化剂的使用量应符合 GB 14880 和（或）有关规定。

4.4 其他

符合相应的食品标准和有关规定。

附录 A
（规范性附录）
常见药食同源药膳的类别及主要作用

产品类别	适用的人群的体质类别	体质表现
补气类	气虚体质	总体特征：元气不足，以疲乏、气短、自汗等气虚表现为主要特征 形体特征：肌肉松软不实 常见表现：平素语音低弱，气短懒言，容易疲乏，精神不振，易出汗，舌淡红，舌边有齿痕，脉弱 心理特征：性格内向，不喜冒险 发病倾向：易患感冒、内脏下垂等病；病后康复缓慢 对外界环境适应能力：不耐受风、寒、暑、湿邪
滋阴类	阴虚体质	总体特征：阴液亏少，以口燥咽干、手足心热等虚热表现为主要特征 形体特征：体形偏瘦 常见表现：手足心热，口燥咽干，鼻微干，喜冷饮，大便干燥，舌红少津，脉细数 心理特征：性情急躁，外向好动，活泼 发病倾向：易患虚劳、失精、不寐等病；感邪易从热化 对外界环境适应能力：耐冬不耐夏；不耐受暑、热、燥邪
温阳类	阳虚体质	总体特征：阳气不足，以畏寒怕冷、手足不温等虚寒表现为主要特征 形体特征：肌肉松软不实 常见表现：平素畏冷，手足不温，喜热饮食，精神不振，舌淡胖嫩，脉沉迟 心理特征：性格多沉静、内向 发病倾向：易患痰饮、肿胀、泄泻等病；感邪易从寒化 对外界环境适应能力：耐夏不耐冬；易感风、寒、湿邪
理气类	气郁体质	总体特征：气机郁滞，以神情抑郁、忧虑脆弱等气郁表现为主要特征 形体特征：形体瘦者为多 常见表现：神情抑郁，情感脆弱，烦闷不乐，舌淡红，苔薄白，脉弦 心理特征：性格内向不稳定，敏感多虑 发病倾向：易患脏躁、梅核气、百合病及郁证等 对外界环境适应能力：对精神刺激适应能力较差；不适应阴雨天气
活血化瘀类	血瘀体质	总体特征：血行不畅，以肤色晦暗、舌质紫暗等血瘀表现为主要特征 形体特征：胖瘦均见 常见表现：肤色晦暗，色素沉着，容易出现瘀斑，口唇暗淡，舌黯或有瘀点，舌下络脉紫黯或增粗，脉涩 心理特征：易烦，健忘 发病倾向：易患癥瘕及痛证、血证等病证 对外界环境适应能力：不耐受寒邪
化痰祛湿类	痰湿体质	总体特征：痰湿凝聚，以形体肥胖、腹部肥满、口黏苔腻等痰湿表现为主要特征 形体特征：体形肥胖，腹部肥满松软 常见表现：面部皮肤油脂较多，多汗且黏，胸闷，痰多，口黏腻或甜，喜食肥甘甜黏，苔腻，脉滑 心理特征：性格偏温和、稳重，多善于忍耐 发病倾向：易患消渴、中风、胸痹等病 对外界环境适应能力：对梅雨季节及湿重环境适应能力差

产品类别	适用的人群的体质类别	体质表现
清热化湿类	湿热体质	总体特征：湿热内蕴，以面垢油光、口苦、苔黄腻等湿热表现为主要特征 形体特征：形体中等或偏瘦 常见表现：面垢油光，易生痤疮，口苦口干，身重困倦，大便黏滞不畅或燥结，小便短黄，男性易阴囊潮湿，女性易带下增多，舌质偏红，苔黄腻，脉滑数 心理特征：容易心烦急躁 发病倾向：易患疮疖、黄疸、热淋等病 对外界环境适应能力：对夏末秋初湿热气候，湿重或气温偏高环境较难适应
补血类	血虚体质	总体特征：人体血液质和量不足的状态，女性多于男性，老年人亦多见。血虚质者其不适表现为血虚症状，以心肝血虚为主 形体特征：胖瘦均见，消瘦偏多 常见表现：面色苍白或萎黄，头发枯黄，唇色及指甲淡白变软、易裂；或起床或起立过快时，易出现头昏眼花，劳累易头痛；或心慌，健忘，失眠多梦；或手足发麻，冬季皮肤干燥瘙痒；或怕冷不怕热；女性月经减少或延迟；舌质淡，脉细无力等 心理特征：性格内向、胆怯 发病倾向：贫血、痔疮、习惯性便秘；女性则容易患不孕、功能性子宫出血、容貌过早衰老等 对外界环境适应能力：适应能力差，免疫力较低
散寒祛湿类	寒湿体质	总体特征：伤于寒湿，气血运行受阻的状态，女性多于男性。分外感寒湿和内伤寒湿，其中内伤寒湿以寒湿困脾、脾肾阳虚为主 形体特征：形体偏胖者多见 常见表现：面色发白，严重者可见青黑；畏寒肢冷；或四肢关节疼痛、筋骨疼痛；或腹痛泄泻；或肢体浮肿；女经期见痛经或经期延迟；苔白，脉迟 心理特征：性格多沉静、温和 发病倾向：易患感冒、泄泻、水肿、痹症等；女性则易患经带病、不孕等病证 对外界环境适应能力：不耐风寒湿，耐夏不耐冬

附录B
（规范性附录）
药食同源中药的药性、功效及使用推荐

序号	物质名称	性味归经	功效	体质推荐
1	丁香	辛，温。归脾、胃、肺、肾经	温中降逆，补肾助阳	阳虚体质
2	八角茴香	辛，温。归肝、肾、脾、胃经	温阳散寒，理气止痛	阳虚体质、气郁体质
3	刀豆	甘，温。归胃、肾经	温中，下气，止呃	气郁体质
4	小茴香	辛，温。归肝、肾、脾、胃经	散寒止痛，理气和胃	阳虚体质、气郁体质
5	小蓟	甘、苦，凉。归心、肝经	凉血止血，散瘀解毒消痈	
6	山药	甘，平。归脾、肺、肾经	补脾养胃，生津益肺，补肾涩精	气虚体质、痰湿体质
7	山楂	酸、甘，微温。归脾、胃、肝经	消食健胃，行气散瘀，化浊降脂	血瘀体质、痰湿体质
8	马齿苋	酸，寒。归肝、大肠经	清热解毒，凉血止血，止痢	湿热体质
9	乌梢蛇	甘，平。归肝经	祛风，通络，止痉	
10	乌梅	酸、涩，平。归肝、脾、肺、大肠经	敛肺，涩肠，生津，安蛔	
11	木瓜	酸，温。归肝、脾经	舒筋活络，和胃化湿	痰湿体质
12	火麻仁	甘，平。归脾、胃、大肠经	润肠通便	阴虚体质
13	玳玳花	苦、甘，寒。归肝、胃、心包经	理气宽胸，开胃止呕	气郁体质
14	玉竹	甘，微寒。归肺、胃经	养阴润燥，生津止渴	阴虚体质
15	甘草	甘，平。归心、肺、脾、胃经	补脾益气，清热解毒，祛痰止咳，缓急止痛，调和诸药	气虚体质
16	白芷	辛，温。归胃、大肠、肺经	解表散寒，祛风止痛，宣通鼻窍，燥湿止带，消肿排脓	
17	白果	甘、苦、涩，平；有毒。归肺、肾经	敛肺定喘，止带缩尿	痰湿体质
18	白扁豆	甘，微温。归脾、胃经	健脾化湿，和中消暑	痰湿体质
19	白扁豆花	甘、淡，平。归脾、胃经	健脾和胃，消暑化湿	
20	龙眼肉（桂圆）	甘，温。归心、脾经	补益心脾，养血安神	气虚体质
21	决明子	甘、苦、咸，微寒。归肝、大肠经	清热明目，润肠通便	
22	百合	甘，寒。归心、肺经	养阴润肺，清心安神	阴虚体质
23	肉豆蔻	辛，温。归脾、胃、大肠经	温中行气，涩肠止泻	阳虚体质、气郁体质
24	肉桂	辛、甘，大热。归肾、脾、心、肝经	补火助阳，引火归原，散寒止痛，温通经脉	阳虚体质
25	余甘子	甘、酸、涩，凉。归肺、胃经	清热凉血，消食健胃，生津止咳	

续表

序号	物质名称	性味归经	功效	体质推荐
26	佛手	辛、苦、酸，温。归肝、脾、胃、肺经	疏肝理气，和胃止痛，燥湿化痰	气郁体质
27	杏仁（苦杏仁、甜杏仁）	苦杏仁：苦，微温；有小毒。归肺、大肠经 甜杏仁：甘，平。归肺、大肠经	苦杏仁：降气止咳平喘，润肠通便 甜杏仁：润肺，平喘，宽肠通便	痰湿体质
28	沙棘	酸、涩，温。归脾、胃、肺、心经	健脾消食，止咳祛痰。活血散瘀	气虚体质、阴虚体质
29	牡蛎	咸，微寒。归肝、胆、肾经	重镇安神，潜阳补阴，软坚散结	阴虚体质
30	芡实	甘、涩，平。归脾、肾经	益肾固精，补脾止泻，除湿止带	
31	花椒	辛，温。归脾、胃、肾经	温中止痛，杀虫止痒	阳虚体质
32	赤小豆	甘、酸，平。归心、小肠经	利水消肿，解毒排脓	湿热体质
33	阿胶	甘，平。归肺、肝、肾经	补血滋阴，润燥，止血	阴虚体质
34	鸡内金	甘，平。归脾、胃、小肠、膀胱经	健胃消食，涩精止遗，通淋化石	
35	麦芽	甘，平。归脾、胃经	行气消食，健脾开胃，回乳消胀	气郁体质
36	昆布	咸，寒。归肝、胃、肾经	消痰软坚散结，利水消肿	痰湿体质
37	枣（大枣、黑枣、酸枣）	大枣：甘，温。归脾、胃、心经 酸枣：甘、酸，平。归肝、胆、心经 黑枣：甘，温。归脾、胃经	大枣：补中益气，养血安神 酸枣：养心补肝，宁心安神，敛汗生津 黑枣：补脾胃，调和诸药	气虚体质
38	罗汉果	甘，凉。归肺、大肠经	清热润肺，利咽开音，滑肠通便	阴虚体质
39	郁李仁	辛、苦、甘，平。归脾、大肠、小肠经	润肠通便，下气利水	气郁体质
40	金银花	甘，寒。归肺、心、胃经	清热解毒，疏散风热	湿热体质
41	青果	甘、酸，平。归肺、胃经	清热解毒，利咽，生津	
42	鱼腥草	辛，微寒。归肺经	清热解毒，消痈排脓，利尿通淋	湿热体质
43	姜（生姜、干姜）	生姜：辛，微温。归肺、脾、胃经 干姜：辛，热。归脾、胃、肾、心、肺经	生姜：解表散寒，温中止呕，化痰止咳，解鱼蟹毒 干姜：温中散寒，回阳通脉，温肺化饮	阳虚体质
44	枳椇子	甘、酸，平。归胃经	清热利尿，止咳除烦，解酒毒	阴虚体质、湿热体质
45	枸杞子	甘，平。归肝、肾经	滋补肝肾，益精明目	阳虚体质、阴虚体质、气郁体质
46	栀子	苦，寒。归心、肺、三焦经	泻火除烦，清热利湿，凉血解毒；外用消肿止痛	湿热体质
47	砂仁	辛，温。归脾、胃、肾经	化湿开胃，温脾止泻，理气安胎	阳虚体质、气郁体质
48	胖大海	甘，寒。归肺、大肠经	清热润肺，利咽开音，润肠通便	痰湿体质

序号	物质名称	性味归经	功效	体质推荐
49	茯苓	甘、淡，平。归心、肺、脾、肾经	利水渗湿，健脾宁心	痰湿体质
50	香橼	辛、苦、酸，温。归肝、脾、肺经	疏肝理气，宽中，化痰	气郁体质
51	香薷	辛，微温。归肺、胃经	发汗解表，化湿和中	
52	桃仁	苦、甘，平。归心、肝、大肠经	活血祛瘀，润肠通便，止咳平喘	血瘀体质
53	桑叶	甘、苦，寒。归肺、肝经	疏散风热，清肺润燥，清肝明目	
54	桑椹	甘、酸，寒。归心、肝、肾经	滋阴补血，生津润燥	阴虚体质
55	橘红	辛、苦，温。归肺、脾经	消痰，利气，宽中，散结	气郁体质
56	桔梗	苦、辛，平。归肺经	宣肺，利咽，祛痰，排脓	
57	益智仁	辛，温。归脾、肾经	暖肾固精缩尿，温脾止泻摄唾	阳虚体质
58	荷叶	苦，平。归肝、脾、胃经	清暑化湿，升发清阳，凉血止血	湿热体质
59	莱菔子	辛、甘，平。归肺、脾、胃经	消食除胀，降气化痰	气郁体质、痰湿体质
60	莲子	甘、涩，平。归脾、肾、心经	补脾止泻，止带，益肾涩精，养心安神	痰湿体质
61	高良姜	辛，热。归脾、胃经	温胃止呕，散寒止痛	阳虚体质
62	淡竹叶	甘、淡，寒。归心、胃、小肠经	清热泻火，除烦止渴，利尿通淋	
63	淡豆豉	苦、辛，凉。归肺、胃经	解表，除烦，宣发郁热	
64	菊花	甘、苦，微寒。归肺、肝经	散风清热，平肝明目，清热解毒	湿热体质
65	菊苣	微苦、咸，凉。归肝、胆、胃经	清肝利胆，健胃消食，利尿消肿	
66	黄芥子	辛，温。归肺经	温肺豁痰利气，散结通络止痛	
67	黄精	甘，平。归脾、肺、肾经	补气养阴，健脾，润肺，益肾	气虚体质、阴虚体质
68	紫苏	辛，温。归肺、脾经	解表散寒，行气和胃	
69	紫苏子	辛，温。归肺经	降气化痰，止咳平喘，润肠通便	气郁体质
70	葛根	甘、辛，凉。归脾、胃、肺经	解肌退热，生津止渴，透疹，升阳止泻，通经活络，解酒毒	
71	黑芝麻	甘，平。归肝、肾、大肠经	补肝肾，益精血，润肠燥	阴虚体质
72	黑胡椒	辛，热。归胃、大肠经	温中散寒，下气，消痰	阳虚体质
73	槐米	苦，微寒。归肝、大肠经	凉血止血，清肝泻火	
74	槐花	苦，微寒。归肝、大肠经	凉血止血，清肝泻火	
75	蒲公英	苦、甘，寒。归肝、胃经	清热解毒，消肿散结，利尿通淋	痰湿体质
76	蜂蜜	甘，平。归肺、脾、大肠经	补中，润燥，止痛，解毒；外用生肌敛疮	气虚体质、阴虚体质
77	榧子	甘，平。归肺、胃、大肠经	杀虫消积，润肺止咳，润燥通便	
78	酸枣仁	甘、酸，平。归肝、胆、心经	养心补肝，宁心安神，敛汗生津	阴虚体质

续表

序号	物质名称	性味归经	功效	体质推荐
79	鲜白茅根	甘，寒。归肺、胃、膀胱经	凉血止血，清热利尿	湿热体质
80	鲜芦根	甘，寒。归肺、胃经	清热泻火，生津止渴，除烦，止呕，利尿	湿热体质
81	蝮蛇	苦，寒；有毒	祛风、解毒、下乳、通络	
82	橘皮	辛、苦，温。归肺、脾经	理气宽中，燥湿化痰	气郁体质
83	薄荷	辛，凉。归肺、肝经	疏散风热，清利头目，利咽，透疹，疏肝行气	
84	薏苡仁	甘、淡，凉。归脾、胃、肺经	利水渗湿，健脾止泻，除痹，排脓，解毒散结	湿热体质
85	薤白	辛、苦，温。归心、肺、胃、大肠经	通阳散结，行气导滞	气郁体质
86	覆盆子	甘、酸，温。归肝、肾、膀胱经	益肾固精缩尿，养肝明目	阳虚体质
87	藿香	辛，微温。归脾、胃、肺经	芳香化浊，和中止呕，发表解暑	

2021 年 11 月 10 日，国家卫生健康委印发《按照传统既是食品又是中药材的物质目录管理规定》。

《按照传统既是食品又是中药材的物质目录管理规定》

第一条　根据《中华人民共和国食品安全法》及其实施条例，为规范按照传统既是食品又是中药材的物质（以下简称食药物质）目录管理，制定本规定。

第二条　以保障食品安全和维护公众健康为宗旨，遵循依法、科学、公开的原则制定食药物质目录并适时更新。

第三条　食药物质是指传统作为食品，且列入《中华人民共和国药典》（以下简称《中国药典》）的物质。

第四条　国家卫生健康委会同市场监管总局制定、公布食药物质目录，对目录实施动态管理。

第五条　纳入食药物质目录的物质应当符合下列要求：

（一）有传统上作为食品食用的习惯；

（二）已经列入《中国药典》；

（三）安全性评估未发现食品安全问题；

（四）符合中药材资源保护、野生动植物保护、生态保护等相关法律法规规定。

第六条　省级卫生健康行政部门结合本辖区情况，向国家卫生健康委提出修订或增补食药物质目录的建议，同时提供下列材料：

（一）物质的基本信息（中文名、拉丁学名、所属科名、食用部位等）；

（二）传统作为食品的证明材料（证明已有 30 年以上作为食品食用的历史）；

（三）加工和食用方法等资料；

（四）安全性评估资料；

（五）执行的质量规格和食品安全指标。

第七条 安全性评估资料应符合以下要求：

（一）成分分析报告：包括主要成分和可能的有害成分监测结果及检测方法；

（二）卫生学检验报告：3批有代表性样品的污染物和微生物的检测结果及方法；

（三）毒理学评价报告：至少包括急性经口毒性试验、3项遗传毒性试验、90天经口毒性试验和致畸试验；其中，在古代医籍中有两部以上食疗本草记载无毒性、无服用禁忌（包括不宜久食）的品种，可以只提供本条第（一）、（二）项试验资料；

（四）药理作用的特殊针对性指标的试验资料，包括对主要药理成分的风险评估报告。

第八条 国家卫生健康委委托技术机构负责食药物质目录修订的技术审查等工作。委托的技术机构负责组织相关领域的专家，开展食药物质食品安全风险评估、社会稳定风险评估等工作，形成综合评估意见。市场监管部门根据工作需要，可指派专家参与开展食药物质食品安全风险评估、社会稳定风险评估工作。

根据工作需要，委托的技术机构可以组织专家现场调研、核查，也可以采取招标、委托等方式选择具有技术能力的单位承担相关研究论证工作。

第九条 国家卫生健康委对技术机构报送的综合评估意见进行审核，将符合本规定要求的物质纳入食药物质目录，会同市场监管总局予以公布。

公布的食药物质目录应当包括中文名、拉丁学名、所属科名、可食用部位等信息。

第十条 有下列情形之一的，应当研究修订目录：

（一）食品安全风险监测和监督管理中有新的科学证据表明存在食品安全问题；

（二）需要对食药物质的基本信息等进行调整；

（三）其他需要修订的情形。

委托的技术机构根据最新研究进展，可以向国家卫生健康委提出修订食药物质目录的建议和风险监测方案。

第十一条 对新纳入食药物质目录的物质，提出建议的省级卫生健康行政部门应当将其列入食品安全风险监测方案。根据风险监测和风险评估结果，适时提出制定或指定适用食品安全国家标准的建议。

第十二条 食品生产经营者使用食药物质应当符合国家法律、法规、食品安全标准和食药物质目录的相关规定，产品标签标识和经营中不得声称具有保健功能、不得涉及疾病预防治疗功能。

第十三条 本规定自发布之日起实施。

2014 年 11 月 6 日，国家卫生计生委办公厅发布《按照传统既是食品又是中药材物质目录管理办法》（征求意见稿），将既是食品又是中药材的物质的目录进行修订，并公开征求意见。

按照传统既是食品又是中药材物质目录
（征求意见稿）

注：排序按照植物、动物，再按笔画

序号	物质名称	植物名 / 动物名	拉丁学名	所属科名	使用部分	备注
1	丁香	丁香	*Eugenia caryophyllata* Thunb.	桃金娘科	花蕾	
2	八角茴香	八角茴香	*Illicium verum* Hook.f.	木兰科	成熟果实	在调味品中也称"八角"
3	刀豆	刀豆	*Canavalia gladiata*（Jacq.）DC.	豆科	成熟种子	
4	小茴香	茴香	*Foeniculum vulgare* Mill.	伞形科	成熟果实	用于调味时还可用叶和梗
5	小蓟	刺儿菜	*Cirsium setosum*（Willd.）MB.	菊科	地上部分	
6	山药	薯蓣	*Dioscorea opposita* Thunb.	薯蓣科	根茎	

续表

序号	物质名称	植物名/动物名	拉丁学名	所属科名	使用部分	备注
7	山楂	山里红	*Crataegus pinnatifida* Bge. var. *major* N.E.Br.	蔷薇科	成熟果实	
		山楂	*Crataegus pinnatifida* Bge.	蔷薇科		
8	马齿苋	马齿苋	*Portulaca oleracea* L.	马齿苋科	地上部分	
9	乌梅	梅	*Prunus mume*（Sieb.）Sieb. et Zucc.	蔷薇科	近成熟果实	
10	木瓜	贴梗海棠	*Chaenomeles speciosa*（Sweet）Nakai	蔷薇科	近成熟果实	
11	火麻仁	大麻	*Cannabis sativa* L.	桑科	成熟果实	
12	代代花	代代花	*Citrus aurantium* L. var. *amara* Engl.	芸香科	花蕾	果实地方常用作枳壳
13	玉竹	玉竹	*Polygonatum odoratum*（Mill.）Druce	百合科	根茎	
14	甘草	甘草	*Glycyrrhiza uralensis* Fisch.	豆科	根和根茎	
		胀果甘草	*Glycyrrhiza inflata* Bat.	豆科		
		光果甘草	*Glycyrrhiza glabra* L.	豆科		
15	白芷	白芷	*Angelica dahurica*（Fisch. ex Hoffm.）Benth. et Hook.f.	伞形科	根	
		杭白芷	*Angelica dahurica*（Fisch.ex Hoffm.）Benth. et Hook.f. var. *formosana*（Boiss.）Shan et Yuan	伞形科		
16	白果	银杏	*Ginkgo biloba* L.	银杏科	成熟种子	
17	白扁豆	扁豆	*Dolichos lablab* L.	豆科	成熟种子	
18	白扁豆花	扁豆	*Dolichos lablab* L.	豆科	花	
19	龙眼肉（桂圆）	龙眼	*Dimocarpus longan* Lour.	无患子科	假种皮	
20	决明子	决明	*Cassia obtusifolia* L.	豆科	成熟种子	需经过炮制后方可使用
		小决明	*Cassia tora* L.	豆科		

续表

序号	物质名称	植物名／动物名	拉丁学名	所属科名	使用部分	备注
21	百合	卷丹	*Lilium lancifolium* Thunb.	百合科		
		百合	*Lilium brownie* F.E.Brown var. *viridulum* Baker	百合科	肉质鳞叶	
		细叶百合	*Lilium pumilum* DC.	百合科		
22	肉豆蔻	肉豆蔻	*Myristica fragrans* Houtt.	肉豆蔻科	种仁；种皮	种皮仅作为调味品使用
23	肉桂	肉桂	*Cinnamomum cassia* Presl	樟科	树皮	在调味品中也称"桂皮"
24	余甘子	余甘子	*Phyllanthus emblica* L.	大戟科	成熟果实	
25	佛手	佛手	*Citrus medica* L.var. *sarcodactylis* Swingle	芸香科	果实	
26	苦杏仁（苦、甜）	山杏	*Prunus armeniaca* L.var. *ansu* Maxim	蔷薇科		苦杏仁需经过炮制方可使用
		西伯利亚杏	*Prunus sibirica* L.	蔷薇科	成熟种子	
		东北杏	*Prunus mandshurica*（Maxim）Koehne	蔷薇科		
		杏	*Prunus armeniaca* L.	蔷薇科		
27	沙棘	沙棘	*Hippophae rhamnoides* L.	胡颓子科	成熟果实	
28	芡实	芡	*Euryale ferox* Salisb.	睡莲科	成熟种仁	
29	花椒	青椒	*Zanthoxylum schinifolium* Sieb.et Zucc.	芸香科	成熟果皮	花椒果实可作为调味品使用
		花椒	*Zanthoxylum bungeanum* Maxim.	芸香科		
30	赤小豆	赤小豆	*Vigna umbellata* Ohwi et Ohashi	豆科	成熟种子	
		赤豆	*Vigna angularis* Ohwi et Ohashi	豆科		
31	麦芽	大麦	*Hordeum vulgare* L.	禾本科	成熟果实经发芽干燥的炮制加工品	
32	昆布	海带	*Laminaria japonica* Aresch.	海带科	叶状体	
		昆布	*Ecklonia kurome* Okam.	翅藻科		

续表

序号	物质名称	植物名/动物名	拉丁学名	所属科名	使用部分	备注
33	枣（大枣、黑枣）	枣	Ziziphus jujuba Mill.	鼠李科	成熟果实	
34	罗汉果	罗汉果	Siraitia grosvenorii (Swingle.) C.Jeffrey ex A.M.Lu et Z.Y.Zhang	葫芦科	果实	
35	郁李仁	欧李	Prunus humilis Bge.	蔷薇科	成熟种子	
		郁李	Prunus japonica Thunb.	蔷薇科		
		长柄扁桃	Prunus pedunculata Maxim.	蔷薇科		
36	金银花	忍冬	Lonicera japonica Thunb.	忍冬科	花蕾或带初开的花	
37	青果	橄榄	Canarium album Raeusch.	橄榄科	成熟果实	
38	鱼腥草	蕺菜	Houttuynia cordata Thunb.	三白草科	新鲜全草或干燥地上部分	
39	姜（生姜、干姜）	姜	Zingiber officinale Rosc.	姜科	根茎（生姜所用为新鲜根茎，干姜为干燥根茎）	
40	枳椇子	枳椇	Hovenia dulcis Thunb.	鼠李科	药用为成熟种子；食用为肉质膨大的果序轴，叶及茎枝	
41	枸杞子	宁夏枸杞	Lycium barbarum L.	茄科	成熟果实	
42	栀子	栀子	Gardenia jasminoides Ellis	茜草科	成熟果实	
43	砂仁	阳春砂	Amomum villosum Lour.	姜科	成熟果实	
		绿壳砂	Amomum villosum Lour. var. xanthioides T.L.Wu et Senjen	姜科		
		海南砂	Amomum longiligularg T.L.Wu	姜科		
44	胖大海	胖大海	Sterculia lychnophora Hance	梧桐科	成熟种子	
45	茯苓	茯苓	Poria cocos (Schw.) Wolf	多孔菌科	菌核	

续表

序号	物质名称	植物名 / 动物名	拉丁学名	所属科名	使用部分	备注
46	香橼	枸橼	*Citrus medica* L.	芸香科	成熟果实	
		香圆	*Citrus wilsonii* Tanaka	芸香科		
47	香薷	石香薷	*Mosla chinensis* Maxim.	唇形科	地上部分	
		江香薷	*Mosla chinensis* 'jiangxiangru'	唇形科		
48	桃仁	桃	*Prunus persica*（L.）Batsch	蔷薇科	成熟种子	
		山桃	*Prunus davidiana*（Carr.）Franch.	蔷薇科		
49	桑叶	桑	*Morus alba* L.	桑科	叶	
50	桑椹	桑	*Morus alba* L.	桑科	果穗	
51	桔红（橘红）	橘及其栽培变种	*Citrus reticulata* Blanco	芸香科	外层果皮	
52	桔梗	桔梗	*Platycodon grandiflorum*（Jacq.）A.DC.	桔梗科	根	
53	益智仁	益智	*Alpinia oxyphylla* Miq.	姜科	去壳之果仁，而非果实	
54	荷叶	莲	*Nelumbo nucifera* Gaertn.	睡莲科	叶	
55	莱菔子	萝卜	*Raphanus sativus* L.	十字花科	成熟种子	
56	莲子	莲	*Nelumbo nucifera* Gaertn.	睡莲科	成熟种子	
57	高良姜	高良姜	*Alpinia officinarum* Hance	姜科	根茎	
58	淡竹叶	淡竹叶	*Lophatherum gracile* Brongn.	禾本科	茎叶	
59	淡豆豉	大豆	*Glycine max*（L.）Merr.	豆科	成熟种子的发酵加工品	
60	菊花	菊	*Chrysanthemum morifolium* Ramat.	菊科	头状花序	
61	菊苣	毛菊苣	*Cichorium glandulosum* Boiss. et Huet	菊科	地上部分或根	
		菊苣	*Cichorium intybus* L.	菊科		
62	黄芥子	芥	*Brassica juncea*（L.）Czern. et Coss	十字花科	成熟种子	

续表

序号	物质名称	植物名/动物名	拉丁学名	所属科名	使用部分	备注
63	黄精	滇黄精	Polygonatum kingianum Coll. et Hemsl.	百合科	根茎	
		黄精	Polygonatum sibiricum Red.	百合科		
		多花黄精	Polygonatum cyrtonema Hua	百合科		
64	紫苏	紫苏	Perilla frutescens (L.) Britt.	唇形科	叶（或带嫩枝）	
65	紫苏子（籽）	紫苏	Perilla frutescens (L.) Britt.	唇形科	成熟果实	
66	葛根	野葛	Pueraria lobata (Willd.) Ohwi	豆科	根	
67	黑芝麻	脂麻	Sesamum indicum L.	脂麻科	成熟种子	在调味品中也称"胡麻、芝麻"
68	黑胡椒	胡椒	Piper nigrum L.	胡椒科	近成熟或成熟果实	在调味品中称"白胡椒"
69	槐花、槐米	槐	Sophora japonica L.	豆科	花及花蕾	
70	蒲公英	蒲公英	Taraxacum mongolicum Hand.–Mazz.	菊科	全草	
		碱地蒲公英	Taraxacum borealisinense Kitam.	菊科		
		同属数种植物		菊科		
71	榧子	榧	Torreya grandis Fort.	红豆杉科	成熟种子	
72	酸枣、酸枣仁	酸枣	Ziziphus jujuba Mill. var. spinosa (Bunge) Hu ex H.F.Chou	鼠李科	果肉，成熟种子	
73	鲜白茅根（或干白茅根）	白茅	Imperata cylindrical Beauv. var. major (Nees) C.E.Hubb.	禾本科	根茎	
74	鲜芦根（或干芦根）	芦苇	Phragmites communis Trin.	禾本科	根茎	
75	橘皮（或陈皮）	橘及其栽培变种	Citrus reticulata Blanco	芸香科	成熟果皮	
76	薄荷	薄荷	Mentha haplocalyx Briq.	唇形科	地上部分	
		薄荷	Mentha arvensis L.	唇形科	叶、嫩芽	仅作为调味品使用

续表

序号	物质名称	植物名/动物名	拉丁学名	所属科名	使用部分	备注
77	薏苡仁	薏苡	*Coix lacryma-jobi* L.var. *mayuen.*（Roman.）Stapf	禾本科	成熟种仁	
78	薤白	小根蒜	*Allium macrostemon* Bge.	百合科	鳞茎	
		薤	*Allium chinense* G.Don	百合科		
79	覆盆子	华东覆盆子	*Rubus chingii* Hu	蔷薇科	果实	
80	藿香	广藿香	*Pogostemon cablin*（Blanco）Benth.	唇形科	地上部分	
81	乌梢蛇	乌梢蛇	*Zaocys dhumnades*（Cantor）	游蛇科	剥皮、去除内脏的整体	仅限获得林业部门许可进行人工养殖的乌梢蛇
82	牡蛎	长牡蛎	*Ostrea gigas* Thunberg	牡蛎科	贝壳	
		大连湾牡蛎	*Ostrea talienwhanensis* Crosse	牡蛎科		
		近江牡蛎	*Ostrea rivularis* Gould	牡蛎科		
83	阿胶	驴	*Equus asinus* L.	马科	干燥皮或鲜皮经煎煮、浓缩制成的固体胶	
84	鸡内金	家鸡	*Gallus gallus domesticus* Brisson	雉科	沙囊内壁	
85	蜂蜜	中华蜜蜂	*Apis cerana* Fabricius	蜜蜂科	蜂所酿的蜜	
		意大利蜂	*Apis mellifera* Linnaeus	蜜蜂科		
86	蕲蛇（蕲蛇）	五步蛇	*Agkistrodon acutus*（Guenther）	蝰科	去除内脏的整体	仅限获得林业部门许可进行人工养殖的蕲蛇
			新增中药材物质			
1	人参	人参	*Panax ginseng* C.A.Mey	五加科	根和根茎	为5年及5年以下人工种植的人参；食用量≤3克/天；孕妇、哺乳期妇女及14周岁以下儿童不宜食用

序号	物质名称	植物名/动物名	拉丁学名	所属科名	使用部分	备注
2	山银花	华南忍冬	Lonicera confuse DC.	忍冬科	花蕾或带初开的花	
		红腺忍冬	Lonicera hypoglauca Miq.			
		灰毡毛忍冬	Lonicera macranthoides Hand.–Mazz.			
		黄褐毛忍冬	Lonicera fulvotomentosa Hsu et S.C.Cheng			
3	芫荽	芫荽	Coriandrum sativum L.	伞形科	果实、种子	
4	玫瑰花	玫瑰	Rosa rugosa Thunb 或 Rose rugosa cv. Plena	蔷薇科	花蕾	
5	松花粉	马尾松	Pinus massoniana Lamb.	松科	干燥花粉	
		油松	Pinus tabuliformis Carr.			
			同属数种植物			
6	粉葛	甘葛藤	Pueraria thomsonii Benth.	豆科	根	
7	布渣叶	破布叶	Microcos paniculata L.	椴树科	叶	仅作为凉茶饮料原料；使用量≤15克/天
8	夏枯草	夏枯草	Prunella vulgaris L.	唇形科	果穗	仅作为凉茶饮料原料；使用量≤9克/天
9	当归	当归	Angelica sinensis（Oliv.）Diels.	伞形科	根	仅限用于香辛料；使用量≤3克/天
10	山柰	山柰	Kaempferia galanga L.	姜科	根茎	仅作为调味品使用；使用量6克/天；在调味品中标示"根、茎"
11	西红花	藏红花	Crocus sativus L.	鸢尾科	柱头	仅作为调味品使用；使用量≤1克/天；在调味品中也称"藏红花"
12	草果	草果	Amomum tsao-ko Crevost et Lemaire	姜科	果实	仅作为调味品使用；使用量≤3克/天
13	姜黄	姜黄	Curcuma Longa L.	姜科	根茎	仅作为调味品使用；使用量≤3克/天；在调味品中标示"根、茎"

续表

序号	物质名称	植物名／动物名	拉丁学名	所属科名	使用部分	备注
14	荜茇	荜茇	*Piper longum* L.	胡椒科	果实或成熟果穗	仅作为调味品使用；使用量≤1克／天

备注：《按照传统既是食品又是中药材物质目录》新增物质纳入依据：

一、人参。《卫生部 2012 年第 17 号公告》批准人参（人工种植）为新资源食品；《药典》记载；基源植物和使用部分与《药典》记载一致。

二、山银花。金银花列入 2002 年卫生部公布《既是食品又是药品的物品名单》；金银花来源为忍冬 *Lonicera japonica* Thunb.、红腺忍冬 *Lonicera hypoglauca* Miq.、山银花 *Lonicera confuse* DC.、毛花柱忍冬 *Lonicera dasystyla* Rehd.，金银花和山银花在《药典》中二者未分开，遵循药典的处理方法；经查阅文献和实地调研，山银花在南方种植时间悠久，在当地有食用历史，且无毒副反应报道。

三、粉葛。《药典》（2005 年版）为甘葛藤葛根基源之一。

四、玫瑰花。《卫生部 2010 年第 3 号公告》将玫瑰花作为普通食品；《药典》记载；基源植物和使用部分与《药典》记载一致。

五、松花粉。《卫生部 2004 年第 17 号公告》将松花粉作为新资源食品；《药典》记载；基源植物和使用部分与《药典》记载一致。

六、布渣叶、夏枯草。《卫生部 2010 年第 3 号公告》允许夏布凉茶饮料原料使用；《药典》记载；基源植物和使用部分与《药典》记载一致。

七、当归。美国联邦法典 21CFR 182.10 欧盟食品安全局（EFSA）将当归根当归；日本将当归列入"源自植物或动物的天然香料名单"作为香料使用；基源植物和使用部分与《药典》记载一致。

八、山柰、西红花、草果、姜黄、荜茇。列入《香辛料和调味品标准》（GB/T 12729.1—2008）；《药典》记载；基源植物和使用部分与《药典》记载一致。

参考文献

［1］强姝婷，国慧，熊浩荣，等.生姜多类型化学物质与药理作用及药食同源研究进展［J］.江苏农业学报，2021，37（1）：259-266.

［2］路鑫怡，何泳愉，杨灿，等.基于网络药理学及验证实验探讨淡豆豉治疗流感的作用机制［J］.中药药理与临床，2022，38（6）：102-109.

［3］刘文龙，危梦，邹强，等.豆豉烤鱼复合调味料制备工艺研究［J］.中国调味品，2021，46（4）：129-133+140.

［4］张际庆，夏从龙，段宝忠，等.火麻仁的药理作用研究进展及开发应用策略［J］.世界科学技术-中医药现代化，2021，23（3）：750-757.

［5］魏承厚，牛德宝，任二芳，等.火麻仁的产品开发与综合利用进展研究［J］.食品工业，2019，40（2）：267-270.

［6］王建.中药学［M］.北京：中国医药科技出版社，2018.

［7］程嘉艺.药食同源中药材药理研究与应用［M］.沈阳：辽宁科学技术出版社，2018.

［8］刘强.药食两用中药应用手册［M］.北京：中国医药科技出版社，2006.

［9］李红珠，高红莉，战雅莲.药食两用话中药［M］.北京：科学技术文献出版社，2009.

［10］宾冬梅，周剑涛，钟福生，等.永州异蛇酒配方设计与工艺研究［J］.食品与机械，2006（3）：130-132.

［11］杜伟奇，施秀芳，李德强.颈康胶囊的制备与临床应用［J］.中国医院学杂志，2005，25（11）：1089-1090.

［12］杨世忠.中医膳食食疗学［M］.北京：中医古籍出版社，2014.

［13］李祎晗.舌尖上的中药［M］.北京：华夏出版社，2019.

［14］王柳萍，陈明伟.食用中药商品［M］.南宁：广西科学技术出版社，2015.

［15］刘继洪，谢英彪.常见老年病食疗精选［M］.北京：金盾出版社，2015.

［16］赵永汉，顾燕民，宋建华.家庭贴心药膳［M］.上海：上海科学技术出版社，2007.

［17］罗兴洪，张白雪.皮肤外科用药酒［M］.北京：中国医药科技出版社，2011.

［18］宋立人.现代中药学大辞典.下［M］.北京：人民卫生出版社，2001.

［19］钟正贤.药用蝮蛇的化学成分及药理作用［J］.中草药，1994（5）：272-273+275.

［20］劳伯勋.蛇类的养殖及利用［M］.合肥：安徽科学技术出版社，2000.

［21］杨青，雷旭宇，许建强，等.大连蛇岛蝮蛇类凝血酶基因克隆与表达研究［J］.大连理工，2003，43（2）：156-159.

［22］邹妍，鄢海燕.中药木瓜的化学成分和药理活性研究进展［J］.国际药学研究杂志，2019，46（7）：507-515.

［23］龙凤来，赵珍东，实用中药学［M］.重庆：重庆大学出版社，2016.

［24］闫雪生，张会敏.新编中药速认图典［M］.北京：化学工业出版社，2017.

［25］张珂，李华，陆启玉.丁香的药理学特性及其在食品中的应用研究进展［J］.河南工业大学学报（自然科学版），2015，36（6）：125-129.

［26］王萍，汪镇朝，刘英孟，等.丁香挥发油的化学成分与药理作用研究进展［J］.中成药，2022，44（3）：871-878.

［27］谢滟，黄丽贞，廖敏君，等.八角茴香配方颗粒的制备工艺［J］.中成药，2016，38（3）：695-698.

［28］张丽，王玉真，高爽，等.香辛料精油提取工艺、抑菌活性及开发应用的研究进展［J］.中国调味品，2019，44（12）：162-166.

［29］侯振丽，胡爱林，石旭柳，等.八角茴香的化学成分及生物活性研究进展［J］.中药材，2021，44（8）：2008-2017.

［30］王金金，毋启桐，时博，等.小茴香炮制历史沿革、化学成分及药理作用研究进展［J］.中国实验方剂学杂志，2020，26（20）：178-190.

［31］陆姗姗，陈军，赵玉荣，等.小茴香油微乳凝胶的制备及其体外透皮促渗行为研究［J］.中国现代应用药学，2022，39（8）：1067-1074.

［32］贺均林，李宁，何丽萍，等.肉桂油及其深加工产品的综合利用［J］.中国食品添加剂，2013（3）：216-224.

［33］陈旭，刘畅，马宁辉，等.肉桂的化学成分、药理作用及综合应用研究进展［J］.中国药房，2018，29（18）：2581-2584.

［34］赵秀玲.花椒的化学成分、药理作用及其资源开发的研究进展［J］.中国调味品，2012，37（3）：1-5.

［35］王花俊，齐海英，张峻松.黑胡椒精油挥发性成分分析［J］.中国调味品，2017，42（12）：138-140+146.

［36］濮存海，关志宇，周亚杰.药食两用本草［M］.北京：科学出版社，2017.

［37］刘春生.精编《本草纲目》药物彩色图鉴［M］.北京：人民军医出版社，2016.

［38］周元明，范丽丽，张爱珍.图解食疗本草大全［M］.北京：化学工业出版社，2019.

［39］项昭保，平雪丽，屠大伟.山奈的活性成分及在食品工业中应用的研究进展［J］.食品工业科技，2021，42（17）：448-458.

［40］张园园，张思颖，王子伟.橘皮荞麦膳食纤维代餐粉的研制及其流变学特性［J］.粮食与油脂，2022，35（4）：145-149.

［41］唐莹，邹波，余元善，等.佛手益生菌软糖的制备及其体外消化耐受性分析［J］.现代食品科技，2022，38（7）：256-263+300.

［42］彭铭泉.中国药膳大典［M］.青岛：青岛出版社，2000.

［43］王者悦.中国药膳大辞典［M］.北京：中医古籍出版社，2017.

［44］王者悦.中国药膳大辞典.修订版［M］.大连：大连出版社，2002.

［45］李楠，郭佳丽.黑小麦芽酸奶工艺优化及其抗氧化活性［J］.食品工业，2020，41（8）：26-30.

［46］王建.中药学［M］.2版.北京：中国医药科技出版社，2018.

［47］程嘉艺.药食同源中药材药理研究与应用［M］.沈阳：辽宁科学技术出版社，2018.

［48］李克明，任丽娟.枳椇子化学成分的研究Ⅰ.脂肪油中脂肪酸成分分析［J］.中草药，1997（11）：653+678.

［49］顾逸菲，李江，赵福权，等.发酵型枳椇子黄酒抗氧化能力及活性成分的分析［J］.食品工业科技，2022，43（7）：368-375.

［50］陈醇，郝靖宇，冯昊天，等.一种枳椇子、葛根、益生菌配方产品醒酒及肝损伤保护作用研究［J］.食品科技，2020，45（2）：91-97.

［51］黎同明.百种中药保健食谱［M］.广州：广东科技出版社，2004.

［52］姬生国，刘基柱.南方中草药识别与家庭应用［M］.广州：羊城晚报出版社，2016.

［53］郭建生，潘清平.实用临床中药手册［M］.长沙：湖南科学技术出版社，2016.

［54］王亨达，李清记.仲景源中医食方食品丛书.中医食方食品概论［M］.上海：上海科学技术文献出版社，2016.

［55］肖紫薇，王秀玲，吴圆圆，等.山楂-鸡内金陈皮果糕的研制与评价［J］.食品研究与开发，2022，8：112-116.

［56］张晓薇，佟莹莹.鸡内金、焦山楂消食饼干的配方研究［J］.粮食与油脂，2022，35（1）：125-128.

［57］邓倩，童珊珊，丁丽霞，等.松花粉活性成分分析方法及药理作用的研究进展［J］.药物分析杂志，2012，32（1）：173-178.

［58］傅蓉.血小板减少的饮食调养［J］.时珍国医国药，2006（9）：1829-1830.

［59］唐德才，吴庆光.中药学［M］.北京：人民卫生出版社，2017.

［60］卜智斌，肖更生，唐道邦，等.不同加工条件下桑椹膏在熬制过程中的糖分含量及体外抗氧化活性变化［J］.蚕业科学，2017，43（5）：836-841.

［61］李洋，秦亚迪，布比阿加尔·哈依拉提，等.肉苁蓉饮片及相关产品中苯乙醇苷的鉴别及测定［J］.中国食品添加剂，2022，33（3）：228-235.

［62］冯朵，段昊，吕燕妮，等.肉苁蓉在我国保健食品中的应用［J］.食品科技，2021，46（12）：

76–81.

［63］胡高爽，高山，王若桦，等 . 沙棘活性物质研究及开发利用现状［J］. 食品研究与开发，2021，42（3）：218–224.

［64］姚娜娜，车凤斌，李永海，等 . 沙棘的营养价值及综合开发利用概述［J］. 保鲜与加工，2020，20（2）：226–232.

［65］周浩楠，胡娜，董琦，等 . 沙棘化学成分及药理作用的研究进展［J］. 华西药学杂志，2020，35（2）：211–217.

［66］姚娜娜，车凤斌，李永海，等 . 沙棘的营养价值及综合开发利用概述［J］. 保鲜与加工，2020，20（2）：226–232.

［67］龚频，韩业雯，翟鹏涛，等 . 杜仲叶的活性成分、药理作用及其在食品加工中的应用［J］. 食品工业科技，2022，43（10）：395–404.

［68］魏洪鑫，郝丽丽，梁国欣，等 . 药食同源物质杜仲叶的安全性评价及保健功能研究进展［J］. 毒理学杂志，2020，34（6）：431–434+440.

［69］俞志成 . 杜仲叶产品的开发［J］. 林业实用技术，2003（3）：32.

［70］盛康美，王宏洁 . 龙眼肉的化学成分与药理作用研究进展［J］. 中国实验方剂学杂志，2010，16（5）：236–238.

［71］蔡长河，唐小浪，张爱玉，等 . 龙眼肉的食疗价值及其开发利用前景［J］. 食品科学，2002（8）：328–330.

［72］张国伟，马俊华，梁玉景，等 . 阿胶化学成分及保健作用研究进展［J］. 食品科技，2021，46（3）：39–43.

［73］刘敦华，刘军，李佩佩，等 . 枸杞深加工产品开发现状及研究进展［J］. 食品科学技术学报，2020，38（4）：10–20.

［74］葛邦国，刘志勇，朱风涛，等 . 枸杞加工研究现状与前景展望［J］. 食品研究与开发，2014，35（4）：93–97.

［75］梁小玉，张新全，季杨 . 菊苣功能及产品开发的研究进展［J］. 黑龙江畜牧兽医，2012（11）：34–36.

［76］徐雅梅，高国荣 . 菊苣的开发与利用研究综述［J］. 安徽农业科学，2009，37（28）：3569–3571.

［77］罗莲，叶萌，林静，等 . 金银花成分及加工［J］. 食品与机械，2022，38（4）：228–233.

［78］翁庆北，朱建荣，闫涛，等 . 金银花凝固型酸奶的制备工艺［J］. 食品研究与开发，2011，32（10）：71–74.

［79］马宇，黄永光，唐东亚，等 . 金银花纯花固态发酵酒风味特征及活性功能成分分析［J］. 食品科学，2018，39（24）：249–255.

［80］景炳年，魏磊，周雍，等 . 山银花总三萜超声辅助提取工艺优化及其抗菌抗氧化活性研究［J］.

食品工业科技，2021，42（1）：174–181.

[81] 牛广财，朱丹，周丽萍，等.马齿苋保健果冻的研制[J].食品研究与开发，2005（1）：113–115.

[82] 王世宽.决明子保健果冻加工工艺研究[J].食品研究与开发，2004（2）：57–59.

[83] 姜晓坤，于佳男.甜玉米决明子复合饮料的工艺研究[J].北方园艺，2013，（22）：140–142.

[84] 黄浩洲，冉飞，谭庆刍，等.药食同源品种余甘子综合开发利用策略与思路[J].中国中药杂志，2021，46（5）：1034–1042.

[85] 李敏杰，熊亚.攀枝花干热河谷余甘子果酒发酵特性及矿物元素的含量变化[J].基因组学与应用生物学，2010，29（2）：45–51.

[86] 陈姣，游宇，廖婉，等.药食同源中药青果的保健功效及现代应用探析[J].中草药，2021，52（20）：6442–6454.

[87] 吕艳春，肖通.鱼腥草系列食品开发及其接受度评价[J].保鲜与加工，2020，20（1）：149–154.

[88] 周志.开袋即食鱼腥草方便食品加工工艺的研究[J].食品工业科技，2006（7）：119–121.

[89] 王立，李娜，李言，等.栀子果功能成分及开发应用研究进展[J].食品与机械，2018，34（7）：73–178.

[90] 李会珍，张雲龙，张红娇，等.紫苏籽营养及产品加工研究进展[J].中国油脂，2021，46（9）：120–124.

[91] 皮鹤珍，芮汉明，张立彦.胖大海胶对猪肉糜品质的影响[J].现代食品科技，2012，28（6）：634–638.

[92] 钟赣生.中药学[M].4版.北京：中国中医药出版社，2016.

[93] 施洪飞，方泓.中医食疗学[M].2版.北京：中国中医药出版社，2021.

[94] 钟亚东，潘猛，徐德昌，等.茯苓–山药复配米稀和猴头菇饼干对功能性消化不良大鼠的改善作用[J].食品工业科技，2021，42（22）：355–362.

[95] 李希宇，王颖，阚建全.薏苡仁醋发酵不同时期理化成分分析[J].食品工业科技，2014，35（9）：174–177+182.

[96] 艾春媚，刘义.油相干燥法制备薏苡仁酯微胶囊最佳工艺研究[J].时珍国医国药，2006，5（1）：67–68.

[97] 李家磊，管立军，王崑仑，等.薏苡仁多糖奶片的研制[J].食品工业，2019，40（9）：135–139.

[98] 付文静，王家林，张杰.赤小豆纳豆发酵工艺的研究[J].食品研究与开发，2018，39（2）：109–113

[99] 彭游，李仙芝，柏杨.赤小豆活性成分的提取及保健功能研究进展[J].食品工业科技，2013，34（9）：389–391+395.

［100］林栋，张爱民，王绍校，等．赤小豆蛋白的提取工艺优化及其功能性质［J］．中国食品添加剂，2022，33（1）：75-82.

［101］杨青，雷旭宇，许建强，等．大连蛇岛蝮蛇类凝血酶基因克隆与表达研究［J］．大连理工，2003，43（2）：156-159.